LE LIVRE

DE

TOUT LE MONDE

SUR LA SANTÉ

NOTIONS DE PHYSIOLOGIE ET D'HYGIÈNE

PAR

LE Dʳ BURGGRAEVE

PROFESSEUR A LA FACULTÉ DE MÉDECINE DE GAND (BELGIQUE)

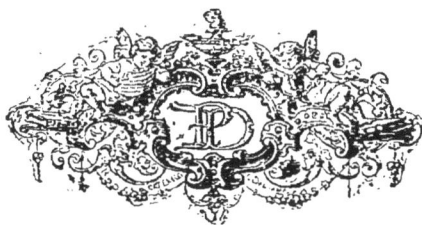

PARIS

LIBRAIRIE ACADÉMIQUE

DIDIER ET Cⁱᵉ, LIBRAIRES-ÉDITEURS

QUAI DES AUGUSTINS, 35

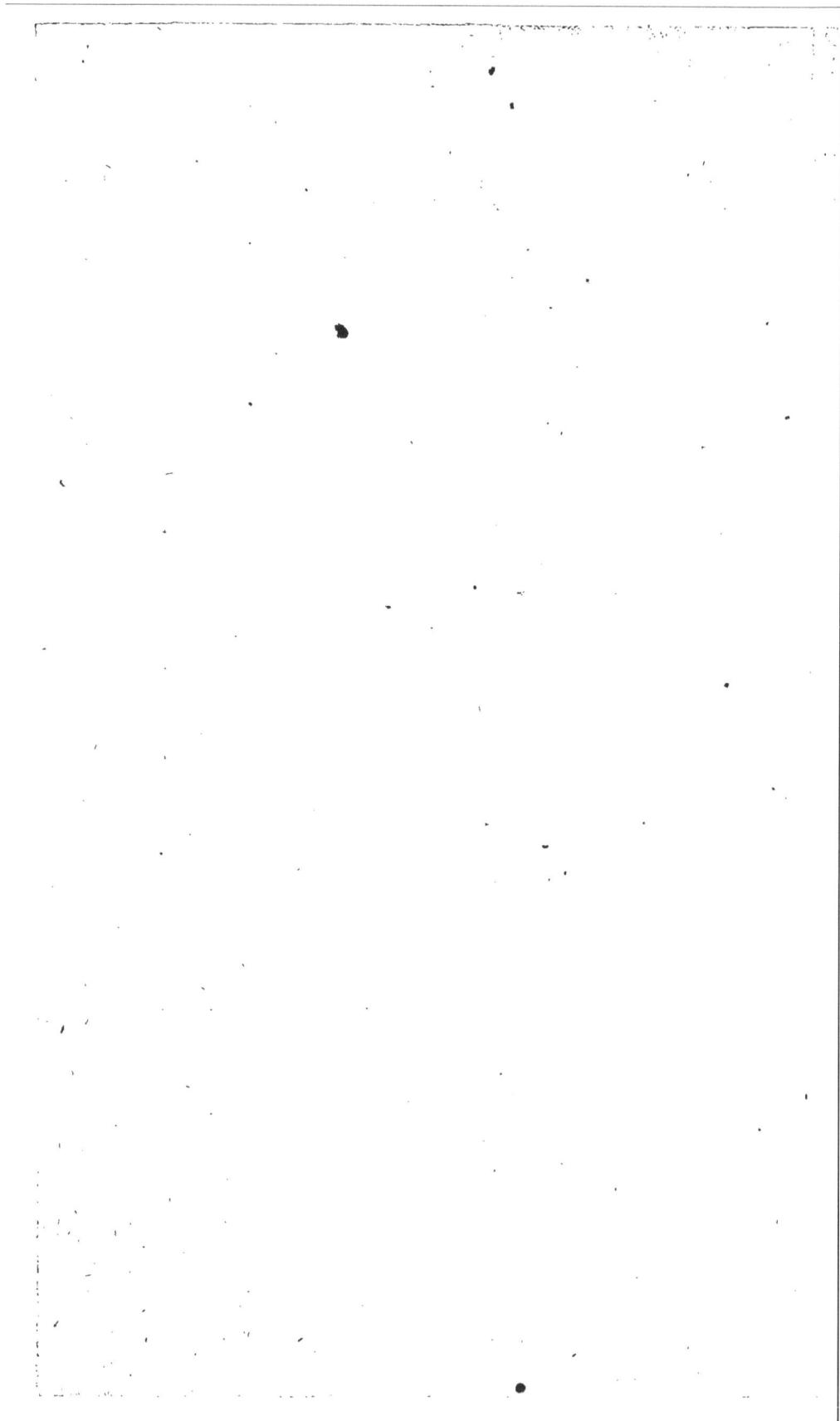

LE LIVRE

DE

TOUT LE MONDE

SUR LA SANTÉ

Paris. — Imp. de F.-A. BOURDIER et Cie, 30, rue Mazarine.

LE LIVRE

DE

TOUT LE MONDE

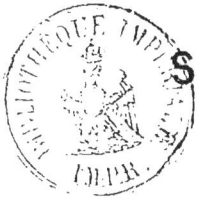

SUR LA SANTÉ

NOTIONS DE PHYSIOLOGIE ET D'HYGIÈNE

PAR

LE Dr BURGGRAEVE

PROFESSEUR A LA FACULTÉ DE MÉDECINE DE GAND (BELGIQUE)

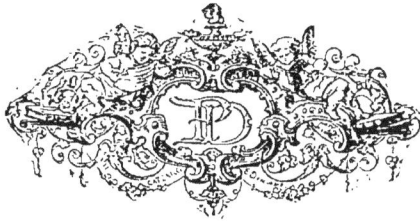

PARIS

LIBRAIRIE ACADÉMIQUE

DIDIER ET Cie, LIBRAIRES-ÉDITEURS

QUAI DES AUGUSTINS, 35

—

1863

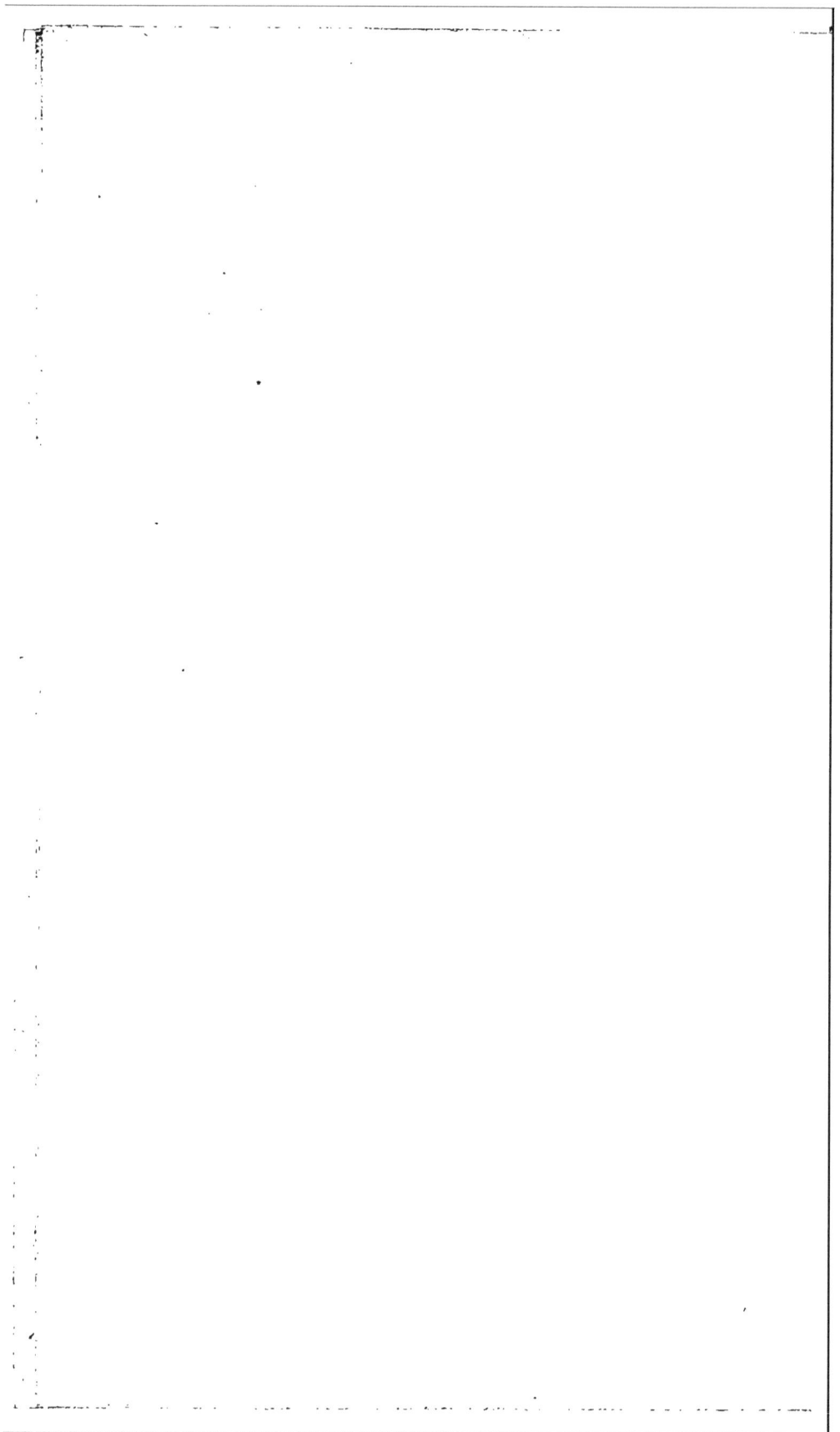

DÉDICACE

A

MON PETIT-FILS SMITH BURGGRAEVE

Mon cher Georges,

Un soir vous êtes revenu de l'école avec les premiers symptômes d'une fièvre miliaire. — Vous aviez six ans. — La nuit
qui précéda l'éruption fut très-agitée. Je veillais à votre chevet,
et afin de faire diversion à mon inquiétude, je songeais. —
Que pouvais-je faire de mieux? — C'est ainsi que l'idée m'est
venue de faire ce livre, que je vous dédie, puisque c'est vous
qui me l'avez inspiré. Puisse-t-il un jour vous être utile et vous
rappeler

Votre affectueux grand-père,

AD. BURGGRAEVE.

Mai, 1863.

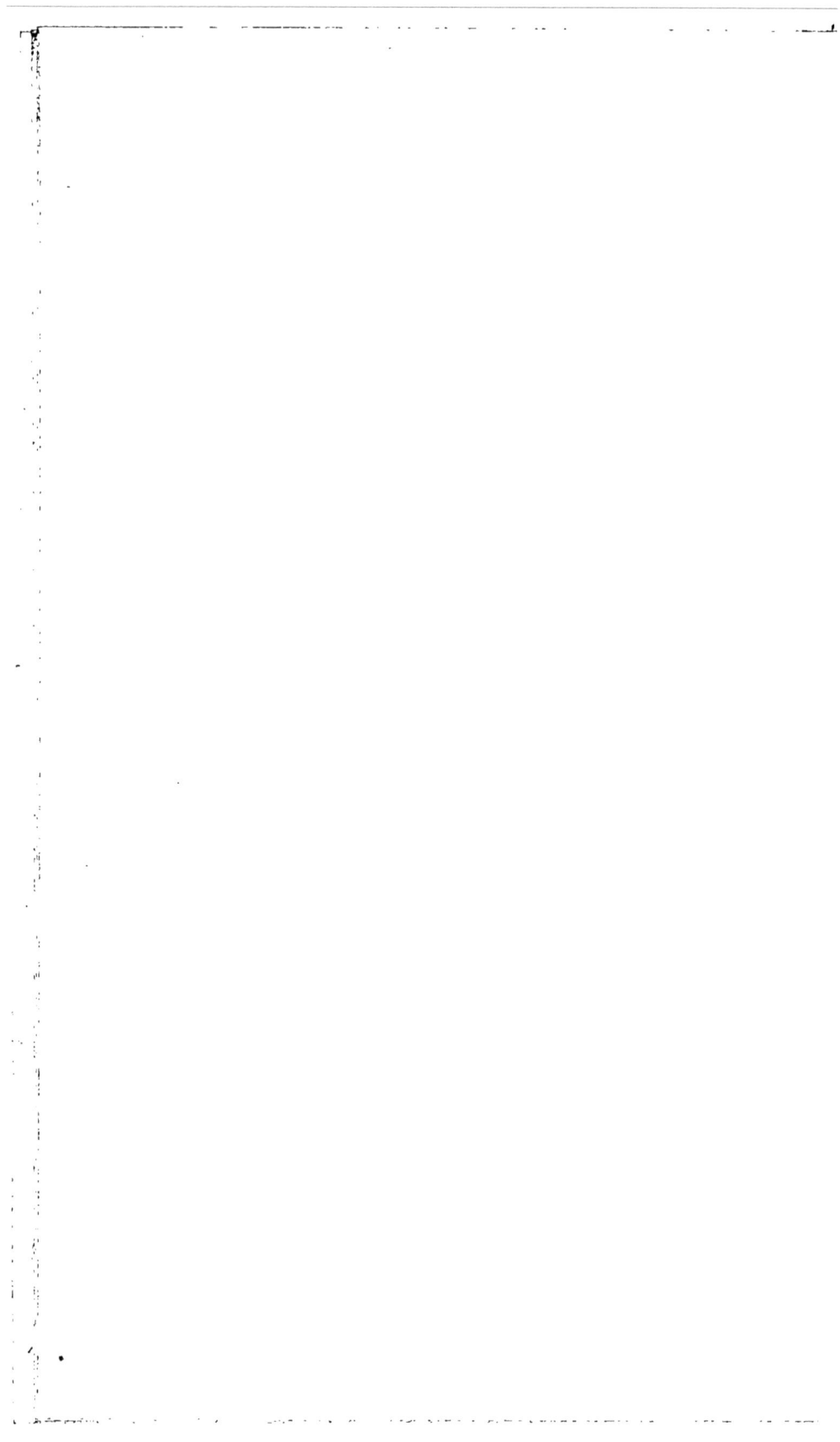

AVERTISSEMENT DES ÉDITEURS

Le docteur Burggraeve, professeur de chirurgie à l'université de Gand (Belgique), est un des hommes qui ont le plus écrit sur les branches de l'enseignement ou des sciences dont ils s'occupent plus spécialement, ou vers lesquelles les portent leurs goûts et leurs études.

Attaché, depuis près de quarante ans, à l'établissement dont il est un des professeurs les plus distingués, il a été successivement professeur d'anatomie, puis professeur de pathologie et de clinique chirurgicales, fonctions qu'il remplit encore en ce moment — et est chargé, en outre, du service chirurgical de l'hôpital civil de Gand, un des plus importants de la Belgique et celui qui, à cause de la position industrielle de cette grande ville, offre le plus de ressources à la science.

Pendant sa longue carrière professorale, le

docteur Burggraeve n'a pas cessé de joindre l'enseignement écrit à l'enseignement oral, et c'est ainsi qu'il a publié successivement : l'*Histoire de l'anatomie*, —une des plus estimées que nous possédions, — les *Études sur André Vésale*, le créateur de l'anatomie de l'homme ; — l'*Anatomie générale*, ou *Histologie*, appliquée à la physiologie et à la pathologie, ouvrage qui a eu trois éditions ; — les *Tableaux synoptiques de clinique chirurgicale*, remarquables par la concision que l'auteur y a su introduire et qui ont été traduits en Allemagne, où ils sont devenus classiques ; — le *Génie de la chirurgie contemporaine* ou *la chirurgie conservatrice ;* — la *Chirurgie théorique et pratique ;* — les *Appareils ouatés*, magnifique monument élevé à un des progrès les plus importants de la chirurgie moderne, progrès auquel l'auteur a pris une grande part ; enfin les *Études sociales*, où il s'est occupé spécialement de l'amélioration du sort des classes pauvres, sous le rapport des *demeures d'ouvriers*, des *hôpitaux et des orphelinats*.

Nous avions besoin de rappeler les titres scientifiques de l'auteur dont nous éditons aujourd'hui une œuvre nouvelle, afin que le public non médical, auquel ce livre est principalement destiné, sache quel est l'homme qui lui offre ses conseils et le degré de confiance qu'il peut leur accorder.

L'auteur s'est inspiré de Hufeland, le premier qui ait écrit sur la *Macrobiotique* ou l'art de prolonger la vie; mais au lieu de se borner aux prescriptions générales de l'hygiène, il a formulé un système dont une longue expérience lui a fait connaître les avantages.

L'auteur, dans une introduction, se hâte d'expliquer la position qu'il a prise. Il n'a pas voulu faire de la *médecine populaire*, mais simplement de l'hygiène appliquée aux besoins de la vie privée et publique. Il pense avec raison, selon nous, qu'il faut laisser ignorer au public jusqu'aux noms des maladies, et que rien n'est plus dangereux que ces demi-connaissances qui créent des malades imaginaires et font apparaître des fantômes morbides dans les moindres sensations insolites.

Si l'ouvrage que nous publions eût été un de ces appâts grossiers jetés à l'ignorance ou à la crédulité du public, nous ne lui eussions pas prêté l'appui de nos presses; mais c'est un livre auquel la position de l'auteur et ses nombreux écrits antérieurs, tous bien posés dans le monde

médical, doivent servir de passe-port et de recommandation auprès du public en général.

Ce livre prendra place, — nous l'espérons du
moins, — à côté d'un autre dont nous sommes
également les éditeurs : nous voulons parler des
médecins du temps de Molière, de M. Maurice Raynaud. Les deux auteurs se sont rencontrés souvent sur le même terrain, quant au degré de
certitude qu'il faut accorder à la médecine. Sans
doute cette science n'a pas besoin d'être tant
défendue, quoique beaucoup de gens ne se fassent faute de la plaisanter. Mais vienne la maladie et cette moquerie se transforme aussitôt en
confiance.

L'auteur est médecin, il faut donc lui savoir
un gré infini d'éloigner, par ses conseils, l'occasion de cette revanche.

INTRODUCTION

—————

Pourquoi nous revenons si souvent à nos idées macrobiotiques. — Le tourbillon de la vie. — Vivre honnêtement et longuement. — Danger des livres de médecine populaire. — Les malades imaginaires. — La médecine sans médecin.

On s'étonnera peut-être de nous voir revenir si souvent à nos idées macrobiotiques[1], mais l'importance de la question nous fera pardonner cette persistance.

D'ailleurs, le sujet n'a de baroque que le nom. *Macrobiotique*, de *Macros*, long, et *Bios*, vie. Vivre longtemps! qui n'aspire à cette faveur dévolue à quelques élus, si rares, qu'on pourrait, en quelque sorte, les considérer comme les oubliés de la mort. Dans ce tourbillon qui nous entraîne, au milieu de ces aspirations qui abrègent l'existence en la précipitant, vivre est le besoin suprême.

Devoir s'en aller avant que la toile tombe, quelle déception! Car qui dira que le dénoûment tant at-

[1] Notre premier travail dans cet ordre d'idées a pour titre : *Nouvelle macrobiotique* ou l'*Art de prolonger la Vie* (Bruxelles, 1855); depuis, nous avons publié l'*Amélioration de l'Espèce humaine*, dont le travail actuel est le complément.

tendu aujourd'hui n'aura pas lieu demain ? — Comme
le Maugiron de feu M. Scribe, on voudrait rester, ne
fût-ce que par curiosité, car, en ce moment, le miracle est partout. — « Vivons ! vivons ! la vie est une
fleur, et celui-là est bien conseillé de là-haut qui la
cultive honnêtement... et longuement » (*feu Lionel.*
Act. I, Sc. x.).

Honnêtement... longuement... c'est-à-dire n'être
de son bien ni avare ni prodigue, mais en jouir avec
sagesse afin qu'il dure.

On pourrait se borner à cette simple prescription :
User, ne pas abuser ; mais qui peut dire n'avoir jamais enfreint cette sage philosophie ? — Encore, si
comme la brute, nous avions l'instinct pour nous
sauvegarder. — Est-il étonnant que nous soyons assaillis de tant de maladies ? Que tant d'infirmités nous
affligent prématurément ? En un mot, que, la plupart
du temps, nous ne mourions pas, mais que nous nous
tuions ?

Qu'on se rassure, notre intention n'est pas de spé-
culer sur la crainte qu'inspire le mot seul de *maladie.*
— Un grand tort, selon nous, des livres de médecine
populaire, c'est de révéler au public des choses qu'il
ne doit pas connaître même de nom. — En parcourant
ce lugubre dénombrement de symptômes plus lugu-
bres encore, on se sent pris de la peur du mal, pire
que le mal lui-même.

Le grand mérite, pour un médecin, qu'un pareil

étalage de science ! Le grand courage, de faire trembler de pauvres malades imaginaires ! — Nous disons imaginaires et nous maintenons le mot, car rien n'est plus commun que la chose.

Un malade sera-t-il bien avancé quand il connaîtra sa maladie? Nous demandons plus : Ne sera-ce pas un obstacle à sa guérison ?

La réponse à cette dernière question nous est fournie, à chaque instant, par le peuple. Pourquoi les malades appartenant aux classes inférieures de la société sont-ils si calmes au milieu des dangers qu'ils courent? C'est qu'ils ignorent la nature de leur mal. — Dans la classe aisée, au contraire, le médecin s'aperçoit de suite si son malade a lu des livres de médecine, à la peur qui s'empare de lui au moindre changement dans la marche de la maladie. On pourrait dire de ce patient, doublement malheureux, ce que Boileau a dit du médecin pessimiste :

> Le rhume à son aspect se change en pleurésie,
> Et pour lui la migraine est bientôt frénésie.

Persuadez donc à un malade à qui la peur donne des palpitations, qu'il n'est pas atteint d'une maladie de cœur. Votre persistance même ne fera qu'accroître son anxiété.

Un autre danger des livres de médecine pour le public, c'est que ceux qui les ont lus se croient aptes à être médecins, et leur première victime c'est souvent

1.

leur propre individu. Nous avons connu un malade tellement fanatique du remède Leroy, que, sur son lit de mort, en proie à d'horribles douleurs d'entrailles dues à l'abus de ce violent drastique, il demandait à grands cris qu'on lui en donnât encore, disant que c'était sa vie ! Terrible exemple des dangers de la médecine sans médecin !

Cette réserve faite, nous entrons en matière.

LE LIVRE

DE

TOUT LE MONDE

PREMIÈRE PARTIE

PHYSIOLOGIE

I

UTILITÉ DES NOTIONS PHYSIOLOGIQUES POUR LE PUBLIC.

Utilité et nécessité des notions physiologiques pour le public. — Le précepte du philosophe grec : « Connais-toi toi-même, » s'applique à l'homme physique autant qu'à l'homme moral. — On n'est pas médecin pour cela. — Il faut savoir régler son corps comme on règle sa montre. — Le machiniste de nos chemins de fer. — La machine humaine et l'usine à gaz d'éclairage. — Notre profession de foi.

Certes, s'il est une science utile et même nécessaire au public, c'est la physiologie, parce qu'elle embrasse toutes les sciences naturelles, et qu'elle est applicable à toutes circonstances de la vie privée et de l'activité sociale [1].

[1] De toutes les sciences, dit M. Paul de Rémusat, celle que les gens du monde devraient le mieux connaître, celle qui peut inspirer le plus de curiosité aux hommes même que leurs occupations, leurs

Le précepte du philosophe grec : *Connais-toi toi-même,* s'applique autant et plus peut-être à la connaissance de l'homme physique que de l'homme moral, parce que, pour entretenir l'harmonie des fonctions, la première condition, c'est d'en connaître le mécanisme. — On n'est pas médecin pour cela, pas plus qu'on est horloger parce qu'on règle sa montre.

De même le mécanicien de nos chemins de fer n'a pas besoin d'être constructeur pour diriger la locomotive; mais il faut qu'il en connaisse les soupapes et les leviers, pour qu'entre ses mains la machine ne soit pas une cause constante de danger.

Or, dans le corps humain, il y a également des soupapes qu'on ne surcharge jamais impunément; des

plaisirs ou leurs goûts éloignent des études scientifiques, c'est, sans contredit, la physiologie. — Il est sans doute intéressant de savoir d'une manière générale comment se passent les phénomènes célestes, quelles sont les causes des éclipses ou des marées, d'apprendre les grandes divisions des trois règnes de la nature et de pouvoir expliquer par la chimie les faits de tout genre qui se passent journellement sous nos yeux ; mais il est encore plus attachant pour tout homme qui réfléchit de passer du monde extérieur à l'intérieur même de l'organisation, et de quitter en quelque sorte la forme pour le fond des choses. On serait même étonné que cette science, qui nous apprend comment nous marchons, nous respirons et parlons, qui peut-être un jour nous fera pénétrer jusqu'aux secrets liens de l'organisme avec la pensée et la volonté, ait été longtemps, sinon négligée, du moins entourée de mystères, d'erreurs et de préjugés, et que la physiologie soit une science toute moderne, si l'on ne savait bien que l'esprit humain, compliqué dans sa nature, ne marche pas méthodiquement, et que les idées les plus simples sont aussi les plus tardives.

(*Revue des Deux Mondes*, 1856.)

leviers qu'il faut savoir manœuvrer, si l'on ne veut pas que la machine s'arrête ou éclate.

On trouvera peut-être cette explication bien matérielle ; mais que fait l'art le plus souvent, si ce n'est imiter la nature?

Prenons un exemple entre mille.

Tout le monde connaît la fabrication du gaz d'éclairage. Le charbon minéral ou d'autres matières grasses sont distillées dans une cornue. Le gaz, à mesure qu'il se dégage, passe par différents cribles où il se débarrasse des matières impures. Il est ensuite admis dans le gazomètre où il reçoit le degré de pression nécessaire. Le gaz est-il pur, il brûle presque sans fumée et répand une vive lumière.

Cette fabrication, c'est l'histoire du sang : ici également il y a un appareil distillatoire, des appareils de dépuration, des vaisseaux pour conduire le liquide ; une espèce de gazomètre pour le comprimer. Mais il y a quelque chose de plus : c'est l'action propre de chacun de ces appareils, et l'obéissance de ces derniers à une force générale, harmonisatrice : *la Vie.*

Nous pourrions nous contenter de cette déclaration, certain qu'après cela on ne viendra pas nous faire les reproches d'humorisme, d'organicisme, de solidisme, qui ont surgi chaque fois qu'on a voulu séparer les phénomènes du corps, en tant que matière, de ceux de la vie, en tant que force. Mais nous tenons à ajouter quelques mots. Certes nous aurions tort de considérer l'organisme vivant comme étant exclusivement subordonné aux lois de la physique et de la chimie : c'est au contraire la vie qui maintient son individualité, c'est-à-dire qui l'empêche de se décomposer. Que cette force vienne à cesser, que sommes-nous ? — toujours matériellement — à peine une poignée de cendres, les autres éléments — sous forme de gaz — sont allés rejoindre et grossir ce dépôt que Dieu tient en réserve pour le développement des germes dont il n'a pas abandonné la formation au hasard, mais à une force à laquelle, par une délégation de sa toute-puissance, il a donné une telle précision que tout arrive à son heure, de manière à produire des combinaisons et des effets dont la science sera toujours incapable. Quel est le chimiste qui se prétendrait plus chimiste que la vie ? Qui pourrait produire des composés aussi multiples ? des synthèses aussi complètes ? Que sommes-nous la plupart du temps ? De grands enfants qui brisons nos jouets pour voir comment ils sont faits. — Après cette déclaration, nous continuons, en demandant bien humblement pardon aux vitalistes purs, — c'est-à-dire à ceux qui sont plus vitalistes que la nature elle-même, — de chercher, de temps en temps, nos explications et nos comparaisons dans les lois de la physique et de la chimie.

II

ROLE DU FOIE DANS LA FABRICATION DU SANG.

De tout temps, le rôle du foie dans la fabrication du
sang a été reconnu.

Les anciens considéraient cet organe comme le facteur principal de l'hématose ; aussi en avaient-ils fait
le point de départ ou d'origine des veines et, par ces
vaisseaux, le confluent immédiat de tous les matériaux
de l'absorption nutritive ; c'est-à-dire que rien n'était
censé entrer ou sortir du corps sans avoir passé par
cet organe. Cependant un médecin de la première
école d'Alexandrie, — celle des Ptolémées, — avait
déjà entrevu les vaisseaux lactés ou chylifères, sur
une chèvre que le hasard lui fit ouvrir pendant la di-

gestion. — Pour le dire en passant, ce fut là également l'origine de ces expériences sur les animaux vivants, poursuivies depuis avec tant de persévérance et auxquelles la science physiologique est redevable de ses plus belles découvertes.

Afin de rendre intelligible pour chacun le grand phénomène de la nutrition, — sur lequel nous aurons plus tard à baser notre système de diététique, — nous allons entrer dans quelques considérations de physiologie comparée, rien n'éclairant davantage l'esprit que de procéder du simple au composé, et de laisser ainsi à la nature elle-même le soin de nous découvrir ce qu'elle semble nous cacher dans la complication apparente de ses procédés ; nous disons apparente, parce qu'en effet, c'est plus en variant ses procédés qu'en en changeant, qu'elle arrive à ces résultats devant lesquels notre imagination s'arrête, nous sentant impuissants non-seulement à les expliquer, mais à nous en faire une image même hypothétique.

De la nutrition en général.

Le phénomène de la nutrition comprend trois parties ou phases différentes : 1° l'élaboration des matériaux nutritifs ; 2° la conversion de ces matériaux en un suc nourricier : séve ou sang ; 3° l'assimilation élective de ces matériaux à chacun des organes ou à leurs tissus.

On conçoit que plus l'être est simple, plus ces trois phases se touchent et semblent se confondre, et moins il y a d'organes ou de rouages pour les accomplir. Ainsi l'absorption des matériaux nutritifs et leur conversion en suc nourricier peuvent se faire en même temps et se réduire à un seul acte. Mais, d'autres fois, il faut une série d'opérations : c'est tout une chimie, nous allions presque dire une cuisine organique. — Ces opérations ont pour but de dissoudre l'aliment; de réduire ou de transformer celles de ses substances qui ne sont pas encore assimilables; de séparer celles qui ne peuvent pas l'être, afin qu'elles soient plus facilement rejetées sous forme de résidu.

Prenons pour exemple l'élaboration des deux aliments les plus usuels : le pain et la viande, et voyons comment la nature s'y prend pour les convertir en suc nutritif.

Le pain, comme nous le verrons plus loin, comprend deux parties assimilables, l'une azotée, — les substances azotées sont celles qui sont susceptibles de se putréfier en dégageant une odeur ammoniacale; elles sont formées, en grande partie, d'azote, auquel viennent se joindre, dans des proportions variables, le carbone, l'hydrogène, l'oxygène, le soufre, le phosphore, le fer, etc., pour constituer la plupart de nos liquides et de nos solides. — La substance azotée du pain c'est le *gluten*, remarquable par sa ténacité, sa plasticité et constituant une sorte de chair végétale. Cette substance est presque immédiatement assimilable, puisqu'elle ne doit subir d'autre préparation que d'être attaquée par des dissolvants particuliers, dont nous aurons occasion de parler plus tard — L'autre partie assimilable du pain, c'est la fécule ou l'amidon. Celle-ci n'est pas assimilable immédiatement ; elle doit subir certaines réductions, notamment celle en dextrine et en glucose, réduction à laquelle, comme nous le verrons, d'autres dissolvants sont employés. — La viande est l'aliment azoté par excellence, par conséquent qui s'assimile le mieux et le plus vite.

Ces différentes opérations ont besoin de réservoirs ou d'appareils spéciaux, en dehors desquels on peut les produire, mais à la condition de se servir des dissolvants naturels. C'est ce qu'on nomme la *digestion artificielle*.

Les aliments se trouvant ainsi réduits en une bouillie pulpeuse, l'absorption peut facilement s'emparer de toutes les parties nutritives qu'ils contiennent. Cette absorption a lieu, tantôt directement, par une espèce d'imbibition, tantôt par l'intermédiaire de spongioles, de racines ; celles-ci, à leur tour, constituent les vaisseaux amenant le liquide nourricier sur les différents points de sa mise en œuvre. — Mais ceci suppose la formation même de ce liquide, qui est tantôt de la *séve*, tantôt du *sang*, tantôt de la *lymphe* selon ses divers degrés d'élaboration.

La formation du liquide nourricier comprend : 1° sa rénovation constante, puisqu'il perd une grande partie de ses matériaux par la nutrition même ; 2° sa dépuration des éléments impropres ou nuisibles que ce même travail de nutrition y a développés ; 3° enfin l'adjonction d'une certaine quantité d'oxygène, nécessaire à l'entretien de la combustion respiratoire et nutritive. Ainsi, par la première de ces combustions, une grande partie des matériaux hydrocarbonés est brûlée et rejetée de l'économie sous forme d'acide carbonique. Par la seconde, ce sont les substances azotées qui sont éliminées sous forme d'acide urique, sudorique, etc., l'une et l'autre de ces combustions donnant lieu à la production d'une certaine quantité de calorique interne qu'on a nommé calorique organique, parce qu'étant incessamment renouvelé, il n'est pas subordonné au calorique externe, lequel tend, au contraire, à l'absorber; de sorte que pour obvier à ces pertes continuelles il faut une énorme puissance du foyer organique. L'oxygène est encore nécessaire à l'assimilation, c'est-à-dire à la fixation ou conversion en tissus, des substances azotées. Ainsi, pour citer un exemple, la corne est un composé d'azote, de carbone, d'hydrogène et d'oxygène, dans la même proportion que les mélanges albumineux. Mais pour donner à ces principes la forme et les caractères du tissu corné, on conçoit qu'il faut autre chose que la combinaison chimique : aussi donnez ces principes à un chimiste et des siècles pour les combiner, les associer de toutes les façons, il n'obtiendra jamais qu'un produit inerte, tandis qu'à la nature il faut à peine quelques jours, quelques heures pour effectuer des miracles d'organisation.

Après ces considérations sur lesquelles nous n'insisterons pas plus longuement afin de ne pas anticiper sur ce que nous aurons à dire dans la suite, nous arrivons à l'aperçu du travail de la nutrition chez les plantes et les animaux.

Nutrition chez les plantes.

Les plantes ont une puissance de végétation que n'ont pas les animaux. C'est pourquoi on les a nommées *végétaux*, toute leur activité semblant se réduire à cet acte.

En effet, sans les plantes, les animaux ne seraient pas possibles. Ce sont elles qui fixent, qui transforment en matériaux alimentaires, le carbone, l'hydrogène, l'azote, l'oxygène et qui, avec l'intermédiaire d'autres substances, telles que le soufre, le phosphore, les convertissent en tissus. D'un autre côté, elles extraient du sol les éléments terreux ou salins dont les animaux ont également besoin ; il est vrai que ceci n'est qu'un prêté rendu, puisque ce sont les animaux qui fournissent la plus grande partie de l'engrais dont les plantes ont besoin pour opérer leur travail de végétation.

Le suc nourricier, chez les plantes, constitue la séve. Celle-ci est pompée par les racines, d'où elle monte vers les feuilles pour subir l'influence vivifiante de la lumière. La plante produit peu de calorique extrinsèque, elle n'emploie donc pas une grande quantité d'oxygène, à part ce qu'il lui en faut pour le travail de la nutrition. La plus grande partie est rendue à l'atmosphère pour la respiration des animaux. Par contre, elle fixe presque la totalité du carbone que ces derniers rejettent et qui sans cela rendrait l'air irrespirable. Admirable harmonie !

La séve ainsi élaborée descend par un mouvement

de capillarité, de sorte qu'il existe dans le végétal un va-et-vient continuel, un mouvement d'ascension et de descente qui dure autant que la vie du végétal elle-même. C'est pendant la descente que s'opère la nutrition ou la mise en œuvre des matériaux nutritifs.

La séve, à cause de son origine même, — puisqu'elle est formée d'aliments primordiaux,— n'a pas besoin d'une grande dépuration. Aussi observe-t-on peu chez la plante ces sécrétions *excrétoires* si actives chez les animaux. — Ce serait peut-être trop s'avancer que de soutenir qu'il n'existe point de sécrétion excrétoire dans le règne végétal; on pense assez généralement que les racines rejettent au dehors, comme excrément, le résidu non assimilable de la séve descendante. Ceci semble résulter des expériences de Bouchardat. — Il y a donc des glandes, mais la plupart en vue de sécrétions spéciales, nutritives, puisqu'elles servent aux besoins des animaux et aux nôtres. Quand Virgile a dit, à propos des abeilles :

Sic vos non vobis mellificatis apes,

il aurait pu nommer également les fleurs qui fournissent aux laborieuses ouvrières des ruches les sucs embaumés de leur calice.

Voilà la nutrition dans ce qu'elle a de plus simple, de plus élémentaire, et cependant que de prodiges ne la voyons-nous pas accomplir! C'est qu'il y a ici un autre agent que la lumière, l'électricité, le calorique ; c'est-à-dire une force qui prime toutes les autres, la vie.

Nutrition chez les animaux.

ZOOPHYTES.

On comprend que le phénomène de la nutrition chez les animaux ne reçoive pas de prime abord sa plus haute signification. Comme intermédiaires, il y a les zoophytes ou animaux plantes, ayant l'existence restreinte des végétaux. Avec la même simplicité de moyens, la nature réalise les mêmes prodiges. — Voyez l'anémone des mers; ne dirait-on pas une fleur aux couleurs chatoyantes? — Cependant il y a déjà une différence essentielle : un sac digestif. Grâce à ce dernier, le zoophyte n'est pas condamné à l'immobilité: il se déplace, voyage au gré de son caprice ou en vue de ses besoins. La nutrition se réduit chez lui à une simple imbibition ; mais les ornements que l'animal étale avec une certaine coquetterie, — ces élégantes collerettes, — ces riches panaches, — ce sont les organes de sa respiration. Seulement, au lieu d'être des feuilles, comme chez le végétal, ce sont des branchies, c'est-à-dire des organes absorbant l'oxygène contenu dans l'eau.

MOLLUSQUES.

Voici venir les cénobites du règne animal; — quelques-uns ont la peau nue, d'autres, mieux partagés, portent leur demeure sur le dos.

Ici apparaît pour la première fois une circulation et une hématose. — Le sang n'a pas encore la couleur rutilante qu'il présentera dans les classes plus élevées, — Il est blanc, laiteux. — Les vaisseaux chargés de l'absorption intestinale font passer les matériaux de cette absorption dans un parenchyme très-volumineux, un dépurateur énorme, — eu égard au volume de l'animal, — et qu'enlace tout l'intestin, comme pour rendre la dépuration plus rapide et plus immédiate : c'est le foie — qu'on observe ici pour la première fois. — Le produit de la sécrétion de cette glande c'est la bile, espèce de goudron animal qui est rejeté avec le résidu des aliments dont il aide l'exonération, en provoquant les contractions de l'intestin.

Le sang, après avoir été débarrassé de ses matières poisseuses, est transporté à l'appareil respiratoire, sac pulmonaire ou branchie, selon que l'animal est terrestre ou aquatique, d'où ce sang est lancé par le cœur dans tous les organes, pour y revenir après avoir subi un tour de circulation.

Ainsi il n'y a, chez les animaux qui nous occupent, qu'un ordre de racines, et le foie reçoit intégralement les matériaux de la digestion. Il y a une circulation, un cœur, et cette circonstance imprime au travail organique une activité nouvelle, mais sans rien changer à sa nature. Les matériaux nutritifs sont amenés plus vite, mais leur mise en œuvre est la même. La combustion respiratoire est peu active ; partant, peu de calorique interne. Par contre, le foie, qui est énorme, supplée à l'insuffisance de l'appareil respiratoire.

INSECTES.

Ici se produit une nouvelle disposition : ce n'est plus le sang qui va chercher l'air, mais l'air qui vient au-devant du sang. Celui-ci est contenu dans un vaisseau dit *central*, susceptible de contractions et comparable, jusqu'à un certain point, au cœur des animaux vertébrés. Mais le sang ne circule point. La respiration se fait par des *trachées*, petits tubes élastiques s'ouvrant à l'extérieur par des ouvertures munies d'une soupape agissant de dehors en dedans, de sorte que l'air une fois introduit ne peut plus s'échapper, et sert intégralement à la respiration et à la nutrition de l'animal. Comme il n'y a pas de vaisseaux sanguins, la nutrition s'opère par imbibition. Chez les insectes il n'y a point de foie à proprement parler, mais des cæcums, dits *vaisseaux biliaires*, et sécrétant un liquide analogue à la bile. Ces canaux sont plus ou moins développés d'après le genre d'alimentation de l'insecte et, chose remarquable, d'après son état transitoire ou définitif. Ainsi, les canaux biliaires de la chenille sont généralement plus considérables que ceux de la chrysalide et du papillon. C'est un balancement organique des plus remarquables, qui dénote l'influence du système biliaire sur le genre de vie de l'animal. La chose se conçoit : se nourrissant de sucs déjà tout élaborés, le papillon a besoin d'un foie moins actif qu'à l'état de ver où son alimentation exige une élaboration complète. Sous ce rapport la chenille nous représente le mollusque, chez lequel nous avons vu la sécrétion excrétoire du foie portée au maximum.

VERTÉBRÉS.

Nous arrivons aux animaux vertébrés, c'est-à-dire ayant une charpente intérieure, un squelette.

POISSONS.

Ce sont d'abord, dans l'ordre ascendant, les poissons, qui se rapprochent des mollusques aquatiques par leurs organes respiratoires — des branchies, — leur foie volumineux ; mais qui s'en distinguent par un double système absorbant abdominal, les chylifères ou racines blanches, et les veines intestinales ou racines rouges. Ces deux systèmes ne sont pas indépendants l'un de l'autre ; une grande partie des chylifères se déverse dans les veines, de manière que les matériaux nutritifs sont directement transportés au foie pour y être convertis en sang, d'où ce liquide n'a plus qu'à traverser les branchies et se mêler à l'oxygène.

REPTILES.

La même disposition se présente chez les reptiles ; mais ici la nature semble avoir voulu faire un pas en arrière, en faisant communiquer le système sanguin à sang noir avec celui à sang rouge. En d'autres termes, une partie du sang ne va pas aux poumons ou aux branchies, mais se déverse dans l'aorte — ou artère

nourricière mère, — soit au cœur même, soit au delà
de cet organe. Il en résulte que les différentes parties
du corps reçoivent un sang mêlé, incomplétement
oxygéné. De là, la torpeur dont ces animaux sont
frappés.

Dans toute la classe qui nous occupe, le foie est
très-volumineux; les racines blanches ou chylifères
communiquent avec les racines rouges ou veines. —
Les organes respiratoires sont tantôt des branchies,
tantôt des poumons, selon que l'animal est aquatique
ou terrestre. — Quelques reptiles ont, à la fois, des
poumons et des branchies et sont amphibies. — Les
poumons sont simples, vésiculeux, avec quelques
larges cellules pariétales. Le tube aérien ne se ramifie
point à leur intérieur, mais ne fait qu'y déboucher
comme qui dirait une cornemuse. Les reptiles manquent aussi, la plupart, d'instrument vocal : ils sont
muets ou ne laissent entendre que des sons rauques,
inarticulés.

OISEAUX.

Chez les oiseaux, la locomotion aérienne exige un
développement considérable de l'appareil pulmonaire;
aussi ce dernier envoie-t-il des appendices ou cellules
à air dans toutes les parties du corps, surtout dans les
os, afin de donner à la charpente plus de légèreté et
d'élasticité. A voir l'oiseau s'élever, bondir en quelque
sorte dans l'air, on reste étonné de l'admirable pré-
voyance de la nature. Si tous les animaux vertébrés
étaient retenus sur le sol ou dans l'eau, l'air serait in-
festé d'une prodigieuse quantité d'insectes, au point

d'être irrespirable. Ces insectes, en s'abattant sur le sol, rendraient également la végétation impossible, la plante devant être dévorée avant d'avoir pu pousser. Ce sont les oiseaux qui nous mettent à l'abri de ce double fléau. Aussi combien ne sommes nous pas injustes à leur égard ! Nous les traitons de nuisibles et nous les tuons ! — Le foie, chez les oiseaux, a plus de masse que les poumons et son influence sur la sanguification est tout aussi grande que dans les classes précédentes. Les deux systèmes absorbants abdominaux continuent à communiquer entre eux en deçà du foie, de sorte que ce dernier organe reçoit une grande partie des matériaux digestifs.

Mais ici une nouvelle disposition se présente ; il y a un canal de dérivation de la lymphe vers le cœur. Cette lymphe se mêle au sang et le rend plus fluide.

MAMMIFÈRES.

Dans cette classe, l'organisation se complète, quoiqu'il soit apporté peu de changement aux organes de la nutrition. — Nous retrouvons ici le double système absorbant abdominal. — Les chylifères, de plus en plus nombreux, ont diminué de volume et présentent sur leur trajet des ganglions, espèces de cribles à travers lesquels le chyle s'atténue et se dépure. — Les veines abdominales ont pris un développement proportionnel au volume de l'intestin. Çà et là on constate des communications entre les deux systèmes absorbants. Le foie continue à recevoir les matériaux de la digestion : c'est donc encore dans ce viscère que le sang est élaboré. — Le canal de dérivation pour la lymphe s'est allongé et s'ouvre dans la veine-cave supérieure, c'est-à-dire dans la grande veine qui recueille le sang des extrémités antérieures et de la tête.

III

Dissidences entre les anciens et les modernes. — La découverte de la circulation du sang. — Causes de l'erreur des anciens. — Leur théorie de la respiration. — L'esprit vital. — Les poumons, les ventilateurs du corps. — La doctrine de Lavoisier. — Les poumons, le foyer de la chaleur animale. — L'air et la lumière. — Les mineurs et les ouvriers de fabrique. — Deuxième découverte des vaisseaux chylifères. — Découverte du grand canal thoracique. — Le foie déclaré mort.

Reportons-nous maintenant à l'époque de la découverte de la circulation du sang et examinons les causes des dissidences qui, pendant tout un temps, ont divisé les médecins et les ont livrés aux brocards des auteurs satiriques.

Ainsi que nous l'avons dit, les anciens avaient fait partir les veines du foie. Vint Harvey ; il démontra expérimentalement que le mouvement du sang ne consiste pas dans une oscillation ou mouvement de flux et de reflux, mais dans une circulation, ayant le cœur pour point de départ et d'arrivée. L'illustre médecin de Folkstone fit voir que des cavités droites du cœur le sang passe dans les cavités gauches après avoir traversé les poumons — c'est la petite circulation, ou la circulation pulmonaire ; — que de ces cavités gauches, le sang, après s'être mêlé à l'oxygène de l'air ins-

2.

piré, est lancé dans toutes les parties du corps par les artères pour revenir encore au cœur par les veines, après qu'une grande partie de sa masse a traversé le foie, où des matériaux de rénovation sont constamment apportés par l'absorption intestinale. — C'est la grande circulation ou circulation générale.

La cause de l'erreur des anciens est facile à expliquer. Les dissections d'animaux, — les seules auxquelles les préjugés de cette époque eussent permis de se livrer, — leur avaient constamment fait voir les cavités gauches du cœur ainsi que les artères, vides de sang. D'un autre côté, ils s'étaient fait des poumons des idées dont les unes se sont confirmées depuis, et dont les autres ont dû être abandonnées dès qu'on eut reconnu que l'air n'est pas un corps simple, mais un composé d'oxygène et d'azote, — car il ne faut pas tenir compte de la minime fraction d'acide carbonique — 1 p. 100 — qui s'y trouve également.

Pour les anciens, les poumons étaient les ventilateurs du corps, — opinion à laquelle on est revenu aujourd'hui. — Toutefois, ils avaient compris qu'il faut une vivification du sang. Ils admirent donc l'existence d'un principe subtil, auquel ils donnèrent le nom d'*esprit vital*, lequel, à tout prendre, n'est que l'oxygène. — Ils admirent que cet esprit pénétrait, dans les cavités gauches du cœur d'où il passait dans les artères et, de là, dans tous les organes qu'il vivifiait.

Toute cette partie de la physiologie ancienne est tombée; mais il en a été de même de la doctrine moderne de Lavoisier, qui faisait des poumons les fabricateurs du sang et le foyer de la chaleur animale.

Les poumons sont ce que les anciens en avaient fait, c'est-à-dire les ventilateurs du corps. Quant au sang, qui de veineux y devient artériel, sa couleur vive est due moins à l'oxygène qu'à la lumière. Il en est ici comme des plantes qui, étant privées de lumière, s'étiolent malgré qu'elles soient placées dans un courant d'air plus que suffisant pour leur respiration.

Il en est de même des animaux et de l'homme. Les ouvriers qui travaillent au fond des mines, où l'air est plus dense qu'à l'extérieur, sont blêmes, étiolés, malgré que leur respiration soit très-active. On a même observé qu'ils sont moins sujets aux affections de poitrine, notamment à la phthisie pulmonaire, à laquelle les ouvriers des fabriques payent un tribut si exorbitant. — Mais ce serait anticiper sur notre sujet que d'entamer ici cette question.

En quoi la physiologie ancienne a dit vrai, c'est quant à la part que le foie prend à la fabrication du sang. Un instant cette partie de la doctrine sembla devoir tomber à son tour : ce fut quand, au commencement du xviie siècle, Aselli retrouva les vaisseaux chylifères et que Pecquet eut découvert le grand canal thoracique.

Tout alors fut remis en question et le foie dépossédé de ses prérogatives.

On conçoit cependant que la question souleva de grands débats et que les partisans de la doctrine ancienne ne se laissèrent pas dépouiller sans résistance de leurs croyances. Harvey lui-même, qui venait de porter aux anciens un si rude coup, se rangea du côté des partisans de Galien contre Aselli et Pecquet, en déclarant que le chyle destiné à nourrir les animaux était pris par les absorbants veineux des intestins et qu'il n'était pas nécessaire de chercher une voie nouvelle par les chylifères.

Pour un observateur aussi habile, c'était mal interpréter la nature—laquelle ne fait rien sans but.—Les chylifères existent, donc il faut qu'ils aient une destination. Or, ce qu'on ne savait pas, c'est que des matériaux de la digestion il se fait deux parts : une pour les veines, consistant principalement en matériaux azotés ; —l'autre pour les chylifères, comprenant les matériaux non azotés.

Le foie et Galien, dit M. M. Raynaud, étaient donc attaqués de tous côtés. D'une part, l'origine des veines n'était plus à cet organe, puisque la circulation est un cercle complet—où il n'y a ni commencement ni fin ; — de l'autre, le chyle n'allait plus au foie, comme par le passé. *On avait changé tout cela !* Désormais il fallait brûler tout ce qu'on avait adoré, et l'on raconte que lorsque Pecquet alla exposer sa découverte à la faculté de médecine de Montpellier, les professeurs de cette célèbre école l'écoutèrent attentivement et furent obligés de se rendre à l'évidence des faits qu'il leur mettait sous les yeux ; mais que l'un d'eux, résumant leur pensée à tous en face d'un événement si imprévu, s'écria douloureusement : Que va-t-il arriver de notre médecine !

Il arriva ce qui devait arriver : c'est-à-dire que cette noble science, fruit de l'observation des siècles,

resta immuable sur sa base. L'anatomie et la physiologie comparées vinrent répandre la lumière sur cette
question tant débattue de la nutrition et, en apparence, insoluble. — On sut alors que les intestins
ont deux ordres de racines, les unes chyleuses, les
autres veineuses, transportant au foie la presque totalité des matériaux de la digestion.

Le foie n'était donc pas mort comme on s'était trop
hâté de le déclarer.

IV

FABRICATION DU SANG.

Réduction des matériaux de la digestion. — La tyrannie de la faim. — Les substances albuminoïdes et les substances hydro-carbonées. — Augmentation de l'albumine dans le sang de la veine-porte après la digestion. — Réduction des substances sucrées, féculentes et albuminoïdes en graisse ou combustible animal. — Les obèses. — Les abeilles et les ruminants. — Transformation du sucre en acide carbonique. — Formation des globules rouges du sang. — La nature et les grands peintres.

La fabrication du sang par le foie présente trois opérations distinctes : 1° la réduction des matériaux de la digestion ; 2° la dépuration de la masse du liquide ; 3° la formation des globules rouges.

Le lecteur nous permettra d'entrer, sur chacune de ces opérations, dans quelques détails que nous tâcherons de rendre aussi succincts et aussi clairs que possible.

Réduction des matériaux de la digestion.

Nous avons déjà dit que ces matériaux sont les uns hydrocarbonés, les autres azotés. Que les premiers forment le combustible, les seconds, l'aliment. C'est une espèce de chimie dont nous avons un grand intérêt à suivre la marche, car selon qu'elle est mal ou bien faite nous sommes bien ou mal portants.

Que les matériaux de la rénovation du sang viennent du dehors, cela n'a pas besoin de démonstration. C'est la faim qui nous tient constamment en éveil pour ce besoin, et on sait qu'il n'y a pas de maître plus tyrannique et souvent plus dangereux. « *Malesuada fames,* » a dit le poëte.

Les matériaux azotés constituent ce qu'on nomme les substances albuminoïdes, c'est-à-dire celles dont l'albumine est la base et qui, par l'adjonction de l'oxygène et de quelques autres corps intermédiaires, tels que le soufre, le phosphore, constituent la fibrine, la caséine, la glutine, la collatine, toutes substances dont notre organisation a besoin pour maintenir son état plastique.

Les matériaux hydrocarbonés peuvent se résumer dans l'amidon, substance susceptible de plusieurs transmutations, entre autres en dextrine, en glucose et en graisses, transformations qui ont lieu en grande partie dans le foie. C'est donc sur cet organe que toute notre attention doit se concentrer.

Augmentation de l'albumine dans le sang de la veine-porte après la digestion.

C'est un fait démontré, l'albumine, après la digestion, existe en plus grande quantité dans le sang de la veine-porte que dans les autres veines du corps. C'est qu'en effet, les racines rouges absorbent cette substance presque intégralement, après qu'elle a été réduite par les dissolvants digestifs dont nous aurons soin de faire connaître ultérieurement la nature ainsi que le mode d'opération. Mais cette albumine, qui ne saurait faire la base d'une organisation plastique, ayant la fermeté convenable, a besoin d'être élaboré; c'est ce qui se fait, en grande partie, dans le foie, et cette élaboration a elle-même pour effet : 1° d'augmenter la fibrine du sang; 2° de le rendre plus riche en substances grasses; de sorte que l'aliment et le combustible se trouvent également augmentés.

Comment l'albumine est-elle convertie en fibrine? nous l'avons dit, par l'intermédiaire de l'oxygène et du soufre.

Réduction des substances amylacées, sucrées et albuminoïdes en graisse ou combustible animal.

Les substances hydrocarbonées ne peuvent servir à la combustion que sous une forme, celle d'huile ou de graisse. — Ainsi s'explique l'extension si grande qu'a pris l'emploi des huiles de poissons — notamment de la morue et de la raie — dans les cas d'une combustion insuffisante, bien que l'on tombe souvent dans une erreur profonde quand on administre ces huiles dans les circonstances où il faudrait plutôt mitiger qu'activer cette combustion. — Mais nous examinerons cette question ailleurs.

La graisse provient des substances amylacées et sucrées, ou bien de la transformation des matières albuminoïdes en sucre. Sous ce dernier rapport, c'est donc un produit de l'économie vivante, et l'on ne s'expliquerait pas sans cela un obèse qui fait tout pour ne pas engraisser, qui s'abstient de tout ce qui est fécule ou sucre et qui cependant voit s'accroître l'embonpoint qui le désole.

Les abeilles et les ruminants nous offrent des exemples concluants du premier mode de production de la graisse, c'est-à-dire par la réduction des matières féculentes et sucrées. La cire des premières provient du miel des fleurs. En nourrissant ces insectes de miel, on obtient une quantité plus considérable de cire.

Les animaux ruminants ou herbivores extrayent la graisse directement de l'herbe ; de là, le nom de *prairies grasses* qu'on donne aux riches pâturages où l'on met ces animaux dans la bonne saison. Si au contraire on les tient à l'étable, et qu'on les nourrisse de fécules, ils engraissent plus rapidement, à cause de la transformation de la fécule d'abord en glucose, puis en graisse ; mais leur chair est moins ferme.

La chimie démontre que par l'oxydation le sucre se transforme en acide carbonique, en eau et en acide butyrique. On peut opérer cette transformation en mettant le sucre en présence d'un ferment énergique, ou par une forte oxydation. — C'est ce qui a lieu dans le foie. — Un morceau de foie pris sur un animal hors du temps de la digestion et bouilli dans l'eau n'offre aucun caractère spécial ; tandis que si l'animal était en digestion, des gouttelettes graisseuses nagent à la surface de la décoction et peuvent en être séparées par l'éther.

3

Si l'on rapproche de ce fait une expérience qui démontre que pendant la digestion la quantité de sucre formée dans le foie est plus grande qu'à jeun, on trouvera une grande analogie entre les influences qui agissent tant sur la production du sucre que sur celle de la graisse. On pourrait même en conclure (sans qu'aucune expérience, il est vrai, le prouve) que la graisse provient de la matière glycogène élaborée par le foie, puisque, selon l'état de la digestion, les quantités des deux matières varient. De plus, on sait que la quantité de sucre formée par le foie est proportionnellement la même dans toute la série animale.

Ainsi que nous en avons déjà fait la remarque, la quantité de graisse formée ne dépend pas du régime alimentaire. Un lapin nourri de choux présente à peu près autant de graisse qu'un chien nourri de viande. Ce fait renforce l'hypothèse de la formation de la graisse aux dépens de la matière sucrée. En effet, si l'on trouve un produit dérivé, constant quant à ses proportions, sa quantité et sa présence, il ne saurait avoir pour origine un autre produit soumis à des variations de production. Il faut qu'il dérive d'un produit de l'organisation constant comme lui [1].

---

[1] Il est curieux de voir comment M. Cl. Bernard a constaté la faculté glycogénique du foie. — Ses premières expériences remontent à 1843. Il ne s'est agi d'abord pour lui que de connaître où le sucre introduit dans le corps avec les aliments se détruit. De l'eau sucrée fut injectée dans les veines d'un chien. Le sucre se retrouva dans toute la masse du sang. Il nourrit alors des chiens sans sucre. — Le sang sortant du foie en présenta des traces. Ce fut un trait de lumière. M. Cl. Bernard varia ses expériences de mille manières et

En résumé, c'est le foie qui fournit au corps le combustible et l'aliment.

Formation des globules rouges du sang.

Comme on le sait, la coloration des corps organisés est due à l'action de la lumière. Plus cette dernière est vive, plus la coloration l'est également. Il est vrai qu'il y a des délicatesses de tissu qui favorisent l'action des rayons lumineux. Telles sont les joues vermeilles de la jeune fille. De même pour les fruits : ceux qui ont un épiderme délicat rougissent plus facilement que ceux où cet épiderme est épais.

La nature est un grand peintre, mais elle n'emploie pas pour revêtir les corps vivants des riches couleurs qui distinguent quelques-uns, les mêmes procédés que l'art. Tantôt elle répand sur les tissus une poussière brillante, de riches paillettes : c'est le cas pour les papillons ; mais ces couleurs sont éphémères comme l'existence de ces êtres qui resplendissent un instant au soleil et disparaissent dès que l'œuvre de la reproduction est accomplie.

constamment avec les mêmes résultats, c'est-à-dire que le sang d'un animal nourri sans sucre contient cette substance comme le sang d'un animal auquel on en a donné. M. Cl. Bernard a analysé avec soin la viande dont il nourrissait ses chiens, et il n'y a jamais trouvé la moindre trace ni de matière sucrée, ni de substances féculentes ou autres, capables d'être transformées par les procédés digestifs ou chimiques ordinaires en sucre ; il a vu que le sang du foie d'un carnivore contient autant de glycose que celui du foie d'un herbivore. La glycose, c'est-à-dire le sucre du foie, ne provient donc pas des aliments, et l'organisme animal en fabrique tout comme l'organisme végétal.

D'autres fois, ce sont les plaques de l'épiderme qui donnent la couleur, en formant des espèces de mosaïques.

Enfin la nature peint avec le sang, mais ici la couleur, au lieu d'être fixée, est mobile, fugitive et donne aux tissus quelque chose de plus que de la coloration, c'est-à-dire de l'animation. Ce n'est pas seulement cette couleur transparente tant recherchée des peintres et dont les grands maîtres ont seuls le secret; c'est la vie même courant dans les vaisseaux avec le sang.

Or, le sang doit sa couleur rutilante à de petits corpuscules ou globules qui semblent eux-mêmes doués d'une vie propre. — La couche colorante de ces globules a été nommée *hématosine* (*Aima*-sang). — On sait que Molière s'est beaucoup moqué des termes grecs; peut-être y avait-il là un souvenir des ennuis que lui avait causés l'étude de cette langue. Le fait est qu'il n'y en a pas qui colore mieux les idées. — On dirait un reflet du beau ciel de l'Attique.

C'est la lumière qui, en agissant sur l'hématosine, la rend plus vive, plus rutilante, au point qu'aucune couleur artificielle ne saurait en rendre l'éclat.

Pour ne pas avoir à entrer dans des détails qui nous entraîneraient au delà de notre but, nous dirons que c'est dans le foie et la rate que se forment les globules rouges du sang, et que si c'est dans les poumons qu'ils subissent l'influence de l'air, c'est particulièrement dans les tissus exposés à la lumière qu'ils se colorent. Il en est ainsi comme de la fleur, avec cette différence que cette dernière est inanimée; tandis que les joues, les lèvres, — fleurs animées, — présentent comme un doux rayonnement de la jeunesse.

Comprend-on pourquoi ce fard menteur, par lequel on cherche

> A réparer des ans l'irréparable outrage,

ne trompe que ceux qui ont recours à ce dangereux artifice.

Dépuration hépatique du sang.

Nous avons cité plus haut la fabrication du gaz d'éclairage. — De même qu'un gaz impur brûle avec une fumée épaisse et éclaire mal, de même un sang imparfaitement dépuré entraîne avec lui ce que les anciens ont nommé les humeurs tenaces et conglutineuses.

Molière s'est également moqué de ces humeurs, et cependant le ridicule de cette doctrine était plutôt dans la forme qu'au fond.

Ainsi quand Molière fait dire à un de ses personnages « que la cause des maladies est dans les humeurs tenaces et conglutineuses contenues dans le bas-ventre [1], » à un autre « que la mélancolie procède de quelque vice du bas-ventre, particulièrement de la rate, dont la chaleur et l'inflammation portent au cerveau des malades beaucoup de fuligines épaisses et crasses, dont la vapeur noire et maligne cause dépravation aux fonctions de la faculté princesse [2], » on ne

---

[1] *Monsieur de Pourceaugnac.*

[2] *L'Amour médecin.*

saurait nier que ces explications ne s'appliquent à des maladies imaginaires en apparence, mais qui n'en sont pas moins de tristes vérités. Voyez l'hypocondrie — ainsi nommée des régions du ventre d'où elle émane, les hypocondres, et d'où elle s'étend à l'économie entière. — Dans le plus grand nombre des cas, c'est la torpeur, la paresse du ventre, notamment en ce qui concerne les évacuations, qui détermine l'engorgement des viscères et c'est le foie qui en souffre particulièrement, bien qu'il n'y ait pas toujours de lésions organiques appréciables. On peut même dire que lorsque ces lésions apparaissent, l'hypocondrie disparaît, en vertu d'une loi de la sage nature qui veut que deux souffrances n'existent pas en même temps.—Napoléon Ier sur le rocher de Sainte-Hélène, au milieu des douleurs physiques causées par la maladie qui lui rongeait le foie — Prométhée des temps modernes — conserva un calme et une sereine philosophie qu'il n'avait pas eus alors qu'il rêvait l'empire du monde. Il s'éteignit lentement, presque sans agonie, les yeux tournés vers cette France qu'il avait faite si grande et que sa chute avait laissée si humiliée.

V

DÉPURATION RÉNALE DU SANG.

Le système hydraulique du corps. — Activité des reins. — L'urée. — Sa fâcheuse influence sur la santé. — L'acide urique. — Effets de sa présence dans l'économie. — Les sels de l'urine. — La gravelle et les calculs. — Cause de la formation de ces derniers. — Le sel et le sucre.

La fabrication du sang ne serait pas complète, si à l'action du foie ne venait s'ajouter celle des reins.

Les reins sont le système hydraulique du corps. C'est par eux que sont séparées de la masse du sang toutes les substances, solubles ou non, qui ont franchi la barrière du foie ou qui se sont développées dans le cours même de la nutrition.

Pour se faire une idée de l'activité des reins, il suffira de dire que, dans l'espace de vingt-quatre heures, toute la masse du sang passe à peu près vingt-quatre mille fois à travers ces cribles. Les substances volatiles sont absorbées presque instantanément. Quand on frotte la paume des mains avec quelques gouttes d'huile de térébenthine, au bout de peu de minutes les urines répandent une odeur de violette. — On sait qu'il n'en est pas de même après avoir mangé certains légumes, par exemple, des asperges.

L'urée.

Parmi les substances dont les reins débarrassent le sang, il faut mettre en première ligne l'*urée*, corps essentiellement azoté et qui donne à l'urine son odeur pénétrante, parce qu'il se décompose en carbonate d'ammoniaque. L'urée se forme avec d'autant plus d'abondance que le régime est plus azoté ou animalisé. L'usage des viandes noires, surtout du gibier, l'augmente dans des proportions souvent incompatibles avec l'état de santé; aussi est-on exposé alors à une foule de maladies d'échauffement.

Comme preuve de ce que nous avançons ici, nous citerons l'expérience suivante du savant professeur du Collége de France, M. Cl. Bernard. Un animal dont on a coupé les nerfs rénaux, c'est-à-dire dont on a paralysé ces organes, puisqu'on les empêchera de sécréter, — de la même manière qu'un muscle dont on coupe les nerfs ne peut plus se contracter — périt rapidement au milieu d'une décomposition putride. La saignée qu'on pratique alors à l'animal fait voir que le sang est profondément altéré; il ne se coagule point, c'est-à-dire que la fibrine n'y est plus dans son état normal; dénué de toute plasticité, il reste liquide; c'est ce qui a lieu également dans les vaisseaux, car on le voit transsuder et former des hémorrhagies passives par presque tous les pores du corps, notamment dans les intestins et la vessie. A l'autopsie on trouve les principaux viscères, le foie, les poumons, les reins eux-mêmes, convertis en une espèce de putrilage.

Peut-on expliquer cette rapide décomposition ? Il nous paraît qu'elle ne peut dépendre que de la transformation de l'urée en carbonate d'ammoniaque, sel alcalin et un des plus puissants dissolvants du sang qu'on connaisse. Nous reviendrons sur ce point important dans la troisième partie de cet ouvrage, consacrée à l'étude des causes des maladies et des moyens de les prévenir.

L'acide urique.

Indépendamment de l'urée, on trouve dans les urines de l'acide urique, c'est-à-dire un composé d'urée et d'oxygène. La quantité de cet acide varie d'après l'âge, le sexe, le genre de vie des individus et le temps de la sécrétion : avant, pendant ou après la digestion ; après le sommeil ou dans la journée, etc.

En thèse générale, on peut dire que l'acide urique existe dans les urines en proportion inverse de l'urée, puisque c'est un produit d'une oxydation plus avancée, dérivant de l'action des substances oxydantes. Ainsi l'on voit la quantité d'acide urique augmenter dans le sang quand les fonctions de la respiration et de la circulation subissent un trouble grave, tandis que, par la même raison, la sécrétion de l'urée augmente sous l'influence de violents exercices corporels. Pour ce motif l'urine des carnassiers renferme beaucoup d'urée ; l'urine des serpents beaucoup d'urates. — L'acide urique, est, du reste, généralement uni à la soude de l'urine. Quant à sa solubilité, il exige 14000 parties d'eau froide pour se dissoudre. Les individus qui se livrent à un exercice actif, au grand

3.

air, forment donc beaucoup d'urée et par ce fait sont préservés des maladies graves. Ceux, au contraire, qui, usant d'une nourriture riche, vivent sédentairement, amassent beaucoup d'acide urique dans leur sang et courent ainsi les dangers de ce genre de vie contraire au vœu de la nature.

L'acide urique étant soluble, il est facilement entraîné avec les urines. Quelquefois il forme dans ces dernières un dépôt rouge, briqueté, pulvérulent qui produit la gravelle et même des calculs. Mais ces derniers sont très-friables et peuvent être facilement broyés. Il n'est même pas impossible de les dissoudre par l'usage prolongé des eaux minérales alcalines, ou les alcalins [1].

Sels de l'urine.

Indépendamment des produits immédiats de la nutrition que nous venons d'examiner, l'urée et l'acide urique, l'urine contient différents sels qu'il faut distinguer en *solubles* et en *insolubles*, à cause des conséquences résultant de leur présence.

Parmi ces sels, notons en première ligne l'oxalate de chaux comme pouvant donner lieu à des calculs fort durs, presque inattaquables par l'instrument et qui ont la forme et les inégalités de la mûre, étant d'un brun foncé comme elle, circonstances qui ont fait donner à ces pierres le nom de *calculs mûraux*. On peut les faire éclater, mais pas les diviser assez complétement pour qu'il n'en reste dans la vessie des frag-

[1] Voir, Causes des maladies, dans la troisième Partie.

ments qui continuent à exercer une vive irritation et constituent les noyaux de nouveaux calculs. C'est donc à l'opération de la taille qu'il faut recourir dans ce cas. — Si nous faisons ces remarques, c'est parce que la lithontripsie, ou la méthode d'extraire les calculs en les brisant, ayant été érigée en spécialité, et ceux qui l'exercent n'ayant plus, pour ainsi dire, l'opération de la taille dans la main, elle est appliquée à toutes sortes de pierres et expose ainsi les malades à un traitement long et douloureux.

Les calculs mûraux sont assez fréquents dans le jeune âge. Dans l'espace de quelques mois nous avons opéré trois enfants, l'un de quatre ans et demi, le second de six ans et le troisième de dix à onze ans, souffrant de calculs de ce genre. Nous les avons taillés tous les trois et avons obtenu ainsi une prompte guérison. Nous verrons comment le régime influe sur la formation de l'acide oxalique [1].

[1] Voir, Deuxième partie. — Hygiène. — Condiments. — Sel. — Sucre.

VI

DÉPURATION CUTANÉE DU SANG.

L'exhalation cutanée est nécessaire à l'entretien de la vie. — Expérience de M. Cl. Bernard. — La peau est la source principale du calorique animal. — Les effluves corroborantes. — Boerhaave et le vieux bourgmestre d'Amsterdam. — Loth et ses filles. — La peau le baromètre de la santé. — Fonction respiratoire de la peau. — Les batraciens et le fœtus humain. — Les races humaines. — Où il faut détruire l'esclavage.

La peau est une vaste surface d'inhalation et d'exhalation : non-seulement elle absorbe l'oxygène, mais elle rejette l'acide carbonique, l'eau, les matières animales, différents sels et un acide particulier qu'on a nommé *sudorique*, dû à un composé qui a la plus grande analogie avec l'acide urique, par conséquent dont l'urée est la base.

L'action cutanée est donc nécessaire à l'entretien de la vie. — Quand on couvre un animal — par exemple un cheval — d'une couche de vernis, l'animal périt en peu d'heures au milieu d'un abaissement considérable de la température du corps. M. Cl. Bernard a constaté une perte de plus de 10° cent. En même temps, le sang reste veineux. — C'est donc une asphyxie.

Cette expérience vient à l'appui de ce que nous avons dit plus haut de la source du calorique animal, c'est-à-dire que cette source n'est pas dans les poumons, mais dans les organes nutritifs, la peau surtout. Aussi, rien qu'au toucher on peut juger de l'état général. Les jeunes personnes d'un tempérament fleuri, sanguin, ont la peau douce, halitueuse. On dirait que de corroborantes effluves s'en dégagent. — On rapporte que le célèbre Boerhaave, afin de réconforter un bourgmestre d'Amsterdam, vieux et décrépit, le faisait coucher entre deux jeunes filles. — La prescription n'avait rien que de logique et d'ailleurs la morale n'y courait aucun danger. — On sait l'histoire de Loth et de ses filles.

La chaleur de la peau est-elle sèche et mordicante, c'est qu'il y a fièvre. — La peau est donc un criterium de la santé.

Il y a des naturalistes qui ont gravement posé la question de savoir si l'homme commence par être mollusque, puis reptile, puis enfin mammifère. — Ils lui font l'honneur de descendre du crapaud. — Singulière généalogie pour le roi de la création !

Cependant si on va au fond des choses, il y a des rapprochements. Aussi pour ne parler que de la respiration cutanée, les grenouilles, aux approches du froid, s'enfoncent dans la vase, et reparaissent, au printemps, plus vives, plus fringantes, se conviant par leurs coassements à de nouvelles amours. A part l'amaigrissement, rien n'indique qu'elles aient souffert de leur longue hybernation.

Comment ont-elles respiré? Évidemment par la peau. Si on examine leur abdomen, on y voit s'étaler un riche réseau veineux, dont chaque ramification converge en rayonnant vers le centre du ventre, où elles pénètrent par un tronc commun qu'on peut suivre jusqu'au foie. Là ce tronc se divise en deux branches dont l'une pénètre dans le foie et s'y ramifie, et dont l'autre s'abouche avec la grande veine qui rapporte au cœur le sang de toutes les parties du corps. On a donné à ce système veineux de la paroi abdominale le nom de *veine ombilicale*, quoiqu'il n'y ait pas chez le batracien d'ombilic, l'animal étant ovipare. — La peau du ventre fait donc office de branchie, de sorte que lorsque la grenouille est enfoncée dans la vase, elle ne respire pas par ses poumons, mais par la peau. — On peut même détruire les poumons sans que l'animal périsse. — Le fœtus du mammifère respire également par une branchie, accolée à l'œuf dont elle constitue une des parties intégrantes, et qu'on nomme le *placenta*. Sur la face fœtale de ce disque spongieux s'étale la veine ombilicale, qui y puise les matériaux de l'absorption nutritive. La respiration s'effectue en même temps par l'oxygène dont le sang de la mère est abondamment fourni. Après quoi les matériaux nutritifs sont transportés au foie, où s'accomplit la sanguification. — C'est donc l'inverse de ce qui a lieu après la naissance. — Le foie a un énorme développement, tandis que les poumons, encore inactifs, sont affaissés sur eux-mêmes, puisqu'il n'y a pas encore de voussure du thorax.

Ce que nous venons de dire du fœtus du mammifère est applicable, en tous points, au fœtus humain. Faut-il en conclure avec les naturalistes dont nous parlions plus haut, que c'est le développement d'un être plus simple en un être plus compliqué, de sorte que nous courrions grand risque de rester grenouille si cette évolution venait à s'arrêter? Une semblable manière d'interpréter la marche de la nature serait erronée. Si la nature procède en effet du simple au composé, elle a un plan, et voulant faire un homme, elle n'a pas entendu qu'il restât crapaud.

On sait que les différentes races humaines se distinguent par la couleur de la peau : blanche, noire, rouge ou jaune. Laquelle de ces nuances est la bonne? On conçoit que les avis soient partagés sur ce point. Le Chinois avec son teint bistré prend en pitié la blancheur de l'Européen, qui, à son tour n'a pas grande estime pour la peau noire de l'Africain. — Question de couleurs, comme on voit. — Mais pour la nature il ne s'est pas agi d'un caprice, d'une espèce de livrée pour différencier les races et les opposer les unes aux autres. Elle a été uniquement guidée par des nécessités physiologiques.

Dans les pays chauds, sous l'influence d'un soleil torride, l'air est moins dense, partant l'activité respiratoire plus restreinte. Le sang se charge ainsi d'une quantité surabondante de carbone, que la nature emploie à la formation des pigments. — Chez le nègre la sclérotique — ou ce qu'on nomme le blanc des yeux — présente une teinte foncée : c'est le pigment de l'œil — comme le vernis de l'intérieur d'une lorgnette. — Il en est de même de la peau. Dans les pays tempérés la peau laisse entrevoir la couleur du sang : — c'est, comme nous l'avons dit, une espèce de fard naturel.

Les Indiens du continent américain ont la peau rouge cuivré. — Dans la race mongolique la couleur est jaune. Ces différentes couleurs dépendent du mélange du pigment noir avec d'autres principes colorants, notamment celui de la bile ; car, en même temps que l'activité pulmonaire diminue, l'activité hépatique augmente, c'est-à-dire qu'il y a plus de bile, partant plus de matière colorante jaune. — Ainsi fait le peintre, quand il nuance sa palette par le mélange du noir, du blanc, du rouge, du jaune. — Bien entendu que la nature est plus grand coloriste que lui.

Mais là ne se bornent pas les différences des races. Il en est de plus profondes. Ainsi le Chinois présente une conformation particulière de la tête, laquelle n'a pas d'occiput, mais est coupée en arrière par un plan triangulaire, presqu'à pic. — Le nègre, au contraire, a le front fuyant, la mâchoire proéminente ; ce qui lui donne un cachet d'animalité.

Ces races sont-elles pour cela inférieures à la nôtre ? A cela on peut répondre que la dégradation physique est la conséquence de la dégradation morale. Quand Louis XIV, à la vue des admirables tableaux de Téniers, s'écriait : « Otez-moi ces magots ! » c'est qu'en effet il est difficile de reconnaître la figure humaine dans ces traits grossiers, abrutis par la boisson ; car notre compatriote a merveilleusement rendu l'hébétement des paysans de son époque.

Aussi, quand le caractère moral disparaît, la figure de l'homme prend le masque de la bestialité. — Les noirs jouissant d'une certaine civilisation ont un physique remarquable. Nous citerons comme

exemple les Abyssiniens et les Nubiens. — Les
Chinois ne sont pas tous tels que nous les montrent leurs potiches et leurs paravents. N'arguons
donc pas d'une prétendue supériorité pour réduire à
l'esclavage nos frères devant Dieu. Cette honte —
bien entendu pour ceux qui se livrent à cette infraction à toutes les lois divines et humaines — se débat
en ce moment dans une agonie suprême. Bientôt il
n'en restera plus que le souvenir — que nous souhai-
tons n'être pas un remords. — Mais tout ne se borne
pas à une loi d'abolition. Les noirs ne seront réellement libres que du jour où ils auront été rendus à la
civilisation. — L'esclavage, c'est sur le sol africain
même qu'il faut l'extirper, en faisant cesser le brutal
despotisme de chefs plus avides encore que cruels,
puisque dans leurs prisonniers ils voient un objet
d'échange. Ce serait là une sainte croisade, digne de
notre époque de lumière et d'humanité.

En résumé, la peau est, à la fois, un organe de dépuration et d'oxygénation du sang. L'empêcher d'agir,
c'est donc ralentir la vie ; de là la singulière idée d'un
savant — qui n'était rien moins que physiologiste —
de nous couvrir d'un vernis afin de prolonger l'existence. — Si ce savant n'était pas mort depuis longtemps, nous ne dirions pas son nom, de peur qu'on ne
voulût l'envoyer à l'hospice des fous. — C'était Maupertuis. — Nous faisons bien quelque chose d'analogue en nous servant de vêtements imperméables.

DEUXIÈME PARTIE

HYGIÈNE

I

BUT DE L'HYGIÈNE

Hygie, déesse de la santé. — Ses attributs. — *Mens sana in corpore sano.* — « Le *beau, c'est le laid.* » — Les grands législateurs ont tous été hygiénistes. — Objet de l'hygiène. — L'air, la lumière. — Les vêtements. — Les aliments. — Les boissons. — Les évacuations. — La gymnastique. — Les impressions morales. — Les constitutions. — Leur affaiblissement.

Hygie ! déesse bienfaisante et aimable qui nous dispense le premier des biens : la santé.

Les poëtes nous la représentent comme une femme jeune et belle, aux formes élégantes et arrondies, — aux couleurs vermeilles, de même qu'une fraîche fleur épanouie aux rayons du soleil, — revêtue d'une tunique aux plis gracieux, voilant les formes mais ne les cachant pas, ne permettant aucune fraude et ne laissant place à aucune de ces déceptions que la mode, notre déesse à nous, couvre de ses oripeaux, — une belle fiction enfin, que nous voudrions voir une réalité et qui le sera du jour où ses sages prescriptions seront enfin comprises et respectées.

En langage moins poétique, l'hygiène est une science qui s'occupe des choses dites naturelles, dans leur rapport avec l'homme moral et avec l'homme physique, parce que ces deux états ne sauraient être séparés. — *Mens sana in corpore sano.*

Les anciens, les Grecs surtout, si sensibles au beau, ne concevaient pas d'esprit élevé dans un corps rabougri. — Ésope fut pour eux une espèce de ricanement provoqué par les faiblesses et les travers de leur société, — faiblesses qui sont également les nôtres, moins l'élégance et la grandeur[1].

Un poëte moderne — un géant celui-là — a pu prendre pour devise : « Le laid, c'est le beau. » — Mais on sait ce qu'il lui fallut de génie pour soutenir cet étrange paradoxe. — Triboulet nous intéresse, non parce qu'il est contrefait, parce qu'il est bouffon, mais parce qu'il est père, et que ce noble caractère efface ce que le fou a d'abject. — Pauvre singe gambadant au milieu d'une cour de libertins effrontés !

---

[1] Il n'y a peut-être qu'une objection à cette manière de voir, c'est qu'Ésope n'a jamais existé. Selon M. Boulanger, ce ne serait qu'un nom supposé, sous lequel on répandit dans la Grèce des apologues connus longtemps auparavant dans l'Orient. — Tout nous vient de l'Orient, et c'est la fable, sans aucun doute, qui a le plus conservé du caractère et de la tournure de l'esprit asiatique. Ce goût de paraboles, d'énigmes, cette habitude de parler toujours par images, d'envelopper les préceptes d'un voile qui semble les conserver, durent encore en Asie ; leurs prêtres, leurs philosophes, n'ont jamais écrit autrement.

Les grands législateurs n'ont pas séparé l'hygiène des lois qu'ils ont données à leurs peuples : témoin Moïse, — témoin Lycurgue, — témoin Mahomet lui-même. — Le premier eut à lutter contre l'impudicité; le second, contre la sensualité; le troisième, contre l'indolence. — Il ne faut pas le leur reprocher, si ces vices existent encore ; les mauvais penchants sont plus tenaces que les bons.

Les hygiénistes ont divisé les choses dites naturelles :

1° En *circumfusa* : l'air, la lumière ;

2° En *applicata* : les vêtements, — les objets de toilette ;

3° En *ingesta* : les aliments, — les boissons, — les condiments ;

4° En *excreta* : les évacuations ;

5° En *gesta* : les exercices corporels ;

6° En *percepta* : les perceptions, les impressions morales.

C'est également dans cet ordre que nous allons les passer en revue. Notre intention n'est pas de faire une hygiène complète, mais seulement d'insister sur les points qui sont le plus en rapport avec les besoins individuels et sociaux. Les bons traités d'hygiène ne manquent point. — Ce serait folie de notre part de vouloir les refaire. — Nous terminerons par quelques considérations sur les constitutions et leur affaiblissement.

CIRCUMFUSA. — L'AIR. — LA LUMIÈRE.

L'air est l'aliment de la vie. — La lumière en est l'excitant. — La
plante étiolée et les prisonniers. — Les ouvriers mineurs. — L'air
des villes. — Réquisitoire d'un macrobiotiste. — L'air après qu'il
a été respiré. — Dangers de la vie renfermée. — La torpeur admi-
nistrative. — La ventilation et le drainage.

Les anciens ont dit que l'air était l'aliment de la
vie — *pabulum vitæ*, — et ils ont eu raison; seulement, ils auraient dû ne pas oublier la lumière, qui
en est l'excitant. — Il n'y a pas de bonne table avec
des mets nourrissants seulement : il faut encore des
vins généreux pour réchauffer l'estomac.— Sans lumière, tout ce qui vit se flétrit, s'étiole. Nous nous
sommes déjà expliqué sur ce point.

Placez une plante dans une cave privée de jour,
mais dans un courant d'air : cet air incessamment renouvelé et même plus dense que l'air extérieur ne suffira pas aux besoins de la pauvre recluse qui deviendra
blême et s'étiolera. — En vain elle s'effile comme pour
aller au-devant de ce qui lui manque ; sa pâleur
et sa faiblesse s'en augmentent encore ;— mais vienne
un rayon de lumière, aussitôt elle se tourne de son

côté, car c'est de là que doivent lui venir la force et la santé.

Autrefois on plongeait les prisonniers dans d'obscurs et abjects cachots, — ceux qui en agissaient ainsi étaient de bons geôliers, mais de bien mauvais hygiénistes.

Les ouvriers qui travaillent au fond des mines sont étiolés, mais les ouvriers des fabriques ne le sont guère moins, non que la lumière leur fasse défaut, mais parce que l'air n'est pas assez renouvelé et est chargé d'émanations délétères, — parce qu'ils sont réduits à l'état de machines, — parce que leur alimentation est insuffisante, — parce qu'ils remplacent les joies du foyer domestique par l'ivresse du cabaret, — parce que la promiscuité des sexes produit une précoce prolificité, — parce qu'en un mot, ils sont dégradés, au moral comme au physique.

On le voit, il y a là toute une hygiène, mais une hygiène absente, méconnue !

Quand le soir, après le coucher du soleil, on regarde de loin une grande cité, on la voit comme ensevelie dans un linceul de vapeurs. Ce sont les mille expirations du colosse qui s'agite et se consume dans sa lourde atmosphère ; — entendez le bruit sourd qui sort de sa poitrine haletante. — La nuit est venue, mais elle ne doit lui apporter aucun soulagement, aucun repos. — A l'activité du travail succède la fièvre des plaisirs. — On se rend dans les lieux publics, où une lumière artificielle remplace, non le soleil, car dans cet entassement de moellons l'astre bienfaisant est un mythe, — mais un jour blafard. Dans ces salles, — l'air appauvri de son oxygène, imprégné de vapeurs humides et d'exhalations animales, ne fournit à la respiration qu'un aliment malsain... Enfin la torpeur causée par ces milieux délétères l'emporte, et éprouve le besoin de se livrer au repos. Mais nos chambres à coucher sont de véritables boîtes à miasmes, et la nuit au lieu de rafraîchir notre sang, y introduit de nouveaux aliments de décomposition.

Dernièrement, je visitais un des quartiers labyrinthiques du vieux Paris, — j'errais dans ces rues étroites et inextricables où les pieds glissent dans une boue grasse comme du savon. — Le pavé semblait en transpiration, tant les émanations infectes montaient à sa surface. — C'étaient des cris, des heurtements d'hommes, des enchevêtrements de véhicules, un véritable pandémonium enfin. — Tout à coup, je débouchai sur une de ces larges voies qu'une administration intelligente a su ouvrir; il y faisait un temps splendide, le soleil inondait ce vaste espace de ses rayons; — ma poitrine, tout à l'heure oppressée, se dilatait comme si elle respirait l'air pur de la campagne; que dis-je? c'était presque la campagne; car à quelques pas s'épanouissait une riante oasis, où une nuée d'enfants se livrait à ses joyeux ébats sans danger pour eux et les passants.— Du point où j'étais placé, mes regards embrassaient de nobles monuments où l'art étalait toutes ses richesses; — de somptueuses fontaines éparpillaient au vent leurs gerbes relevées de toutes les nuances du prisme. Je m'inclinai devant ce miracle d'une volonté puissante qui a compris que l'importance d'une ville consiste, avant tout, dans ses bonnes conditions hygiéniques, et à cette occasion je me rappelais ce qu'étaient les villes telles que les entendaient nos pères, ou plutôt telles que les faisaient l'incurie ou le respect mal entendu de la propriété.

« Une des causes, dit le célèbre médecin Hufeland, qui contribuent le plus à abréger la durée de la vie, c'est la trop grande population des villes. La mortalité est effrayante dans nos cités ; à Vienne, à Berlin, à Paris, à Londres, à Amsterdam il meurt un individu sur vingt ou vingt-trois, tandis que dans les campagnes la proportion est d'un sur trente ou quarante. J.-J. Rousseau a eu raison de dire que l'homme est de tous les animaux celui qui est le moins fait pour vivre en société ; son haleine est mortelle pour ses semblables. Ce n'est pas l'humidité de l'air, ou, pour employer une expression populaire, son épaisseur, qui le rend si pernicieux, c'est l'animalisation que tant d'hommes entassés lui communiquent. A peine avons-nous respiré quatre fois le même air, que nous avons converti ce précieux conservateur de la vie en un poison redoutable. Qu'on juge maintenant de ce que l'air doit être dans une grande ville. Il est physiquement impossible d'y en respirer une portion qui n'ait déjà séjourné dans les poumons d'un autre individu. C'est un empoisonnement général et lent, qui ne peut manquer d'abréger la vie. Évitez donc autant que possible le séjour des grandes villes, car ce sont les tombeaux du genre humain, non-seulement au physique, mais encore au moral. Dans les petites villes même, lorsque les rues sont étroites, il vaut mieux se loger aux extrémités qu'au centre ; du moins doit-on se faire un devoir de sortir journellement une demi-heure ou une heure de la ville, afin de respirer, une fois par jour, un air frais (Macrobiotique). »

On le voit, les reproches d'Hufeland s'adressent aux villes qui n'ont pas été assainies et qui, en effet, sont encore la plupart des *tombeaux*. C'est là que prenaient naissance ces horribles épidémies qui décimaient les populations ; c'est là que, de nos jours, le choléra asiatique est venu nous rendre visite et a pu se croire encore dans ses villes de l'Inde, tant les règles de l'hygiène y sont négligées.

Les villes seront au contraire des centres de civilisation quand on en aura fait disparaître les quartiers malsains, les ruelles étroites où les populations se dégradent,— quand on aura orienté les rues de manière à donner un libre accès à l'air et à la lumière,— quand on y aura ménagé des squares, qui sont aux villes ce que les poumons sont au corps, — quand on aura facilité à l'ouvrier l'accès des lieux honnêtes pour le détourner des lieux malsains, — quand on élèvera son esprit et son cœur par la vue de monuments historiques grandioses et la contemplation des tableaux des grands maîtres ; par des bibliothèques accessibles au plus pauvre — quand au pain de l'intelligence on ajoutera le pain du corps par de bonnes mesures administratives et commerciales , — quand en un mot, on aura rendu ces villes dignes d'une civilisation généreuse et non d'une civilisation égoïste qui réserve toutes les jouissances de la vie aux classes aisées et ne fait rien pour celles qui n'ont que leur travail pour vivre ; — qui ouvre aux premières les squares, les quartiers opulents, les larges voies, et laisse aux secondes les quartiers étroits et malsains;— où l'on voit, il est vrai, de nombreux hôpitaux, mais comme une preuve amère, une démonstration sans réplique de son incurie envers ceux qu'elle devrait sauvegarder avec le plus de soin, car dans le peuple gisent les forces vives d'une nation. Quand toutes ces choses seront bien comprises, les grandes villes ne seront plus, comme le dit Hufeland, les tombeaux du genre humain ; elles seront, au contraire, sa glorification.

Cependant nous désirons qu'on ne donne pas à notre pensée une extension trop grande. — La condensation de la population sur un même point est un danger; aussi doit-on se garder d'y pousser. Il faut laisser le mouvement s'établir librement. Au moyen âge, les populations se groupaient autour des églises ; aujourd'hui, c'est autour des fabriques. Si les premières conviennent au centre des cités, parce qu'elles doivent être accessibles à tous (nous parlons des églises) et que leur pompe, leur majesté sont nécessaires à l'entretien du sentiment religieux, il faut les débarrasser de ces constructions parasites qui s'y accolent comme la moisissure à un bel arbre, il faut les dégager d'au milieu de ces quartiers tortueux qui font de leurs approches de véritables labyrinthes. — Quant aux usines, mille motifs — à partir de l'intérêt du fabricant lui-même — exigent leur éloignement du centre des villes — Il faut autour d'elles — des usines — de l'air et de l'espace, où l'on puisse construire des habitations saines et commodes pour les ouvriers, car c'est à l'insalubrité des habitations que les centres manufacturiers doivent leur énorme mortalité.

Mais il y a un sentiment — nous ne dirons pas humain, mais social, — qui nous fait généralement défaut. Ce sentiment c'est celui de la solidarité. Il faudrait que nous fussions moins imbus de ce principe : « Chacun pour soi et Dieu pour tous, » comme si le maître divin ne nous avait pas dit : « Aimez-vous les uns les autres ! » Eh bien, nous dirons : « Dans les autres aimez-vous vous-mêmes, » car il n'y a pas de jouissance pure à côté d'une profonde misère, comme il n'y a pas de sécurité au milieu de la contagion.

Nous venons d'exposer les dangers de l'air respiré par un grand nombre d'individus et qui n'est pas convenablement renouvelé. Voici ce que la science de l'hygiène nous apprend à cet égard.

L'air pur contient invariablement 20,81 p. 100 d'oxygène contre 79,19 p. 100 d'azote et 1 p. 100 d'acide carbonique. Ce même air, après avoir été respiré, c'est-à-dire au moment où il sort des poumons, présente les modifications suivantes :

1° Il a perdu 1,80 de sa masse.

2° Il ne renferme plus, en moyenne, que 16,33 p. 100 d'oxygène contre 4 p. 100 d'acide carbonique.

3° Sa température moyenne est de 30 degrés R. et il a plus de volume.

4° Il est chargé de vapeurs d'eau contenant des matières animales.

D'après ces changements on comprend pourquoi l'air confiné est si difficile à respirer : d'abord parce qu'il y a moins d'oxygène, diminution rendue plus sensible encore par son augmentation de volume ; car pour qu'avec un pareil air l'oxygénation du sang ait lieu, il faut que les mouvements respiratoires se multiplient et que la circulation s'accélère dans la même proportion. — C'est un véritable mouvement fébrile. — L'acide carbonique, n'étant plus dissous, s'amasse dans les couches déclives où nous le respirons, et nous sommes frappés d'une torpeur asphyxique. — Voyez l'employé dans son bureau mal ventilé ; il est comme assoupi sur ses écritures. — Voyez encore nos salles de spectacle, où ce n'est qu'à coups de grosse caisse qu'on empêche le spectateur de s'endormir. — Voyez nos écoles, où, malgré la pétulance de l'âge, on a tant de peine à tenir les enfants attentifs.

Un bon système de ventilation, voilà ce qui manque partout.

Un autre point dont on ne s'occupe pas assez, c'est le drainage du sol des villes constamment imprégné de matières animales qui, en se dégageant, constituent une espèce d'atmosphère pestilentielle permanente. Les égouts recueillent les eaux et les immondices qui se déposent à la surface du sol, mais celles qui y pénètrent sont plus dangereuses à cause de leur atténuation.

On a appliqué avec un grand succès le drainage dans les campagnes palustres de la Sologne et l'on a fait disparaître ainsi en grande partie les fièvres intermittentes qui désolaient endémiquement ces contrées. Les mêmes résultats s'obtiendraient dans les villes. Il suffirait, pour cela, d'établir de distance en distance des puits auxquels viendraient aboutir les tuyaux de drainage.

4.

III

Costume.

Les conditions d'un bon costume sont de laisser
l'air circuler autour du corps, tout en protégeant ce
dernier contre les vicissitudes ou les intempéries extérieures. Ce sont les climats qui ont fait des costumes
ce qu'ils sont chez les différents peuples. — A cet
égard, nous ne pouvons nous empêcher de faire une
remarque. — Nous assistons à un singulier spectacle : chaque nation, même la plus retardataire, paye
son tribut à la tendance à tout unifier. Voyez en
Orient : à l'aspect de ces nouveaux martyrs de la
mode emprisonnés dans un vêtement étroit, on comprend la contrainte morale et physique que cet ac-
coutrement d'ordonnance impose. — Passe s'ils se
vêtissaient ainsi chez nous ; mais, sous leur beau ciel,

quelle nécessité y avait-il de leur faire abandonner le costume simple et majestueux de leurs ancêtres? Combien nous préférons l'Arabe avec son costume biblique, bien plus conforme à ses mœurs et à son climat; combien surtout trouvons-nous plus rationnel l'uniforme dégagé que les Français ont adopté pour leurs régiments d'Afrique. Un proverbe dit : L'habit ne fait pas le moine; cela n'est pas exact, car il n'est rien dont on prenne plus facilement l'esprit et le caractère. — Avec le costume national se perd l'esprit de nationalité, et certes, si l'on doit désirer de voir tomber les barrières qui séparent les peuples, ce n'est pas leur physionomie, qui est également celle de leur climat, de leurs mœurs, qu'il faut effacer. Avec l'universalisation des costumes de convention, il n'y a qu'un avantage, c'est que là où le ridicule est pour tous, il n'existe pour personne.

N'abandonnons pas le costume sans nous élever contre l'usage des corsets et de la crinoline qui font de nos femmes des poupées étranglées au milieu et gonflées par en bas, comme des ballons. On serait tenté de les taxer de ridicules, si la jeunesse et la beauté n'effaçaient ce que cette mode a de disgracieux. Mais le mal, c'est l'influence que ces liens exercent sur le développement de la poitrine et de l'abdomen. Un corset doit être un soutien et non un lien; il doit empêcher les inflexions vicieuses et non les provoquer. Pour cela, il faut que tout l'appareil soit reporté en arrière, soutenant la colonne vertébrale et les épaules, mais laissant la poitrine complétement libre. Un corset construit d'après ces principes ne saurait être qu'avantageux, surtout aux jeunes personnes dont la croissance est rapide.

Quant à la crinoline, on s'en explique plus difficilement l'usage. Du temps du premier empire les femmes étaient emprisonnées dans un étroit fourreau, preuve que la mode n'est qu'un pur objet de fantaisie. — Le principal danger de la crinoline, c'est d'exposer les parties internes aux courants d'air. On a observé que depuis son introduction, les métrites puerpérales ou inflammation de la matrice après les couches, sont devenues plus fréquentes.

Nous le savons, on aura beau se récrier contre la mode, elle existera toujours; seulement on pourrait réclamer plus de goût et de connaissances hygiéniques de ceux qui s'en font les arbitres.

Soins de la toilette.

> Guenille si l'on veut, ma guenille m'est chère.
>
> (MOLIÈRE, *Les Femmes savantes.*)

On ne saurait contester que les soins de la toilette, considérés par tant de gens comme futiles, ne contribuent à entretenir ce sentiment de dignité personnelle, auquel nous devons en grande partie notre importance. Ce sentiment est propre même aux peuples sauvages, pourquoi ne l'aurions-nous pas? Les anciens ajoutaient un grand prix à la toilette, sans penser que par là ils diminuassent en rien leur valeur morale. Alcibiade était un des élégants de son temps, ce qui ne l'empêchait pas d'être un disciple distingué de Socrate.

La propreté, à elle seule, suffit pour donner un air comme il faut qui se fait jour à travers le costume le plus modeste et que les haillons mêmes ne sauraient effacer.

Dans les dernières années du règne de Charles X, on rencontrait au Palais-Royal, à Paris, un individu d'une taille imposante, portant des habits râpés, les pieds chaussés de bottes éculées, mais qu'à son linge propre, à l'élégance de ses mains, à sa barbe soignée, à ses dents blanches, à je ne sais quel rayonnement de propreté répandu dans toute sa personne, on reconnaissait pour n'avoir pas toujours vécu dans cet état de dénûment. — Personne ne s'écartait de lui, et il ne serait venu à aucun gamin l'idée de le poursuivre de ses sarcasmes.

Soins de la bouche.

Parmi les soins de la toilette le premier et le plus important de tous, c'est le soin de la bouche. Il y a là une question non-seulement d'hygiène, mais de convenance sociale. — Mal entretenues, les dents s'incrustent de tartre, noircissent et se carient. Nous n'avons pas à insister sur les inconvénients qui en résultent pour ceux avec qui l'on est en relation.

Les dents doivent être frottées avec soin le matin, en se levant et après chaque repas. Ce simple nettoyage suffit, puisqu'on voit des campagnards qui se nourrissent de pain bis, avoir une denture blanche.

Nos mets épicés, en irritant l'estomac et en provoquant des sécrétions acides, contribuent beaucoup à attaquer les dents. — Il y a donc là une question de diététique sur laquelle nous aurons soin de revenir. (Voir la troisième Partie. Dyspepsies.)—Quoi qu'il en soit, il faut s'abstenir des poudres mordantes ou acides. On se contentera d'une eau aromatique, légèrement alcoolisée, et d'une éponge ou brosse à poils ras, arrondie sur les bords afin de ne pas blesser la gencive. La meilleure préparation est celle qui est connue sous le nom d'*Eau de Botot*, dont voici la formule, ou du moins l'équivalent.

Pr. Anis étoilé.	30	grammes.
Clous de girofle.	6	—
Cannelle.	6	—
Racine de pyrèthre.	1.50	
Essence de menthe poivrée.	6	—
Cochenille.	1.50	

Piler le tout très-fin et laisser infuser sur un litre d'esprit-de-vin à 36° pendant une huitaine de jours, puis filtrer à travers un papier gris.

Lotions.

Les lotions générales du corps doivent se faire tous les jours. Il n'y a pas ici de règles à tracer quant à la manière de faire cette opération et de prévenir les refroidissements. Nous dirons cependant que l'on a trop peur du froid et qu'il vaut mieux s'aguerrir contre lui que s'en garantir. Les habitants des climats rudes, comme l'Écosse, empruntent à cette résistance contre le froid l'aisance et la désinvolture qui caractérisent leurs mouvements. Ils ne sont ni rabougris ni ramassés sur eux-mêmes comme les individus qui grelottent toujours. L'eau ne doit pas dépasser 15 à 16 degrés R. On maintiendra cette température hiver et été, de manière à faire paraître l'eau également fraîche. Il n'est pas nécessaire, il serait même dangereux d'employer de l'eau froide, c'est-à-dire au-dessous de 10°, disproportion trop grande avec la température du corps. Il est vrai qu'il y a la réaction, mais celle-ci ne peut s'obtenir que par un exercice plus actif que celui que nous permettent nos occupations journalières. On aura soin de mêler à l'eau une certaine quantité d'alcool aromatisé, afin d'enlever les matières onctueuses qui obstruent les pores de la peau et empêchent la perspiration. — Nous ne pourrions ici que répéter ce que nous avons dit de l'importance de la perspiration cutanée pour la santé. — L'eau de Cologne convient parfaitement à cet usage, mais comme elle est coûteuse et que d'ailleurs elle est souvent frelatée, on peut la remplacer par la préparation suivante :

Pr. Esprit-de-vin à 33°, 1 litre.
  Essence de Portugal,
    — de citron,
    — de Bergamote,
    — de lavande, de chacune, 8 grammes.
    — de néroli, 25 gouttes.

Bains.

Les bains hygiéniques sont des nécessités selon les climats. Ils étaient très-usités chez les anciens, qui en avaient fait partie de leur vie publique, puisqu'ils se rendaient au bain comme nous au café ou au club. Il est vrai que leur vie extérieure s'y prêtait mieux que la nôtre. Ils passaient aux Thermes la plus grande partie du jour, aussi ne faut-il pas s'étonner du luxe avec lequel ces établissements étaient organisés. Les empereurs romains mettaient à donner leur nom à un bain autant d'ambition qu'à ériger un arc de triomphe.

Après le bain, le corps était massé et frotté d'huile, afin de l'assouplir. Ce dernier soin était surtout commandé par les exercices gymnastiques, très en honneur à cette époque et trop négligés aujourd'hui [1].

Mahomet a fait des ablutions et des bains un point de religion. Il faut croire que la tendance à la propreté n'était pas très-grande chez ses sectateurs. — Les Arabes, qui, en général, sont d'assez tièdes mahométans, exhalent une forte odeur due à l'âcreté de la transpiration, mais aussi au défaut de propreté. C'est dans leur pays que la plupart des maladies éruptives, notamment la petite vérole et la lèpre, ont pris naissance.

L'indolence des Turcs a été attribuée à l'usage des bains chauds, mais il y a une foule d'autres circonstances qui expliquent leur apathie et leur fata-

[1] Voir plus loin : Gymnastique chez les anciens.

lisme. Du moment que l'on croit que Dieu s'occupe de nos affaires ici-bas, on juge inutile d'en prendre soi-même le moindre souci.

Les Russes ont une manière de se baigner qui participe du mode oriental et du mode septentrional. Leurs bains sont des espèces d'étuves où ils font de la vapeur en laissant tomber de l'eau sur des briques rougies, puis, en en sortant, ils se roulent dans la neige afin de provoquer une forte réaction. Ce dont les Russes ont le plus peur, c'est de la congélation, il n'est donc pas étonnant qu'ils estiment tant la neige. Celle-ci, en effet, leur sert merveilleusement pour provoquer la chaleur, sans ces brusques dilatations auxquelles donne lieu la chaleur artificielle. Dans les froids rigoureux, dès qu'ils sentent les premiers picotements qui précèdent la congélation, ils se hâtent de frotter la partie de neige, et ils sont très-serviables sous ce rapport. Un de nos amis qui a passé à Moscou un hiver où le thermomètre descendit jusqu'à 40°, nous racontait qu'un jour qu'il visitait le Kremlin, et qu'il était absorbé par l'aspect de cette architecture orientale, un passant vint lui frotter le nez de neige. Il allait s'en fâcher, quand l'honnête Moscovite l'avertit que son organe olfactif était déjà tout blême et courait grand risque de geler.

IV

INGESTA. — ALIMENTS. — BOISSONS. — CONDIMENTS. TABAC.

DU RÉGIME ALIMENTAIRE.

Le régime végétal et le régime animal. — Le régime primitif. — Les légumistes. — Lord Byron et M. Michelet. — Le gorille et le papion. — Les campagnards et les citadins. — Le régime d'après les climats. — Les aliments respiratoires et les aliments plastiques. — Composition chimique des aliments. — Danger d'un régime exclusivement animal. — Le régime frugal contrarié par l'ivrognerie et le défaut d'instruction. — Nécessité d'un régime varié. — Calculs de MM. Dumas et Payen. — Comparaison du régime des ouvriers irlandais et anglais. — Les ouvriers des fabriques. — Insuffisance de leur nourriture. — Le pain d'amidon. — Pertes qu'on fait subir à la farine. — Composition des céréales. — Différences des céréales. — La farine de froment et la farine de seigle. — Mélange des farines. — Fabrication du pain. — La viande. — La chair des animaux acclimatés et des animaux sauvages. — Examen du proverbe : La chair fait la chair. — Légumes. — Leurs qualités nutritives. — Pourquoi leur usage est indispensable. — Rapports de l'alimentation avec les besoins de l'économie. — Composition du sang. — Composition des tissus. — Mouvement de composition et de décomposition du corps. — Statique du corps ou rapport entre la composition et la décomposition. — La digestion. — Conversion des substances amyloïdes et azotées. — Boissons. — L'eau. — Le vin. — La bière. — Le thé et le café. — Les boissons spiritueuses. — Leur inutilité et leurs dangers. — L'art culinaire. — Nécessité d'initier les jeunes personnes à l'économie domestique. — Les femmes savantes et les ménagères.

L'homme, par son organisation, est plutôt fait pour un régime végétal que pour un régime animal.

C'est également ce premier régime que lui indique la marche de la nature.

Ceci nous rappelle ce beau passage du livre de M. Michelet, *La Femme* — que nous nous permettons de reproduire ; nous espérons que M. Michelet voudra bien nous pardonner cet emprunt.

« Le grand jeu de la nature, la superbe et splendide transformation de la terre s'est accomplie. La voilà vêtue de sa robe verte, aux plis immenses, qu'on appelle des montagnes, des coteaux. — Crois-tu que ce soit seulement pour te donner des marguerites (M. Michelet s'adresse à la jeune fille qui s'extasie au retour du printemps) qu'elle a versé de son sein cet océan d'herbes et de fleurs ? Non, la grande nourrice, la mère universelle a d'abord servi ce bouquet à nos humbles frères et sœurs par lesquels elle nous nourrit ; la bonne vache, la douce brebis, la sobre chèvre, qui vit de si peu et fait vivre le plus pauvre. Du lait virginal de la terre elles vont combler leurs mamelles, te donner le lait, le beurre. Reçois-le et remercie. — A ces aliments frais et doux va se joindre la fraîcheur des premières plantes potagères, des premiers fruits. Avec la chaleur apparaît, à point nommé, la groseille, la petite fraise des bois, qu'une autre petite gourmande découvre à son exquise odeur. L'aigrelet de la première, le fondant de la seconde et la douceur de la cerise, ce sont les prévoyants remèdes qui nous viennent aux jours brûlants où l'été s'exalte, où commencent, sous un soleil accablant, les grands travaux de récolte...

« Voici l'œuvre souveraine de la grande maternité ! Elles arrivent celles qui doivent nourrir les populations entières, les vénérables tribus des légumineuses. — Elles arrivent, les graminées, les pauvres du règne végétal, qui en sont aussi, comme le dit Linné, la vaillance, la force héroïque. Qu'on les maltraite et qu'on les foule, elles multiplieront davantage. Leurs deux feuilles nourricières ou cotylédons sont des mamelles. (Ici M. Michelet commet une erreur, puisque les graminées n'ont qu'un cotylédon. — On nomme ainsi les feuilles charnues dont la graine est munie et qui sert à ses premiers besoins, comme le placenta au fœtus des mammifères.) — Cinq ou six pauvres graminées, du trop-plein de leurs mamelles, nourrissent l'espèce humaine.

. . . .

« A l'âge printanier des prairies et du lait a succédé l'âge substantiel et fort du printemps, et celui-ci est à peine coupé et battu, que l'humble vigne prépare son breuvage divin. »

Les céréales, les fruits, le laitage, l'eau pure des fontaines, tel a donc été le régime primitif de l'homme. C'était celui des pasteurs, dans ces heureux jardins de la terre où fut placé l'Éden de nos premiers parents. Leur vie y coulait lentement, exempte d'intempérance et aussi de maladies. — Le breuvage divin de l'humble vigne, pour parler comme M. Michelet, n'est venu qu'après. Hélas ! ici allait se placer le mal à côté du bien ; mais devons-nous être moins reconnaissants envers Dieu pour ses libéralités, parce que nous en abusons ?

Le régime primitif a encore ses partisans parmi

nous. *The vegetarian Society*, dont le siége est à Londres, est une secte dont les membres ne se nourrissent que de végétaux. Sur le continent on la nomme *Secte des légumistes*. — Elle ne mange ni viande, ni rien de ce qui provient des animaux. Le lait n'est autorisé que pour les nouveau-nés. — Quelques dissidents en font cependant usage comme provenant d'animaux herbivores et n'ayant rien de commun avec la viande. — Les épices sont interdits. L'eau pure pour boisson est seule permise, à l'exclusion de la bière, du vin, des spiritueux, même du thé et du café. Les vêtements sont simples et en dehors des caprices changeants de la mode. La gymnastique ou les exercices corporels font la base de l'éducation pour les deux sexes.

Le fondateur de la société fut un certain J. Newton, qui, en 1811, publia un livre sous le titre de : *Retour à la nature ou apologie du régime végétal* (en anglais) et créa, l'année suivante, une association qui se composa d'abord d'une centaine de membres à peine. Le premier rapport de l'association parut en 1814. On y lit que pendant un laps de trois années, soixante personnes avaient uniquement vécu de végétaux et d'eau claire, et jouissaient de la plus parfaite santé. Aucun des adhérents n'était mort dans cet espace de temps. Dix-sept personnes, tant de la famille du fondateur que de celle du docteur Laube, qui avait succédé à Newton, suivaient, depuis sept ans, ce régime, et bien qu'il y eût parmi elles des enfants en bas âge et un infirme, aucune maladie grave, aucun cas de mort ne s'était manifesté parmi elles. On at-

tacha alors beaucoup d'importance à cette statistique,
et l'on parlait dans les salons de Londres des enfants
de Newton comme de modèles accomplis pour la statuaire, et aussi bien doués sous le rapport moral,
ayant les sentiments les plus doux et les plus tendres,
ce qu'on attribuait au genre de nourriture auquel ils
étaient assujettis. Parmi les partisans les plus célèbres de ce système on comptait alors le poëte Skelly,
qui lança un manifeste éloquent pour la défense de
la *Vegetarian Society*. La société avait aussi essayé
de s'implanter en Allemagne, et il y eut, en 1844,
des essais tentés en ce genre à l'institut de Haswyl.
Mais après s'être abstenus de l'usage de la viande
pendant quelques semaines, les néophytes, n'appréciant que très-médiocrement ce genre d'alimentation, réclamèrent vivement le retour à l'ancien régime.

Ce fut en 1847 que la société se réorganisa sur les
bases qui existent aujourd'hui. Cette transformation
eut lieu par suite de l'établissement des sociétés de
tempérance que le fameux docteur Matthew venait de
fonder au mois d'avril 1838, à Cork, en Irlande. Depuis lors a lieu tous les ans, à Londres, un repas de
corps où l'on ne mange que des végétaux. Tous les
ans aussi, on publie un rapport où sont énumérés les
progrès de la société et démontrés les avantages du
système social. Le règne végétal, aux termes d'un de
ces comptes rendus, offre une si grande variété, surtout si on y joint ce que fournissent les climats étrangers, que ses produits, soit dans leur état naturel, soit
dans leurs transformations culinaires, peuvent satis-

faire amplement l'estomac le plus difficile. Malheureusement ces ressources si variées se perdent, pour ceux qui font usage de viandes, au milieu des rôtis et des beefsteaks de leur table, ou bien sont consommés par le bétail et soustraits ainsi à un emploi plus rationnel. Le blé, le seigle, l'orge, le riz, le tapioca, le maïs, les pois sous toutes les formes, procurent une nourriture substantielle dans toutes les saisons de l'année. Avec les pommes, les poires et, en général, tous les fruits qui se conservent, on peut avoir en tout temps une table copieuse et élégante, qui réjouit l'œil et le palais, l'esprit et le corps. On y vante beaucoup la pomme de terre, les tartes aux fruits, les confitures qui remplacent le beurre, et enfin les conserves de légumes pour ceux qui habitent loin des centres et ne peuvent se procurer des légumes frais.

La société a aussi pénétré en Amérique, où ses principes ont été adoptés surtout par les Quakers. A Cincinnati on avait même fondé un collége médical d'où étaient bannies toutes les substances animales et minérales; on n'y utilisait que les végétaux. Dans la Nouvelle-Angleterre (partie N.-E. des États-Unis) bien que le climat y soit beaucoup plus froid, le même système est suivi par les *Grahamites*, ainsi nommés du nom de leur chef *S. Graham*. On y a même fondé des restaurants légumistes, des *Graham-Houses*. Que le thermomètre tombe au-dessous de zéro, les Grahamites n'en suivent pas moins leur régime, ne mangent que des végétaux et ne boivent que de l'eau. Parmi ces sectaires on compte des savants, des négociants, des agriculteurs, des femmes de tout âge, et il paraît qu'ils se trouvent bien de ce genre de vie. La société cite parmi ses ancêtres dans l'antiquité, *Pythagore*, *Porphyre*, *Plutarque*, *Épicure*. — Au moyen âge, *Th. Tryon*. — Vers le milieu du dix-huitième siècle, le docteur *Cheyne* et, plus tard, *Linné*, *Bernardin de Saint-Pierre*, *Franklin*. — Elle pourrait y ajouter lord *Byron*, qui n'aimait pas la viande, parce qu'elle rend cruel selon lui ; opinion que nous trouvons également exprimée par M. *Michelet*, dans le livre cité plus haut, quand il dit : « Une révolution s'est faite : nous avons quitté le sobre régime français, adopté, de plus en plus, la cuisine de nos voisins, appropriée à leur climat bien plus qu'au nôtre. Le pis, c'est que nous infligeons ce régime à nos enfants. Spectacle étrange, de voir une mère donner à sa fille qu'hier encore elle allaitait, cette grossière alimentation de viandes saignantes, de dangereux excitants ; le vin, l'exaltation même, le café ! Elle s'étonne de la voir violente, fantasque, passionnée. C'est elle qu'elle en doit accuser. »

Si nous avons longuement insisté sur la secte des *Légumistes*, c'est que nous avons pu observer à Gand, en 1821, toute une colonie d'ouvriers mécaniciens anglais, qui suivaient religieusement les prescriptions de la société. Le chef, un nommé M. *Bell*, était un homme petit, mais d'une grande force corporelle et d'une rare intelligence. Il dirigeait un atelier de construction et se livrait aux travaux les plus rudes à côté de ses ouvriers, tous légumistes et également très-forts. Les femmes et les enfants appartenant à la même secte, se distinguaient par leur air de santé, les derniers surtout, par leur intelligence précoce.

Ainsi, il est démontré pour nous, que l'homme peut être bien portant en suivant un régime végétal. D'ailleurs, par sa structure intérieure, il se rapproche des quadrumanes qui sont frugivores — si on en excepte les *Lémuriens* qui sont insectivores et même carnivores — et dont quelques-uns sont remarquables par leur force musculaire. La preuve, cependant, que le régime alimentaire n'influe pas autant sur le moral qu'on l'a prétendu, c'est que parmi ces animaux il en est qui sont très-féroces, le papion, par exemple, mais surtout le gorille, récemment découvert dans les forêts de la Nouvelle-Guinée.

Une preuve encore que le régime végétal peut suffire aux plus rudes travaux, c'est que les laboureurs, qui mangent rarement de la viande, sont secs, musculeux ; la graisse ne les incommode pas. C'est qu'en même temps qu'ils s'assimilent les substances azotées, l'albumine, la fibrine, la caséine (nous ne considérons pas comme une infraction au régime végétal l'emploi du beurre, du fromage, des œufs, du lait), ils brûlent facilement les matières hydro-carbonées, de sorte qu'il se fait chez eux un grand dégagement de calorique animal. Aussi résistent-ils facilement à la rigueur des saisons ; été et hiver on les voit vêtus à peu près de même, tandis que les citadins auxquels ne fait défaut aucune des jouissances de la vie, sont frêles, impressionnables au froid, incapables de la moindre fatigue corporelle et souvent intellectuelle, n'ayant d'entraînement que pour les plaisirs faciles ; les petits-

5.

maîtres enfin, ceux qui d'après l'expression d'A.
Thomas :

> . . . Sur leur front jauni qu'a ridé la mollesse,
> Étalent à trente ans leur précoce vieillesse.

Les peuples des pays chauds, ceux de l'Afrique, par
exemple, ont un régime presque exclusivement végétal et cependant ils ont une rare énergie musculaire.
Un voyageur qui a visité ces pays nous a raconté avec
quelle facilité on y passe du régime animal au régime
végétal. Ainsi, à peine débarqué, il ne s'est plus
guère nourri que de fécules, sans que sa résistance
aux fatigues s'en soit trouvée amoindrie. Au contraire,
il se sentit plus vigoureux qu'à bord du navire qui
l'avait amené et où son régime avait été foncièrement
animal, car c'était un navire anglais. Et puisque nous
parlons des Anglais, nous ferons observer combien
leur régime, dans l'Inde, est antihygiénique; il n'est
pas étonnant qu'ils payent un tribut si exorbitant à
la mortalité d'un pays dont les indigènes s'accommo-
dent fort bien, quoiqu'ils soient soumis à un régime
politique et industriel détestable, et que l'exploita-
tion de l'homme par l'homme y existait avec une rigueur que connaissent à peine les noirs de l'Amérique.

Mais pour résoudre la question physiologiquement,
nous devons entrer dans quelques considérations sur
ce qui constitue un aliment.

Ce qui constitue un aliment.

Un aliment ne peut être réputé tel, qu'à la double condition de servir à la respiration et à la nutrition. De là la distinction des aliments en *respiratoires* et *plastiques* (Liebig). Les premiers sont le sucre, la gomme, la graisse, l'huile, substances composées en grande partie de carbone, qui sont brûlées dans l'acte de la respiration, et rejetées hors du corps sous forme d'acide carbonique.

Les aliments plastiques sont essentiellement azotés, c'est-à-dire qu'ils se rapprochent, par leur nature, des tissus dont ils sont appelés à renouveler la substance.

Indépendamment de ses éléments respiratoires et nutritifs, un aliment, pour être complet, doit contenir les substances terreuses ou inorganiques nécessaires à la solidité des organes, tels que les os — et les éléments indispensables aux opérations de la chimie vivante. Parmi ces substances on compte, comme les plus importantes :

Le potassium.	Le magnésium.
Le sodium.	Le phosphore.
Le calcium.	Le soufre.
Le manganésium.	L'oxygène.
Le fer.	L'hydrogène.
Le fluor.	Le carbone.
Le chlore.	L'azote.

Or, toutes ces substances se rencontrent également dans le règne animal et dans le règne végétal. Il n'y a que les proportions qui diffèrent ; mais, par contre, le règne végétal présente une variété, une richesse que le règne animal est loin de posséder, de manière, qu'à tout prendre, c'est le régime végétal qui offre à l'alimentation les ressources les plus nombreuses.

Parmi les substances azotées et hydro-carbonées il faut compter les suivantes :

1° L'*albumine* qui existe en grande quantité dans les plantes, principalement dans les légumineuses. — Elle fait également la base des œufs qui s'associent parfaitement au régime végétal.

2° La *fibrine*, une des parties constitutives de la viande ; elle se trouve sous forme de *gluten* dans les céréales. Le gluten, pas plus que la fibrine, ne forme un principe immédiat ; traité à chaud par l'alcool il cède de la *mucine*, de la caséine végétale. Le résidu soluble doit être considéré comme l'analogue de la fibrine animale.

3° La *caséine*, partie constitutive du fromage, existe également dans les plantes, mais combinée avec le gluten.

4° La *gélatine* et la *chondrine*, parties constitutives des os et des cartilages, existent dans les végétaux sous formes de *pectine*.

5° L'*osmazôme*, principe aromatique de la viande, se trouve dans certains végétaux, notamment les champignons, sous forme de *fungine*.

Voilà pour les substances azotées. Voyons maintenant les substances hydro-carbonées.

1° L'huile et la graisse ; elles existent également dans les substances animales et végétales.

2° Le mucilage et le sucre ; on les trouve dans les plantes et les animaux ; chez les premières, le mucilage est représenté par la gomme ; le sucre y est en plus grande abondance, ainsi que la fécule. La fécule n'existe chez les animaux que dans la matière glycosique ou amidon animal, que nous avons vu jouer un si grand rôle dans la fonction glycogénique du foie ou la formation du sucre.

Quant aux sels indispensables à la nutrition, on peut dire que ce sont les végétaux qui les fournissent aux animaux en les extrayant directement du sol. Il est vrai que ce n'est qu'un prêté rendu, puisque ce sont les excrétions animales et, plus tard, l'animal lui-même qui constituent l'engrais (du sol).

De tout ceci que conclure ? C'est que les substances végétales nourrissent aussi bien que les substances animales, mais que celles-ci, étant plus rapprochées de notre organisation, sont plus promptement assimilées. Il en résulte un autre fait ; c'est que le travail de la décomposition est accéléré, précipité, en quelque sorte, par un régime exclusivement animal. Aussi le corps est-il constamment échauffé et comme dans une ardeur fébrile ; les sécrétions sont surchargées de principes azotés, notamment d'urée, ce qui donne aux urines leur odeur pénétrante, ammoniacale. Il en est de même de la perspiration cutanée si riche en acide sudorique. Les animaux carnassiers, qu'on garde dans les ménageries et les jardins zoologiques, succombent en peu de temps à des irritations intestinales, qui prennent une forme putride ou ataxique. Il en est de même de l'homme qui abuse des viandes très-azotées.

Le régime végétal, au contraire, laisse le corps calme; il y a moins d'excitation charnelle, partant moins de passions. Si ce n'était l'abus des spiritueux, on verrait moins de crimes dans les campagnes que dans les villes. Malheureusement cet abus déplorable et le manque d'instruction donnent lieu à des résultats contraires, et en opposition directe avec les lois de la nature.

En résumé, notre régime alimentaire doit être varié. Cette nécessité existe tant sous le rapport de l'hygiène qu'au point de vue de l'économie. Or cette dernière considération n'est pas moins importante que l'hygiène elle-même, puisque plus on économisera sur les denrées alimentaires, plus on pourra nourrir d'individus. Ce serait une honte pour notre époque si, après avoir fait faire de si grands progrès à l'industrie, elle laissait des millions d'individus dépérir faute d'une alimentation suffisante. Nous devons entrer ici dans quelques considérations d'hygiène appliquée.

Pour qu'un régime alimentaire soit réellement hygiénique, il faut qu'il rende à l'économie des principes azotés et hydro-carbonés dans la proportion de ses pertes journalières. Cette quantité variera donc suivant l'âge, le sexe, la constitution, la taille, la profession, les habitudes, les climats. Chez l'adulte, elle doit être telle, qu'elle maintienne le corps au même poids, ce qui équivaut à la somme des pertes subies par les excrétions. Or, d'après les expériences de M. Dumas (*Chimie physiologique et médicale*), l'homme perd 32 grammes d'urée en 24 heures, ce qui donne

14 grammes 72 centigrammes comme perte de la quantité d'azote — ou bien 15 grammes, comme le démontrent les expériences de M. Liebig (*Traité de chimie organique*). M. Payen évalue à 5 grammes la quantité d'azote rejetée par les voies pulmonaires et digestives et par la peau, ce qui élève à 20 grammes les pertes d'azote en 24 heures.

Si l'on estime à 310 grammes — soit 250 grammes pour la respiration et 60 grammes pour les excrétions — la quantité de carbone éliminée par les diverses voies de l'économie, la perte totale d'azote et de carbone à compenser par l'alimentation s'élèvera, en 24 heures, à 20 grammes d'azote et à 310 grammes de carbone, et l'alimentation ne sera suffisante qu'à la condition de restituer à l'économie du carbone et de l'azote dans la proportion que nous venons d'indiquer.

Or, selon M. Payen, le pain renferme :

	CARBONE.	AZOTE.
Substances albuminoïdes : glutine, caséine, fibrine....................	$7^{gr} = 3,6$	1,08
Matières amylacées : amidon, dextrine.	$54 = 25,1$	
Substances grasses...............	$1,3 = 1,3$	
Sels alcalins : phosphates de chaux et de magnésie...................	2	
Eau..........................	53	
	$130^{gr} = 30$	1,08

D'après ce tableau, il est facile de conclure que si l'homme se nourrissait exclusivement de pain, il lui en faudrait 1857 grammes pour avoir la quantité normale d'azote, tandis que 1033 grammes de la même substance renferment la quantité de carbone qui lui est nécessaire. L'emploi de cet excès de pain serait donc nuisible aux organes digestifs, en même temps qu'il imposerait au consommateur une dépense en pure perte.

D'après le même auteur — M. Payen — la viande donne en principes immédiats.

	AZOTE.	CARBONE.
Substances azotées : fibrine, albumine, tissu cellulaire.........	$21^{gr} = 3,01$	11
Phosphates et autres sels........	1	
Eau......................	78	
	$100^{gr} = 3,07$	11

En se nourrissant exclusivement de viande, l'homme devrait donc ingérer 2818 grammes pour avoir la quantité voulue de carbone, tandis que 619 grammes eussent suffi pour lui procurer l'azote nécessaire. Ainsi l'excès de viande ingérée relativement à l'azote utile serait de grammes, 2199. Ce régime serait d'abord fort coûteux et ensuite il produirait des troubles graves du côté de la digestion.

De là on peut conclure que pour avoir une ration normale, à la fois hygiénique et économique, il faut combiner la viande avec le pain dans une proportion convenable.

Voici cette combinaison d'après M. Payen.

TABLEAU

*d'une ration normale d'après les quantités respectives
d'azote et de carbone.*

RATION NORMALE.		QUANTITÉ D'ALIMENTS.	SUBSTANCES AZOTÉES.	SUBSTANCES CARBONÉES.
		grammes.	grammes.	grammes.
Pain..............		1000	70	300
Viande.......	sans os..	936	60.26	31.46
	avec os..	250	»	»
Soit.........		1486	130.26	331.46

Nous terminerons ces considérations par les tableaux
suivants que nous empruntons encore à M. Payen, et qui
prouvent l'accord parfait entre la théorie et la pratique.

TABLEAU

de la ration alimentaire des ouvriers d'Irlande.

RATION JOURNALIÈRE par individu.	QUANTITÉ D'ALIMENTS.	AZOTE.	CARBONE.	GRAISSE.
	grammes.	grammes.	grammes.	grammes.
Pommes de terre...	6,348	15.20	634.80	6.34
Lait...........	500	3,30	35	18.50
Ration totale......	6,848	18.50	669.80	24.84
Eau............	2,000	»	»	»

TABLEAU

du régime alimentaire des ouvriers anglais qui ont travaillé
au chemin de fer de Rouen.

RATION JOURNALIÈRE par individu.	QUANTITÉ D'ALIMENTS.	AZOTE.	CARBONE.	GRAISSE.
	grammes.	grammes.	grammes.	grammes.
Viande..........	660	19.8	72.6	13.2
Pain blanc.......	750	8.1	221.5	8
Pommes de terre...	1000	2.4	100	1
Bière..........	2000	1.6	90	0
RATION TOTALE.				
Aliments solides...	2410	31.9	484.1	22.2
Boissons.........	2000	»	»	»

Il résulte de ces tableaux que la quantité de nourriture de l'ouvrier irlandais a été insuffisante, quant aux matières azotées ; aussi n'a-t-il pu effectuer qu'une somme de travail égale à la moitié de celle exécutée par l'ouvrier anglais. Et qu'on n'attribue pas ce fait à la constitution individuelle du premier, à sa paresse, à son incurie, échappatoires par lesquelles on cherche, trop souvent, à faire retomber sur l'ouvrier les injustices qu'on commet à son égard. — Car si on soumettait l'Irlandais au même régime que l'Anglais, il suffirait de trois mois pour qu'il effectuât le même travail.

Ces remarques sont applicables, en tout point, aux ouvriers des fabriques. Dans la crise que nous subissons en ce moment, on a voulu employer ces ouvriers à des travaux de terrassement, mais il a fallu y renoncer pour tous les travaux qui exigent une grande force musculaire, comme creuser, dévaser. C'est à peine si on peut les employer au régalage des terres, en ne brouettant à la fois que le tiers de la charge d'un ouvrier ordinaire.

Une réflexion triste nous vient ici : c'est que les salaires ne sont pas en rapport avec les besoins de la vie. Augmenter les premiers est difficile, ou du moins c'est une affaire de temps ; il faut donc s'attacher à opérer des économies sur la préparation des matières alimentaires et dans le mode du travail, et faire valoir ces économies comme une augmentation indirecte du salaire. Ainsi, pour citer un exemple, nous prendrons la manutention des grains qui préoccupe en ce moment si vivement l'administration. L'idéal de cette fabrication, c'est de donner au pain le plus de blancheur possible, sans compter les fraudes coupables auxquelles se livrent les industriels. On arrive ainsi à n'avoir qu'un pain d'amidon, insuffisant et nuisible pour la nutrition. Et pour obtenir ce résultat que fait-on ? on ne sépare pas l'ivraie du bon grain, mais on rejette, au contraire, ce dernier. Un grain de froment contient 4 à 5 p. 100 de son et 95 p. 100 de farine, en bonne fabrication ; 92 p. 100, en pratique. Dans cette farine, le gluten compte pour les deux tiers ; par conséquent, en agissant comme on le fait, c'est-à-dire en abandonnant le son et le gluten, on fait subir à la farine une perte d'au delà des 7/10. — Admettons que pour un grand pays comme la France, la consommation du froment soit de 25,000,000 d'hectolitres : à 20 fr. l'hectolitre, c'est 50,000,000 sur lesquels on perd 35,000,000. Avec pareille somme, que de merveilles l'industrie ne réaliserait-elle pas et combien ne serait-il pas facile d'améliorer son mode de fabrication? nouvelle et plus abondante source d'économies qui tournerait également à l'avantage de l'ouvrier.

Composition des céréales.

Le pain étant la base de l'alimentation de la classe ouvrière, nous croyons devoir entrer dans quelques considérations sur la composition des céréales, afin de faire voir quelles sont celles qu'on peut combiner le plus avantageusement pour en diminuer le prix, tout en augmentant leur puissance nutritive.

Quand on malaxe de la farine de n'importe quelles céréales, depuis le riz et le maïs, l'avoine et l'orge, jusqu'au seigle et au froment, on la sépare en deux parties : l'une tenace, élastique, l'autre pulvérulente, se suspendant dans l'eau, mais ne s'y dissolvant que pour autant qu'on porte le liquide à l'ébullition. La première substance est le gluten ou la fibrine animale, azotée comme elle, quoique moins immédiatement assimilable, puisqu'au lieu de constituer une substance simple, c'est un composé d'albumine et de gélatine végétales.

L'amidon est constitué de petits globules ou vési-

cules contenant la matière amylacée ; ce sont ces vésicules qui, en se déchirant sous l'action de la chaleur,
laissenté chapper l'amidon et épaississent le liquide en
une pâte homogène. L'amidon existe dans la farine
des céréales en plus grande quantité que le gluten ; à
l'amidon se trouve associé un peu de dextrine, et
même on avait cru y reconnaître du sucre, mais de
nouvelles recherches ont démontré que ce résultat
était erroné, du moins en ce qui concerne la farine de
froment fraîche. L'amidon et la dextrine ont encore
reçu le nom de corps *adipogènes* à cause de leur
transformabilité en matières grasses, opération que
nous avons vu s'opérer dans le foie. Il existe toujours
dans la farine une petite quantité de dextrine toute
formée et accompagnant les corps adipogènes.

Enfin on trouve dans les céréales toutes les substances inorganiques du corps : la soude et la potasse, —
la magnésie et la chaux, — le fer et le chlore, — le
fluor, — l'acide phosphorique et l'acide sulfurique.
Parmi les sels, ce sont les phosphates d'alcalis et de terres, — parmi les terres, la magnésie qui prédominent.

Différences des céréales.

Les différences entre les farines des céréales sont
assez considérables pour que toutes ne conviennent
pas, au même titre, pour la manutention, et que les
fraudes commises de ce chef ne tournent au préjudice
du consommateur, au point de vue non-seulement de
ses intérêts matériels, mais de sa santé. Il est donc né-

cessaire qu'on connaisse ces différences et la manière de les constater.

Le gluten et l'amidon sont les deux substances dont la quantité varie le plus. En général, elles se trouvent dans les farines en proportion inverse l'une de l'autre. — Ainsi, le froment, le seigle et l'orge sont riches en gluten et pauvres en amidon, tandis que dans le riz et le maïs on trouve une grande abondance d'amidon sous une moindre quantité de gluten.

La potasse l'emporte beaucoup sur la soude dans les céréales ; les recherches les plus récentes l'ont démontré pour le froment, l'orge, le seigle, l'avoine et le riz.

Enfin le maïs se distingue par sa richesse en substances grasses.

Dans les cellules externes des céréales se trouvent beaucoup plus de gluten et de graisse que dans les cellules intérieures. Aussi le riz mondé et l'orge perlé ont-ils perdu une grande partie de leur puissance nutritive, et le pain bis est-il beaucoup plus nourrissant que le pain de farine blutée. Malheureusement, le pain bis contenant beaucoup de cellulose dure, est de digestion difficile et, chez des personnes dont le canal intestinal est délicat, il peut occasionner de l'irritation et la diarrhée ; — on ne saurait donc remplacer, pour tous les usages, la farine blutée par la farine non blutée ; cependant nous avons vu quelle est l'exagération dans laquelle on tombe à cet égard, et quelle énorme perte de substances nutritives il en résulte. En parlant de l'insuffisance du régime alimentaire des ouvriers irlandais comparativement aux ouvriers anglais, nous avons fait remarquer que les ouvriers des fabriques employés aux travaux de terrassement étaient incapables de la moindre fatigue musculaire ; or, nous avons eu occasion de faire une remarque qui prouve que l'ouvrier s'accoutume trop à l'usage du pain blanc ; que s'il combinait le pain de froment et le pain de seigle, il s'en trouverait bien et que sa constitution se retremperait.

A Gand, on a fait exécuter des travaux de terrassement par quelques centaines d'ouvriers des fabriques — la plupart fileurs ; — dans les premiers jours, l'ouvrage marchait mal et beaucoup de ces ouvriers étaient obligés de se retirer du terrain avant l'heure. Ils mangeaient uniquement du pain blanc. La modicité du salaire les força de faire usage de pain noir ; quelques-uns en furent dérangés, mais au bout de peu de jours, s'y étant habitués, ils devinrent aussi forts que les terrassiers ordinaires.

L'engrais exerce une grande influence sur la quantité de gluten contenue dans les céréales. Plus cet engrais sera riche en matières azotées ou ammoniacales, plus le gluten sera abondant, puisqu'il s'agit d'une transformation des premières dans le second. La découverte des gisements de guano a donc été en quelque sorte un fait providentiel. Sans cette précieuse trouvaille, nous en serions peut-être réduits à l'inanition ; car la terre, malgré sa fécondité, finit par s'appauvrir et s'épuiser. Inclinons-nous devant Dieu et rendons-lui grâce de son inépuisable bonté !

C'est le soleil qui fait développer le gluten ; aussi les blés récoltés dans un été chaud sont-ils de meilleure qualité que par une saison froide et humide. Heureusement qu'il suffit de quelques jours de soleil pour réparer le mal produit par de longues semaines de brumes. Les blés des pays méridionaux sont plus riches en gluten que ceux des contrées du Nord. — Il y a donc là pour le commerce un choix à faire.

Mélange des farines.

Toutes les céréales peuvent servir à la fabrication du pain ; ainsi, dans l'Inde, on se sert du riz ; — dans le Tyrol et sur les côtes d'or de la Guinée, du maïs ; — en France, en Belgique, du froment et du seigle ; — dans quelques contrées pauvres de l'Allemagne, de l'avoine, de l'orge.

La bonté , c'est-à-dire la succulence et la légèreté du pain dépendent de la quantité de gluten. Celui qui en renferme peu et, par contre, beaucoup de fécule, est lourd, indigeste. Les falsifications sont faciles à reconnaître au moyen du microscope. Notre savant collègue, M. le professeur Dony, a publié sur ce sujet un travail extrêmement important, auquel nous renvoyons le lecteur.

On conçoit difficilement pourquoi on s'en remet aveuglément à la bonne foi du meunier et du boulanger. Il nous semble que la chose en vaut bien la peine, car le pain est la nourriture essentielle du corps. Il est vrai qu'il faudrait une surveillance incessante et, en quelque sorte, de nuit et de jour, car la fraude ne s'endort jamais. Dans les pays où tout se fait administrativement, l'œil du pouvoir ne peut être partout. Il faudrait donc, comme en Angleterre, que les particuliers s'entendissent pour organiser des bureaux de contrôle où toutes les denrées alimentaires fussent soumises à une analyse sévère. La dépense ne serait pas très-considérable, puisqu'elle se couvrirait par le produit des analyses, dont le prix serait fixé d'après leur importance. Quant à la constatation du délit, rien ne serait plus facile. Il y aurait des chimistes assermentés; les particuliers feraient constater par témoins le magasin où ils auraient acheté la denrée ; la fraude reconnue, le chimiste en donnerait immédiatement connaissance à l'autorité, qui ferait la poursuite. Les peines seraient très-sévères. Sur le magasin du vendeur on lirait cet écriteau : *Fermé pour fraude !*

Fabrication du pain.

Il nous a paru que quelques détails sur la manière de fabriquer le pain ne seraient pas sans intérêt pour le lecteur.

Le pain se fait à l'aide du levain, voilà pourquoi on le nomme *pain levé*. Le levain n'est autre chose que de la pâte ordinaire, qu'on met en réserve jusqu'à la prochaine fournée, afin qu'elle ait le temps de devenir acide. Les acides que la fermentation y développe sont les acides lactique et acétique. Le levain peut se remplacer par la levûre ou produit de la fermentation de la bière.

Dans le levain comme dans la levûre, l'albumine fait entrer en fermentation vineuse le sucre qui s'est formé dans la pâte par la réduction d'une partie de

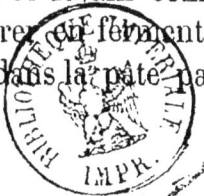

6

l'amidon en dextrine. Ainsi, le sucre se transforme en alcool — qui se volatilise — et en acide carbonique, qui reste renfermé dans le gluten, le distend et y forme ces vacuoles qu'on remarque dans la mie de pain bien levée. A la grandeur de ces vacuoles on voit si la fermentation vineuse a été abondante ou non. Quand le pain est compacte, c'est qu'il a été mal fabriqué, ou bien la preuve que le gluten n'y existe pas en quantité convenable. Dans les deux cas, c'est une nourriture indigeste et insuffisante.

La farine, le ferment — levain ou levûre, — l'eau et le sel forment la pâte. — Le sel est nécessaire, tant pour maintenir la fermentation dans de justes bornes, que pour augmenter la digestibilité du pain. — Autrefois, on condamnait les prisonniers à l'eau et au pain sans sel; c'était, on peut le dire, un raffinement de barbarie, une de ces tortures que la loi sanctionnait sous prétexte de vindicte publique. — Les malheureux prisonniers périssaient rapidement de marasme et de consomption, après avoir souffert d'incessantes douleurs d'entrailles.

Dans la pâte, déjà une partie de l'amidon se change en sucre; celui-ci, à son tour, est converti par le levain ou la levûre, en alcool et en acide carbonique, lequel est retenu par le gluten. Par la cuisson, une autre partie d'amidon se change en dextrine et en sucre, l'alcool s'échappe, l'albumine soluble se coagule, la surface brunit à la chaleur et la croûte se forme. En même temps, il se développe ce qu'on nomme l'*assamare*, c'est-à-dire un composé de divers mélanges organiques, qui est au pain ce que l'osmazôme est à la

viande. C'est à cette substance qu'est due l'odeur ap-
pétissante qui s'échappe du four.

Le pain de froment est blanc. — On aurait tort cependant d'arguer de sa bonté par sa blancheur. Trop
blanc, ce n'est plus que du pain d'amidon. Nous
avons parlé plus haut de la manutention qui laisse
perdre les parties les plus nutritives de la farine : le
gluten et les sels du son. — Le pain de seigle est noir.
Comme le froment contient plus de gluten que le
seigle, cette substance se compense dans les deux
pains réunis. — Le pain de seigle est compacte, à cause
de sa pauvreté en gluten, par contre, il est riche en
sels et contient une notable quantité de fer. D'après la
proportion de ces substances, il est relâchant, ou tonique. Beaucoup de personnes se trouvent bien, pour
l'exonération du matin, d'ajouter une tranche de pain
bis à leur déjeûner.

Viandes.

Sous le rapport de la puissance nutritive, la viande
vient en première ligne des substances alimentaires.
On y trouve, en effet, tout ce qu'il faut pour la restau-
ration immédiate de nos tissus : de la fibrine et de l'albumine, un principe qui rappelle la matière colorante
du sang, c'est-à-dire l'hématosine, un autre principe, nommé osmazôme, de la graisse, des sels, du
fer, etc.

Quant aux proportions de la fibrine et de l'albumine, elles diffèrent dans les viandes jeunes et dans les
viandes faites. Les premières sont albumineuses, les

secondes, au contraire, fibrinées et fortement colorées. On y trouve en outre de la matière collagène, c'est-à-dire réunissant les diverses parties des muscles. Par la cuisson, cette substance se change en gélatine. Elle se dissout dans l'eau et est plus abondante dans les viandes jeunes que dans les viandes faites.

Les sels de la viande sont: le chlorure de potassium et le phosphate de potasse, des phosphates de soude, de chaux, de magnésie et de l'oxyde de fer. L'eau forme les trois quarts de la masse totale. Les acides, tels que l'acide inosique et l'acide lactique sont des produits de combustion et de dépuration. Aussi leur proportion est-elle extrêmement variable.

La viande seule ne saurait faire la base de l'alimentation, puisqu'elle fournirait à l'économie trop d'éléments azotés et trop peu d'éléments hydro-carbonés. Elle renferme également trop peu de sels de soude et trop de sels de potasse. L'excès de ces derniers donnerait lieu à la dissolution du sang, et par conséquent à des fièvres graves. C'est ce qu'on a observé dans les villes assiégées, où la viande fait moins défaut que le pain et les légumes, puisqu'on mange du cheval et, au besoin, d'autres animaux.

La viande se sert bouillie ou rôtie; par la première préparation, elle est rendue plus rafraîchissante, puisqu'elle a perdu une partie de ses principes azotés et que les sels de potasse ont été entraînés. — C'est le bœuf au naturel.— On rendra ce dernier plus succulent en le plongeant de prime abord dans l'eau bouillante, de manière à coaguler l'albumine et à retenir le jus.— Les restaurateurs ne se font pas défaut de

procéder en sens inverse, afin d'avoir du bouillon.—
Il est vrai qu'ils ont un profond dédain pour ce plat,
qu'ils considèrent comme trop bourgeois.— Il n'y a
pas là de quoi faire briller leur habileté.

Les viandes rôties se couvrent d'une couche ou
croûte brunâtre formée d'osmazôme, principe aromatique auquel le rôti doit son fumet. Les cuisinières
maladroites qui laissent brûler la viande la rendent
ainsi immangeable.

En général, la chair des animaux domestiques est
chargée de graisse et pauvre en principes immédiats.
Les éleveurs mettent leur talent à la convertir en une
espèce de tissu spongieux, très-propre à paraître aux
concours de bétail soi-disant gras, mais fort peu
apte à nous nourrir. Le porc est considéré, dans beaucoup de pays, comme malsain et échauffant. Cela dépend de la manière dont l'animal a été nourri. Le
capitaine Cook, dans sa relâche à l'île d'Otaïti, se loue
fort de la chair des porcs nourris uniquement de fruits.

Les volailles engraissées sont succulentes à cause
de la graisse dont elles sont chargées. On sait comment on tourmente ces pauvres volatiles, en les pri-
vant de mouvement et en ne leur donnant que des
pâtées amylacées. La fécule et l'albumine sont réduites en graisse, mais cette dernière n'est pas brûlée à
cause de l'insuffisance respiratoire. Les mâles, on leur
fait subir les conséquences opposées du proverbe :
« Bon coq n'est pas gras. »

La chair des animaux sauvages est noire et a un
fumet très-pénétrant, aromatique. Cette chair est
échauffante, parce qu'elle est fortement azotée et qu'elle

G.

se décompose rapidement. Son usage prolongé donne lieu à des maladies de la peau, telles que l'anthrax, le bouton malin, l'érysipèle gangréneux. Il faut donc en faire usage avec ménagement. Les gourmets font leurs délices du gibier, mais gare les conséquences !

Le proverbe dit : « La chair fait la chair. » Cela n'est vrai que pour autant qu'on mitige ce régime par beaucoup d'exercice actif. Nous mangeons de la viande plus qu'il n'en faut pour nos besoins, et cependant nous restons mous, indolents, tandis que le campagnard qui en mange peu est sec et vigoureux. Il résulte de l'exubérance du régime animal une foule d'affections très-fréquentes dans les villes, moins à la campagne ; telles que le rhumatisme musculaire, la goutte, la gravelle, tous enfants d'une même mère, comme nous aurons soin de l'établir plus loin. (Voir quatrième Partie.)

Légumes.

Ni le pain, ni la viande ne peuvent, à eux seuls, constituer une alimentation hygiénique ; il faut donc y joindre des légumes qui corrigent ce que les deux premiers ont de trop échauffant. Viennent en première ligne les légumineuses : pois, fèves, lentilles ; puis les légumes herbacés : choux, oseille ; les racines ou tiges souterraines : pommes de terre, asperges, carottes, panais, salsifis, etc. Nous allons les passer brièvement en revue.

Dans les légumineuses, on trouve un principe azoté ou albuminoïde très-abondant nommé *légumine*.

Aussi, après le pain et la viande, les pois, les fèves, les lentilles sont-ils les plus nourrissants. — On sait qu'Ésaü vendit son droit d'aînesse à son frère. Jacob pour un plat de lentilles. — Il faut distinguer la légumine de l'albumine végétale qu'on trouve dans les céréales et aussi, mais en moindre quantité, dans les légumineuses. Tandis que l'albumine se coagule par la chaleur, la légumine reste dissoute ; pour la précipiter il faut un acide. — Dans beaucoup de pays, on mange les pois, les fèves, les lentilles avec une sauce aigre, ce qui est rationnel.

Parmi les principes non azotés ou adipogènes des légumineuses, il faut compter la fécule ou l'amidon, une quantité assez notable de dextrine et, dans certaines espèces, du sucre. — La peau des pois ou haricots, de même que les gousses vertes que l'on mange en entier, se composent presque exclusivement de *cellulose*, qui peut être rapportée également aux corps adipogènes, puisqu'elle est formée par une matière semblable à l'amidon, se changeant, comme ce dernier en sucre. Les légumineuses contiennent peu de graisse toute formée, aussi constitueraient-elles une alimentation essentiellement sèche, si le foie n'y suppléait par sa propriété glycogénique. (Voir première Partie.)

Indépendamment des principes que nous venons d'énumérer, on trouve dans les légumineuses tous les chlorures et les sels du sang ; les phosphates d'alcalis et de terre les plus importants s'y rencontrent en grande abondance.

Il n'est pas indifférent de préparer les légumineuses

de telle ou telle façon. Quand on fait bouillir les pois, les fèves, les lentilles, dans l'eau de fontaine, ils durcissent, non parce que l'albumine se coagule, car nous avons dit que cette substance s'y trouve en faible quantité, mais parce que cette eau renferme toujours une certaine quantité de chaux qui s'unit à la légumine et la change en un corps fort dur. Il faut donc se servir d'eau de pluie. De cette manière, une quantité notable de légumine reste dissoute. Sous ce rapport, il en est des légumineuses bouillies comme de la viande, c'est-à-dire qu'il faut les manger avec leur bouillon, ou en faire des purées, afin de ne pas perdre le bénéfice de la légumine.

Les légumes herbacés sont rafraîchissants à cause des acides organiques qu'ils contiennent. Ainsi l'oseille est riche en acide oxalique; les choux, les asperges, en acide malique. Par la fermentation, il se forme des acides lactique et butyrique, comme dans la choucroute. — Il y a en outre, dans les légumes herbacés, beaucoup de sels de soude, de potasse, de la chaux, de la magnésie et même des traces de manganèse, métal qui offre la plus grande analogie avec le fer.

Les racines comprennent la pomme de terre et les raves : navets, carotes, betteraves, salsifis, topinambours, poireaux, céleris, échalottes, oignons, radis, raiforts. — Ici les corps adipogènes surpassent en quantité l'albumine, — le contraire de ce qui a lieu dans les légumineuses.

La pomme de terre se distingue par l'abondance de la fécule;— les carottes et les betteraves, les topinambours, les salsifis par leur sucre. Les navets, les salsifis sont venteux, à cause d'une combinaison peu stable, de carbone, d'hydrogène et d'oxygène.

Dans la pomme de terre et les carottes il n'y a presque pas de substances grasses. — Les topinambours présentent des traces de cire, — les noix de terre, — tubercule du Cyperus esculentus, — contiennent beaucoup d'huile grasse.

La saveur et l'odeur piquantes de l'ail, des poireaux, des radis, du raifort, des oignons, du persil sont dues à des huiles volatiles particulières.

Les acides organiques qu'on trouve dans les légumes herbacés se rencontrent également ici, tels que l'acide malique dans la pomme de terre et les carottes; ce même acide, l'acide citrique et l'acide tartrique dans les topinambours.

Enfin il y existe des sels, surtout de potasse, — notamment dans la pomme de terre. — Le fer y est peu abondant.

Rapports de l'alimentation avec les besoins de l'économie.

Maintenant que nous connaissons les bases principales de l'alimentation, nous pourrons mieux déterminer ce qui convient à l'homme pour une alimentation hygiénique. D'abord, ni le pain, ni la viande, ne sauraient être la base unique de cette alimentation. Il faut, comme nous l'avons dit, que les matières azotées et hydro-carbonées fassent équilibre aux pertes de l'économie. Il faut, en outre, que les aliments renferment les matières inorganiques indispensables au travail de la chimie vivante. Enfin, il est nécessaire que chaque liquide, chaque solide, puisse y puiser ses matériaux plastiques et respiratoires.

Nous croyons devoir exposer ici en peu de mots la composition de ces liquides et de ces solides, afin qu'on puisse la mettre en rapport avec les aliments qui sont appelés à les réparer.

Composition du sang.

Les analyses les plus récentes du sang ont donné les résultats suivants.

TABLEAU
de la composition du sang d'après M. Poggiale.

SANG.		PARTIES CONSTITUANTES.
Eau..............................		767
Globuline.........................		143
Fibrine............................		2,25
Albumine..........................		74
Matières grasses..................		1,31
Sels solubles.	Chlorure de sodium.........	6,10
	Chlorure de potassium......	0,30
	Phosphate de soude.........	1,68
	Sulfate de soude...........	0,42
	Carbonates alcalins.........	0,56
	Phosphate de chaux.........	0,72
Sels insolubles.	Carbonate et sulfate de chaux.	0,38
	Oxyde de fer..............	0,50
	Sesquioxyde de fer.........	0,00
Pertes et matières extractives..............		1,18

Dans cette composition, nous devons encore faire entrer les gaz mêlés à l'eau du sang : l'oxygène, l'acide carbonique et l'azote ; le premier servant aux oxydations respiratoires ; le second, en tant que produit de ces combustions ; le troisième, dû, comme nous le verrons, au travail de la désassimilation qui est également une combustion.

Eau du sang.

On a pu s'assurer, par le tableau précédent, pour quelle grande part l'eau entre dans la composition du sang. Le sérum — ou cette partie liquide qui se sépare du caillot après que le sang a été tiré de la veine — est un mélange de divers sels solubles, de corps albumineux, de graisses et de sucre ; on y trouve également les trois gaz fondamentaux : l'oxygène, l'acide carbonique et l'azote. Ce sérum est nécessaire à la circulation. Le sang, quand il est trop riche, c'est-à-dire trop chargé de globules et de fibrine, ou bien quand il est mal dépuré ou débarrassé de ses parties grasses et résineuses, circule difficilement, obstrue les capillaires et occasionne des troubles graves. Il faut donc une alimentation suffisamment aqueuse. Cela ne veut pas dire que les aliments doivent être noyés dans l'eau, — au contraire, trop boire pendant le repas est souvent une cause d'indigestion — mais il faut que les aliments renferment eux-mêmes la quantité d'eau nécessaire. De là l'avantage des légumes combinés avec la viande. L'homme ne saurait donc résister à un régime sec. Dans les pays chauds, la nature y a pourvu

en faisant venir en abondance les fruits savoureux.

Quand le sang manque d'eau, les sels ne sont pas
dissous et il se forme des affections dartreuses, véritables efflorescences de la peau.

Il en est de même de l'albumine qui tend à s'infil-
trer dans les tissus.

Globules du sang.

Nous avons déjà fait connaître le rôle des globules
rouges du sang dans l'acte de l'hématose. C'est à ces
globules que le sang doit, non-seulement sa couleur
vive, mais l'action excitante qu'il exerce sur les tissus,
de sorte que lorsque ces globules viennent à diminuer, ou qu'ils descendent au-dessous de la moyenne
physiologique, il y a langueur, pâleur. C'est ce qu'on
nomme la *chlorose*, qu'il ne faut pas confondre avec
l'anémie, où l'insuffisance du sang porte sur toutes
ses parties constituantes, comme après les grandes
hémorrhagies. Aussi l'anémie se répare-t-elle facilement, tandis que la chlorose, dépendant d'un état
morbide ou d'un défaut d'élaboration du sang, est
plus difficile à dissiper.

Les globules rouges sont formés de noyaux et
d'une couche colorante dans laquelle le fer joue un
rôle important. C'est l'*hématosine*. D'après son état
d'oxydation, l'hématosine est, tantôt d'un rouge vif,
tantôt d'un rouge foncé.

Concluons : pour qu'une alimentation soit réparatrice par rapport aux globules du sang, il faut qu'elle

introduise dans ce liquide une quantité suffisante de globuline, de fer et d'oxygène.

C'est ce que font les viandes, le pain, les légumineuses, telles que pois, fèves, lentilles, si riches en légumine, qu'au besoin elles pourraient remplacer la viande. Nos ancêtres, qui étaient, en général, plus vigoureux que nous, se nourrissaient principalement de fèves. On sait combien cet aliment donne de force musculaire au cheval.

Afin d'apprécier la quantité de globuline qu'il faut pour la formation des globules, il suffit de jeter un coup d'œil sur le tableau qui précède, et qui donne, pour 1000 parties de sang, 143 parties de globuline.

Le fer nécessaire à l'hématosine est emprunté, soit aux boissons, soit aux aliments. De là, dans les cas d'insuffisance hématique, les bons effets des eaux ferrugineuses. Le pain noir, dont on se sert généralement à la campagne, est plus riche, avons-nous dit, en fer que le pain blanc. Nous ne prétendons pas en conclure que, pour dissiper une chlorose, il suffise de donner du pain noir. Indépendamment que l'estomac de personnes aussi délicates ne digérerait pas cette nourriture grossière, il y a un ensemble de circonstances dont il faut tenir compte et qui doivent faire la base du traitement. Parmi ces circonstances, il faut placer surtout l'air et le soleil, les deux facteurs principaux de la vie.

Fibrine du sang.

La fibrine libre, c'est-à-dire celle qui est suspendue dans le sérum du sang, n'entre dans ce liquide que pour 2,25 sur 1000. On peut même dire que lors-

qu'elle dépasse ce chiffre, il y a menace d'inflammation. En effet, dans ce dernier état, le chiffre de la
fibrine est augmenté en raison direct de la violence de
la phlogose. C'est ainsi que nous voyons se développer spontanément de terribles inflammations qui
entraînent les malades en quelques heures. — Par
une espèce de peine du talion, c'est la suite d'une
table trop succulente. L'usage de viandes fortement
fibrinées, comme base de l'alimentation, constitue
donc un véritable danger. La fibrine végétale présente
moins d'inconvénients sous ce rapport : aussi con-
vient-elle aux personnes d'une constitution pléthorique ou dont le sang est très-riche en fibrine.

Quelquefois la circulation s'arrête comme si un
barrage s'était établi du côté du cœur ou des poumons. Des recherches récentes ont démontré que ces
obstacles sont, en effet, des caillots de fibrine. De là
aussi les ruptures de vaisseaux et les apoplexies. Forts
mangeurs, prenez garde à vous ! vous n'êtes pas sûrs
qu'avec la dernière bouchée de cette viande dont vous
êtes si avides, la mort ne vous saisira pas à la gorge [1] !

Albumine du sang.

L'albumine entre dans le sang pour 74 parties sur
1000, quantité considérable. C'est que cette substance
joue un grand rôle dans l'économie. D'abord, quant
au sang lui-même, elle entretient la densité du sérum
et empêche ainsi les infiltrations ou hydropisies. Il
existe une maladie consistant dans une perte considé-

---

[1] Voir quatrième Partie. — Morts subites.

rable d'albumine par les reins, et qu'on a nommée pour cela *albuminurie*. C'est surtout dans ce cas qu'on observe des infiltrations. Et voyez l'avantage de la science : tant qu'on n'a pas connu cette circonstance, on a traité ces infiltrations comme des hydropisies ordinaires, par les diurétiques; c'est-à-dire qu'on augmentait le mal, en rendant plus considérable encore la perte de l'albumine. Inutile de dire que les pauvres malades succombaient. Ceci doit prouver au public combien il peut avoir confiance dans la médecine actuelle.

L'albumine sert encore à dissoudre les sels terreux, qui sans cela se précipiteraient et formeraient des concrétions. Chez le vieillard, la fibre se pétrifie, en quelque sorte, par défaut d'albumine.

Nous avons fait voir, dans la première partie de notre travail, qu'une grande partie de l'albumine, celle qui n'est pas affectée aux usages que nous venons d'indiquer, subit la réduction en graisse et, par conséquent, est brûlée afin d'alimenter la combustion respiratoire. Un excès d'albumine d'une part, une insuffisance du foyer de la respiration de l'autre, doivent donc amener le lymphatisme. C'est ce qu'on observe chez les ouvriers des fabriques dont les poumons sont généralement en mauvais état, et qui n'ont pour se sustenter qu'une alimentation manquant d'éléments azotés.

Matières grasses du sang.

Les matières grasses contenues dans le sang ne sont pas abondantes, puisqu'elles ne représentent que 1,31 sur 1000. C'est dans le sérum qu'elles sont dissoutes au moyen de l'albumine et des sels, principalement le chlorure de sodium ou sel commun. S'il nous était permis de nous servir d'une comparaison vulgaire, nous l'emprunterions à l'art culinaire. Ainsi, pour lier l'huile et le vinaigre, on ajoute un jaune d'œuf et du sel : aussitôt le mélange devient homogène. Parmi les graisses du sang, il en est une extrêmement importante, puisqu'elle sert à la rénovation de la substance nerveuse. Nous voulons parler de la graisse phosphorée. Or, le phosphore existe dans l'albumine et dans la légumine en bien plus grande proportion que dans la fibrine. La graisse phosphorée est encore nécessaire à la procréation : le poisson jouit à cet égard d'une réputation méritée. Il y a des ordres religieux où la continence doit se concilier avec un régime de laitages, de légumes secs et de poisson. Est-ce pour donner plus de mérite à cette résistance au cri de la chair? ou bien les fondateurs de ces ordres ont-ils été d'ignorants hygiénistes? Nous ne voulons pas prendre sur nous de résoudre ces questions. Les hommes d'une grande valeur intellectuelle donnent souvent le jour à des êtres chétifs et idiots : les rapports qui existent entre la substance cérébrale et le semen expliquent cette espèce d'impuissance. Le repos alternant avec le travail, l'exercice gymnastique et une bonne alimentation, riche en éléments phosphorés amèneraient probablement un résultat opposé, c'est-à-dire que les fils seraient dignes de leurs pères.

Sels solubles du sang.

Parmi ces sels, il faut mettre en première ligne le chlorure de sodium ou sel commun, qu'on trouve dans le sérum dans la proportion de 1,10 sur 1000. Il existe, à ce sujet, des expériences qui démontrent la présence constante du sel dans le sang, et que sa quantité augmente avec l'âge, le sexe et le poids des individus. Il est donc de toute évidence que le sel commun se lie intimement à l'acte de la nutrition. D'après l'analyse du sang par M. Dumas, le sel entrerait dans ce liquide pour les cinq huitièmes de ses substances salines. En calculant d'après les tables de M. Quetelet, directeur de l'observatoire de Bruxelles, sur le poids moyen de l'homme et de la femme aux différents âges, on arrive aux résultats suivants.

TABLEAU

comparatif du poids moyen du corps et de la quantité de sel.

AGE.	POIDS MOYEN		QUANTITÉ DE SEL	
	DE L'HOMME.	DE LA FEMME.	CHEZ L'HOMME.	CHEZ LA FEMME.
1 an	Kil. 10	9,30	Gramm. 14,2	13,3
10 ans	26,12	24,24	37,1	34,4
30 ans	68,90	55,14	98,9	78,4
			Maximum.	Maximum.

Un premier fait ressort de ce tableau, c'est l'augmentation considérable du sel dans le sang, de 1 à 10 ans. On ne saurait donc assez s'élever contre ce préjugé que le sel est nuisible aux enfants. La plupart de nos aliments, tant liquides que solides, renferment naturellement du chlorure de sodium, mais pas en quantité suffisante pour qu'il ne soit nécessaire d'y en ajouter comme condiment. Le tableau suivant, que nous empruntons à M. Liebig, le démontre.

TABLEAU

de la quantité de sel naturellement contenue dans les aliments, calculée par ration et par jour.

NATURE DES ALIMENTS.	RATION POUR 30 JOURS.	SEL NATURELLEMENT CONTENU DANS LA RATION.
Bœuf.	Gram. 3,780	Gram. 5,526
Porc.	1,110	
Pain de munition.	30,000	
Pain blanc.	640	0,675
Pommes de terre.	17,400	
Pois.	302	
Haricots.	343	0,544
Lentilles.	058	
Choucroute.	1,754	
Légumes. { Choux. Navets.	3,018	2,287
Oignons et herbages.	425	
Beurre.	703	
Graisse.	061	0,191
Vinaigre.	Litres. 026	
Bière.	7,500	0,797
Eau-de-vie.	1,500	
Totaux : pour 30 jours	69,358	Gram. 21,502
par jour	2,312	717

Ainsi, il n'y aurait dans une ration journalière, relativement riche, que $0^{gr},717$ de chlorure de sodium existant naturellement dans les diverses substances alimentaires dont cette ration est composée, ce qui, évidemment, est trop peu. Il faut donc y en ajouter. Les auteurs romains se sont occupés de cette question au point de vue de leurs armées. Caton l'Ancien, qui écrivit son Traité sur l'agriculture 200 ans avant J.-C., fixe à un boisseau par an les besoins de chaque individu. *Salis unicuique in anno modium satis est.* (*De re rustica,* lib. VIII.) Or, le boisseau romain équivalait à 8 litres 32 centilitres; en conséquence, la consommation par tête et par année était de 7 à 9 kilogrammes, soit 19 à 25 grammes par jour et par individu. En 1708, époque la plus rigoureuse de la gabelle, Vauban évaluait la consommation du sel, en France, à un minot par an pour quatre personnes, ce qui revient par tête à 3 kilog. 27 gr. (*Diète royale.*) Aussi, jamais impôt ne fut plus odieux. Aujourd'hui, la ration du soldat en campagne est de 16 grammes par jour, soit 5 kilog. 34 gr. par an. C'est encore loin de la ration des soldats romains.

Nous avons parlé des préjugés qui existent généralement contre l'usage du sel. Parmi ces préjugés il faut compter celui qui attribue à ce condiment le scorbut et la dyssenterie. Or, c'est tout le contraire qui arrive. Le sel, indépendamment de l'influence salutaire qu'il exerce sur la digestion, empêche la liquéfaction du sang, c'est-à-dire qu'il maintient la dissolution de l'albumine et de la graisse, et, par conséquent, donne au liquide une densité qui l'empêche de filtrer à travers les pores organiques, infiltrations qui caractérisent spécialement le scorbut et la dyssenterie. Si on voit ces maladies se déclarer sur les navires et dans les camps, c'est à une nourriture trop peu rafraîchissante et à l'usage de salaisons gâtées qu'il faut l'attribuer, et non au sel. Feu le docteur Baudens, dont la mort prématurée a été une perte si sensible pour l'armée française, nous a donné à cet égard des détails intéressants dans son livre, *la Guerre de Crimée*. « Le manque de légumes frais, dit cet illustre chirurgien, a été une grande privation pour l'armée. Les conserves n'ont jamais fait défaut; les juliennes, dont on a fait des distributions assez régulières, étaient, de toutes, les plus gâtées. A la fin de la campagne, ces conserves étaient de mauvaise qualité; elles se trouvèrent quelquefois tellement altérées par la fermentation, que les soldats les jetaient. L'avidité des commerçants n'était pas retenue par les misères de l'armée, qu'elle grossissait encore. Les sacs de pommes de terre qu'on recevait de temps en temps étaient une bonne fortune. L'administration les livrait à raison de 35 centimes le kilog.; dans les boutiques de Kamiesch la même quantité coûtait de 1 à 3 francs. Les choux ont été payés jusqu'à 10 francs! »

Il ne faut donc nullement s'étonner que, dans de pareilles conditions, le scorbut et la dyssenterie se soient produits sous forme épidémique. D'après ce que nous avons dit de la composition des légumes, ces derniers renferment divers acides organiques qui tous sont nécessaires à la réduction des substances fibrinées, indépendamment que ces végétaux contiennent un riche contingent de chlorures et de sels. La viande, celle de conserve surtout, ne peut être digérée convenablement sans ces sels. Seule, elle appauvrit le sang de ses éléments plastiques. Voilà pourquoi il y a scorbut, dyssenterie. Le motif pour lequel les salaisons produisent le même résultat, c'est que la saumure se combine avec l'albumine et la créatine, les deux principes organiques les plus actifs de la viande. La saumure s'écoule et, avec elle, ces principes, le reste n'étant presque plus qu'une substance inerte. Les salaisons fraîches, au contraire, sont succulentes et digestibles, parce que le sel rend la fibrine plus soluble. Les Allemands estiment beaucoup le petit salé et la choucroute, et en cela ils sont encore meilleurs hygiénistes que bons nationaux. En effet, la choucroute renferme une grande quantité d'acide lactique et d'acide butyrique qui s'y développent par la deuxième fermentation, c'est-à-dire dans la cuve, et favorisent ainsi la digestion.

Rapports entre l'alimentation et la composition des solides ou des tissus.

Après avoir examiné l'alimentation dans ses rapports avec les parties constituantes du sang, voyons-la dans ceux avec la composition des solides ou des tissus.

En examinant la composition du sang, un fait nous frappe, c'est la proportion presque constante des substances de ce liquide. Nous avons dit que la rupture de cet équilibre produit des dérangements et même

7.

des maladies, telles que la pléthore et l'inflammation,
pour peu que les globules rouges et la fibrine dépas-
sent la moyenne physiologique. Cependant les matériaux introduits dans l'économie par l'alimentation
excèdent, et de beaucoup, ceux dont le sang normal
a besoin. Ainsi, il entre dans le corps plus de fibrine,
d'albumine, de caséine, de matières inorganiques
qu'on n'en trouve dans ce qu'on nomme le torrent
circulatoire. C'est, qu'en effet, ce torrent est la source
où s'abreuvent toutes les parties du corps, et où chacune d'elles, par une espèce d'affinité organique,
choisit, pour se les assimiler, les matériaux nécessaires à sa nutrition. — Ainsi un fleuve répand partout la vie et la fécondité par les matières fertilisantes
qu'il charrie.

Ce qui est vrai pour le sang l'est également pour
les organes, c'est-à-dire qu'eux aussi sont constants
dans la proportion de leurs éléments constitutifs. Ana-
lysez-les à des intervalles même assez éloignés, et vous
leur trouverez une composition identique. Une fois
leur croissance achevée, ni leur poids, ni leur volume
n'augmentent plus : c'est qu'à côté du travail de composition se place celui de décomposition ; c'est-à-dire
que nos organes se font et se défont sans cesse, rendant à l'air et au sol les matériaux qu'ils leur ont em-
pruntés ; — car la nature entière n'est qu'un vaste
système d'échange.

Leibnitz a dit : « Notre corps est dans un flux perpétuel, comme une rivière, et des parties y entrent et
en sortent continuellement. » On ne saurait mieux exprimer le double mouvement dont nous venons de

parler. Tâchons de nous faire une idée de son mécanisme.

Le cœur lance le sang dans toutes les parties du corps par les artères, qui ont également leur action, de sorte que là où la force d'impulsion centrale expire, le mouvement périphérique achève le tour circulatoire. Le torrent sanguin suit ainsi sa marche, entraînant les globules rouges à travers les capillaires les plus grossiers, pour revenir au cœur par les veines. Mais de ces capillaires il s'en détache d'autres, tellement déliés, que le microscope seul peut en révéler l'existence. C'est dans ces mystérieux méandres que se passe le mouvement de composition. En effet, la partie nutritive du sang ou le sérum dans lequel sont dissoutes les matières organiques et inorganiques servant à la rénovation de nos tissus, suinte à travers les pores des capillaires et, comme une rosée bienfaisante, filtre dans la trame des tissus qui l'aspirent et se l'assimilent, ainsi que le fait la plante. Pour plus d'analogie, les tissus sont eux-mêmes des plantes, c'est-à-dire des composés de cellules, de vésicules, de canalicules, où se déposent les matériaux nutritifs sous forme de substances organiques et de dépôts amorphes ou inorganiques.

Chaque tissu exerce sur le suc nutritif une action par laquelle il attire à lui les matériaux dont il a besoin pour sa rénovation. Ainsi les os s'emparent du phosphate de chaux et de la gélatine; — les muscles, de la fibrine, des chlorures, — notamment du chlorure de potassium, du fer; — le cerveau et les nerfs, de l'albumine, du phosphore, de la soude qui se combinent

avec les graisses neutres — l'oléine et la margarine
— et forment avec elles différents composés — tels
que l'oléo-phosphate de soude, l'oléate de soude,
le margarate de soude, le cérébrate de soude, etc., —
sans lesquels le cerveau ne saurait ni agir, ni exister.
Il en est de même des parties épidermiques ou cornées,
tissus essentiellement albumineux, où l'on trouve quelquefois une grande quantité de soufre; tissus protec-
teurs, formant les ongles, les cheveux, les poils, l'é-
piderme extérieur et l'épiderme intérieur, se coagulant
par les acides et se dissolvant par les alcalis.—Les cartilages, les tendons, les ligaments s'approprient la
chondrine et la gélatine; le tissu cellulaire ou con-
jonctif, les substances collagènes, etc.

Tous ces matériaux doivent venir du dehors, car
l'organisme animal ne crée point comme l'organisme
végétal; il ne fait que mettre en œuvre les substances
qu'il reçoit toutes formées, variant çà et là leurs combinaisons afin d'en tirer le meilleur parti possible. —
On pourrait opposer à cette opinion la propriété glycogénique du foie; observons que la formation du
sucre n'est pas une création, mais une réduction.

Tel est le travail de composition. Si nous voulons
maintenant nous faire une idée du travail de décomposition, nous devons envisager celui-ci comme une
véritable combustion. En effet, l'oxygène contenu dans
le sérum du sang et qui pénètre ainsi dans la profondeur de nos organes, s'empare des matériaux usés
ou qui doivent être renouvelés, les brûle, c'est-à-dire
les convertit en composés solubles, qui repassent dans
le torrent commun et sont éliminés par les grands

émonctoires : par la peau sous forme d'acide sudorique, — par les reins, sous forme d'acide urique, d'acide hippurique, — par le foie, sous forme de matières grasses, résineuses ou ammoniacales. Ainsi se forment les liquides excrétoires : l'urine, la sueur, la bile. (Voir Excrétions.)

Pour conclure, les parties constitutives des aliments doivent être en rapport avec celles de nos tissus, sans cela, il y a manque de nutrition ; le corps perd sa force, l'âme son énergie. Aussi le besoin de prendre de la nourriture est-il le plus impérieux de tous, et si cette nourriture ne contient pas la somme de matériaux réparateurs nécessaire, il survient un état de langueur ou de consomption. Voyez les prisonniers de nos maisons cellulaires : ils sont blêmes, mous, lymphatiques, tuberculeux ; le plus grand nombre tournent au crétinisme. Singulier moyen de moralisation ! — A tout prendre, les forçats étaient mieux traités : du moins, ils avaient l'air du dehors et le travail actif.

Il fut un temps où, pour des raisons d'économie, on donnait aux prisonniers des soupes ou bouillons faits avec des os réduits en gélatine par le digesteur de Papin. C'était presque uniquement de la gélatine, ne renfermant que peu ou point de principes réparateurs ; aussi ces malheureux devenaient-ils presque tous phthisiques !

Statique du corps ou rapport entre la composition et la décomposition.

On a calculé que le tiers des aliments pris dans les vingt-quatre heures est enlevé par la sécrétion urinaire, le deuxième tiers par l'exhalation pulmonaire; et que le troisième tiers sort du corps sous forme d'excréments, de sueur, de transpiration cutanée, de bile, de mucus, de matières sébacées. Nous ne parlons pas de la sécrétion séminale dont l'émission n'a lieu qu'à des époques variables; de la sécrétion lactée qui complète l'œuvre sublime de la maternité, ni des sécrétions récrémentielles proprement dites, puisque leur produit, destiné à rentrer dans le torrent circulatoire, compte comme apport et non comme perte. Dans les pertes, il faut distinguer celles qui sont immédiates, en tant que produit de la combustion respiratoire, et celles qui sont subsidiaires à la nutrition; ces dernières ne doivent pas être considérées comme constituant, en réalité, des pertes, mais plutôt comme un échange de molécules nouvelles contre les molécules anciennes.

L'acide carbonique que nous exhalons en si grande quantité par tous nos pores, principalement par les poumons et la peau, ce sont les matières grasses, féculentes, sucrées et albuminoïdes auxquelles l'oxygène du sang est venu donner la forme gazeuse sans laquelle elles ne pourraient être éliminées de l'économie. De même que la suie s'attache aux parois d'une cheminée et l'obstrue, de même le combustible animal, incomplétement brûlé, bouche nos pores et rend bientôt tout mouvement organique impossible. On sait avec quelle rapidité la graisse du corps disparaît; c'est que le carbone et l'hydrogène dont cette substance est formée ont une grande affinité avec l'oxygène, au point que leurs atomes ne peuvent se trouver en présence sans s'associer. L'albumine, moins riche en carbone et en hydrogène, a besoin d'être convertie préalablement en graisse. Nous nous sommes expliqué, dans la première Partie de cet ouvrage, sur la part que prend le foie à cette transformation.

Les pertes subséquentes à la nutrition sont encore le résultat d'une combustion; mais ici ce sont les matières azotées qui sont brûlées et qui s'échappent sous forme d'acides urique, sudorique, inosique, etc.; plus, la partie de ces matières azotées qui n'est pas brûlée, c'est-à-dire l'urée. Nous avons dit que, par sa transformation en ammoniaque et sa combinaison avec l'acide carbonique, cette substance peut être cause de fièvres graves. Dans ces produits excrétés il faut encore tenir compte des oxydes et sels devenus inutiles à l'économie et, par conséquent, pouvant constituer pour elle un véritable danger.

D'après cet exposé, on voit avec quelle rapidité notre corps se compose et se recompose, et comment, par une bonne hygiène, on peut le reconstituer presque à volonté. Bien entendu s'il n'y a pas maladie, car on aurait beau soumettre un phthisique à l'hygiène la mieux réglée, qu'il ne se relèverait pas de la consomption qui le mine. — Ne voyons-nous pas les éleveurs obtenir des produits où prédominent tantôt la graisse, tantôt les muscles; dont les os fins et délicats augmentent la souplesse sans les surcharger d'un poids inutile? — Que l'animal soit privé d'air et de mouvement, la graisse s'accumulera au point de lui donner une forme monstrueuse, — l'idéal de certains jurys. — Qu'il soit soumis à une vie active, il restera maigre, même en dépit d'une alimentation riche en matériaux adipogènes. — Il en est de même de l'homme : il est obèse, sec ou musclé, selon le genre de vie qu'il mène.

De la digestion.

Avant de quitter le chapitre des aliments solides, il faut que nous disions un mot de leur digestion, c'est-à-dire des modifications qu'ils subissent avant d'être assimilés. Comme nous allons le voir, c'est toute une chimie où la vitalité du tube digestif joue un grand rôle, et où l'âme, — cette grande dame du logis, — n'intervient que pour y apporter le trouble, preuve évidente qu'il y a en nous deux principes, l'un matériel, l'autre spirituel. Platon, qui avant d'être philosophe était physiologiste, ou plutôt qui était l'un et l'autre à la fois, dit dans son *Timée :* « La faculté appétitive de l'âme a son siége dans la partie inférieure du tronc, dans le ventre séparé du siége du courage, — la poitrine, — par le diaphragme, parce qu'elle est destinée à être régie et tenue en ordre par la raison, au moyen du cœur et du courage. — D'ailleurs le ventre a été formé d'une manière conforme à son but. — La rate a été placée à gauche du foie, afin qu'elle séparât les impuretés qui pourraient se produire dans le cours de la vie, — notamment pendant la maladie, — et s'en chargeât. — Les intestins sont plusieurs fois repliés sur eux-mêmes, afin que les aliments ne passent pas trop promptement et que le besoin de la nourriture ne reparaisse pas aussitôt qu'il a été satisfait. Car le besoin constant du corps ne permettrait pas de vaquer à la philosophie et nous mettrait dans la nécessité de manquer à notre destinée morale. »

Il y a peu à retrancher à ce passage. A part quelques idées par trop humorales, tout y est parfaitement juste. Telle est surtout la remarque concernant un canal intestinal qui serait trop court. — Nous avons eu occasion de parler de la particularité que fit découvrir l'autopsie de Louis XIV : ce fait expliquerait l'espèce de boulimie dont le grand roi fut atteint. — On désigne ainsi une névrose du canal intestinal qui consiste dans une faim vorace et dans un besoin presque continuel de prendre des aliments, et plus que dans l'état normal. — Il faut convenir que ce prince fut un grand esprit : en même temps qu'il abandonnait Tartufe aux mordantes satires de Molière, il permettait à ce dernier de produire sur la scène ces armes innocentes auxquelles il était obligé lui-même de recourir à chaque instant.

La digestion a pour but de préparer la conversion des aliments en sang, en chair et en os. — Pour cela, il faut que ces aliments soient réduits en une substance qui se rapproche des liquides et des solides dont ils doivent réparer les pertes et devenir, pendant un certain temps, partie intégrante. — Il y a à considérer ici les corps inorganiques, comme les chlorures, les fluorures, les sels, les oxydes de fer, de manganèse, etc., et les substances organiques, les unes azotées, les autres pas. A proprement parler, les premiers ne sont pas assimilés, ils restent tels qu'ils sont introduits dans l'économie, ou du moins leurs usages sont purement chimiques.

Les substances organiques forment deux groupes : les adipogènes et les corps albumineux.

Dans la digestion l'eau joue un grand rôle, puisqu'elle dissout les chlorures de sodium, de potassium, les phosphates, les carbonates, les sulfates des alcalis. — Quant aux sels de terre qui se dissolvent plus difficilement, il faut l'intermédiaire d'un acide, soit celui du suc gastrique, soit d'un acide amené du dehors. — Il en est de même de l'oxyde de fer.

Tirons quelques règles d'hygiène de cette opération préliminaire. — Pour que la digestion se fasse bien, il faut une quantité suffisante d'eau. — Un manger sec est lourd à l'estomac. — Toutefois, il ne faut pas noyer les aliments, car alors l'estomac est distendu et la digestion difficile. — L'école de Salerne veut qu'on ne boive pas pendant le repas, mais au commencement et après. — Il faut, en outre, des acides. — L'utilité des fruits acidulés s'explique ainsi. — Enfin, pour dissoudre certains sels, — le fluorure de chaux par exemple, — il faut une température supérieure à celle du corps ; de là la nécessité de la cuisson. — Si les animaux s'en passent, c'est qu'ils ont une force digestive supérieure à la nôtre. — Nous verrons comment chacun des sels et des oxydes intervient dans la nutrition.

Les substances adipogènes — comme leur nom l'indique — *adeps*, graisse — *geinomai*, je produis, — sont celles qui sont converties en matières grasses. — C'est, en premier lieu, l'amidon, substance indigeste par elle-même, mais qui, réduite en dextrine, de dextrine en sucre et successivement en graisse, devient un des principaux éléments de la nutrition. Voici la marche de ces transmutations. La salive, le suc pancréatique et le suc intestinal — on nomme ainsi l'humeur versée dans la bouche par les glandes salivaires disposées autour de cette cavité, — celle qui est amenée dans la première portion de l'intestin grêle par la glande qui se trouve derrière l'estomac, enfin celle qui se trouve dans la deuxième portion de l'intestin et qui est sécrétée par les nombreuses glandules ou follicules disséminées dans le tégument muqueux ; — ces divers sucs, disons-nous, possèdent, à un haut degré, la faculté de convertir l'amidon en dextrine. Par cette première opération, cette substance, qui fait la base des céréales, devient soluble, par conséquent absorbable. La dextrine, à son tour, est convertie en sucre, et celui-ci, par divers degrés d'oxydation, est converti en acide lactique, puis en acide butyrique, point de départ des matières grasses qu'on trouve dans l'économie. Ces graisses, qui diffèrent selon qu'elles sont plus ou moins hydrogénées et carbonées, qu'elles sont neutres ou acides, sont émulsionnées par l'albumine et les sels du sucre pancréatique et de la bile ; quand cette émulsion n'est pas bien faite, la graisse surnage et il y a indigestion. Dans le cas contraire, elle est divisée en particules ou globules d'une extrême finesse qui lui permettent d'être absorbée, c'est-à-dire de s'introduire dans les vaisseaux, soit veineux, soit chylifères.

En traitant des fonctions du foie, nous avons fait

connaître sa propriété glycogénique, ou celle de fabriquer du sucre au moyen de la glycose — espèce d'amidon animal. — La formation des graisses n'est donc pas subordonnée complétement aux aliments introduits dans le corps, puisqu'un animal exclusivement nourri de viande présente, dans son sang, autant de matières sucrées qu'un autre auquel on n'aurait donné que des substances amyloïdes. Mais cette faculté de production a des limites, car l'animal soumis à l'un ou l'autre de ces régimes exclusifs finit par maigrir. — Nous parlons des animaux à régime mixte. — On comprend pourquoi les carnassiers sont maigres et efflanqués. — Un régime animal combiné avec beaucoup d'exercice, de l'eau pour boisson et, de temps en temps, un purgatif rafraîchissant peuvent corriger la tendance à l'obésité[1].

La digestion des substances albuminoïdes, leur transformation en une matière isomérique propre à l'absorption, s'opère par le suc gastrique, qui est acide. L'albumine est préalablement coagulée, puis dissoute par les alcalis et les sels. On demandera pourquoi cette coagulation? C'est afin que les sels puissent agir sur une masse plus compacte. De cette manière, aucun atome n'échappe. Ce n'est plus, à proprement parler, de l'albumine, c'est-à-dire une substance filante, indigeste, c'est un composé léger, transparent, se prenant en une espèce de gelée ou de lymphe plastique.

Éclairons ce fait par un exemple.—Toutes les ménagères savent que pour glacer le poisson il suffit d'y

[1] Voir quatrième Partie, *la Poudre rafraîchissante*.

jeter une poignée de sel et de le tenir dans un lieu frais.
Au bout de peu de temps, la chair qui était flasque,
terne, devient ferme, transparente, et quand on la fait
bouillir elle garde ces caractères et croque sous la dent.
C'est, si nous pouvons nous exprimer ainsi, de l'albumine élevée à sa deuxième puissance. La troisième
n'est pas en notre pouvoir : c'est l'albumine faite chair.

Si nous voulions un exemple pris dans l'économie,
nous le trouverions dans les constitutions. Voici deux
jeunes gens du même âge, mais leurs constitutions diffèrent. L'un est vif, pétulant, tout en lui respire le feu de
la jeunesse. Ses chairs fermes, ses formes nettement
accentuées, le carmin de ses joues, l'animation et la
franchise de son regard, l'énergie et la grâce de ses
mouvements indiquent un tempérament sanguin.
L'autre est pâle, languissant, sans énergie, ses chairs
sont molles, son teint mat ; c'est un lymphatique,
pour ne pas dire plus. Chez le premier la digestion
s'effectue avec facilité ; chez le second, elle est lente et
difficile. Eh bien, les faits démontrent qu'en salant
le lymphatique on modifie sa constitution. C'est le
traitement tant recommandé par le Dr A. Delatour,
dans la phthisie, et qui a trouvé trop peu d'imitateurs.

Le sel commun ou chlorure de sodium est donc
d'une absolue nécessité. En vain le fisc viendra-t-il
affirmer que cette précieuse substance n'est qu'une
superfluité pour l'homme, elle n'en restera pas
moins le principal facteur de la nutrition. — Nous
nous sommes assez longuement expliqué sur ce point
pour qu'il ne soit pas nécessaire d'y revenir.

Par les différentes opérations que nous venons de

passer en revue, les aliments sont convertis en une substance pulpeuse, homogène, d'un blanc laiteux, opalin, que les physiologistes ont nommée *chyle*. On comprend que ces actes, purement chimiques, s'accomplissent sous la direction et la surveillance de la vitalité des organes digestifs.

Aussi la digestion est-elle une opération des plus délicates, que le moindre trouble nerveux dérange. L'homme, sous ce rapport, est dans des conditions moins favorables que la brute, puisque, indépendamment de la délicatesse de son système nerveux, il a son impressionnabilité morale.

Une foule de maladies de langueur ou de consomption sont dues à cette dernière cause. Voyez le chagrin, la nostalgie. — Voici deux faits remarquables puisés dans notre pratique.

Un jeune paysan, d'une forte constitution, tombe à la conscription et en conçoit un profond chagrin. Il cherche d'abord à se faire renvoyer du service par son inconduite. — Vaines tentatives! les longues heures de cachot ne font qu'augmenter son spleen. Un jour, il se fait sauter le pouce de la main droite, espérant, par cette mutilation, se soustraire au lien fatal qui l'enserre; mais on le fait passer dans le train. — Dès ce moment il semble se résigner à son sort; il devient aussi bon soldat qu'il était mauvais avant. Mais la nostalgie l'a gagné; l'appétit se perd, une petite toux se déclare, le ventre et la poitrine se resserrent et perdent leur sonorité, enfin, les symptômes de la consomption se déclarent. Il obtient sa libération, mais trop tard. Nous avons reçu ce malheureux jeune homme dans notre service. Quelques jours après, nous faisions son autopsie. Jamais nous n'avons vu une tuberculose plus générale.

Voici le deuxième fait.

Un forgeron d'une taille athlétique, un de ces tempéraments de toute pièce qui ne savent pas résister aux entraînements des passions, est condamné à la détention à temps pour homicide. Il oppose à son sort la plus grande indifférence : l'atelier ne compte pas d'ouvrier plus vaillant, ni plus gai. C'est la philosophie stoïque dans ce qu'elle a de pratique. — L'idée de s'évader ne lui vient même pas, — il a le temps, car il compte bien reprendre un jour sa place dans la société : il a un certain avoir et une femme qui le fait fructifier. — Mais un jour il apprend que cette femme s'est remariée. A cette fatale nouvelle sa philosophie l'abandonne ; il devient taciturne et perd l'appétit. Bientôt il est obligé d'entrer à l'infirmerie. — Trois mois après nous faisions également son autopsie. Les poumons étaient littéralement envahis par la matière tuberculeuse.

Comme on le voit, la cause morale — le chagrin — a réagi sur le système nerveux, qui a été frappé d'atonie. L'estomac a reçu la première atteinte, puisque l'appétit a été comme coupé. La toux n'est survenue que lorsque la matière tuberculeuse eut commencé à se déposer dans les poumons.

Le chyle, ce liquide blanc laiteux dont il a déjà été question dans la première Partie de cet ouvrage, et dont un médecin de l'École d'Alexandrie entrevit la trace dans une chèvre tuée au moment de la digestion, — le chyle est un mélange de tous les principes de la digestion, puisqu'on y trouve des chlorures, des sels, du sucre qui n'est pas encore entièrement réduit en graisse, des graisses émulsionnées en petites vésicules, de l'albumine soluble. Ici se présentent donc tous les principes élémentaires que nous avons dit exister dans les aliments : du potassium, du sodium, du calcium, du magnésium, du fer, du fluor, du chlore, du phosphore, du soufre, de l'oxygène, de l'hydrogène, du carbone, de l'azote. Il y aurait une étude intéressante à faire sur l'influence que l'excès ou le manque de l'un ou l'autre de ces éléments exercent sur l'état physique et moral. Ainsi, sans nier l'importance du principe spirituel, il est hors de doute que l'état corporel est pour beaucoup dans l'énergie de nos actes. Le cerveau épuisé par de longues études répare ses forces par une alimentation dans laquelle les graisses phosphorées dominent. On a taxé les individus roux de fausseté ; est-ce parce qu'il y a beaucoup de soufre dans leurs humeurs ?

Poursuivons maintenant le chyle à travers les vaisseaux jusqu'au moment où il devient définitivement sang.

Nous avons reconnu deux ordres de racines, — les blanches et les rouges; — c'est par là que le chyle pénètre. — Une fois arrivé dans les veines, il se mêle rapidement au sang : c'est tout au plus si on peut distinguer, çà et là, quelques stries blanches sur la nappe rouge; mais ce sang, qui fait retour de toutes les parties de l'intestin et qui gorge ce vaste système

veineux auquel on a donné le nom de veine-porte,
est plus riche en éléments salins, en graisses et en
albumine soluble au moment de la digestion qu'après.
Or, c'est ce sang qui se rend au foie. Au delà de
cet organe, il n'y a plus qu'un sang homogène,
c'est-à-dire que les éléments du chyle ont été convertis
en sa propre substance. — Dans les chylifères, on
peut, à cause de la transparence de ces vaisseaux et
de la couleur laiteuse du chyle, suivre plus facilement
les transformations du liquide. Disons d'abord que
c'est à la présence des graisses divisées, comme nous
l'avons dit, en innombrables vésicules, — comme la
crème du lait, — que le chyle doit son état laiteux ;
car lorsqu'aucune graisse n'a été digérée, le chyle
est séreux et mérite à peine ce nom. Il en est de
même dans les constitutions atones et lymphatiques.

Nous ne décrirons pas les vaisseaux chylifères, bien
que ce soit un merveilleux spectacle que ces mille
canaux se détachant sur le fond transparent du péri-
toine, — comme une gaze d'argent.

Ces vaisseaux naissent à la surface de l'intestin par
de petites ampoules closes, comme les vaisseaux sé-
veux dans les spongioles des plantes. Çà et là, il y a
sur le trajet de ces vaisseaux des pelotes formées par
des entortillements, des spongiosités, qui ont évidemment pour but de retarder la marche du liquide, afin
de lui donner le temps de se transmuter. Jusqu'à ces
nœuds ou ganglions, le chyle offre une solution alcaline de chlorures et de sels, où prédominent le sel de
cuisine et le phosphate de soude, puis un peu de
sucre — si les aliments ont contenu des corps adipo-

gènes ou amylacés — des graisses neutres, un peu de savon oléique et margarique, c'est-à-dire des combinaisons d'acide oléique et d'acide margarique avec la soude et la potasse ; enfin de l'albumine soluble et de la fibrine. Cependant, cette substance n'est pas complétement identique à la fibrine du sang, car le principal caractère de cette dernière, c'est qu'elle se coagule spontanément aussitôt que le sang est tiré des vaisseaux, et même dans les vaisseaux, pour peu que la circulation éprouve un obstacle. Ce caractère, qui le rapproche du sang, le chyle le revêt après qu'il a traversé la série des ganglions. C'est donc une formation de toute pièce et non la fibrine empruntée aux aliments. — En même temps, le chyle commence à se colorer, c'est-à-dire qu'il présente une matière rouge se rapprochant de l'hématosine et qui contient de l'azote, du carbone, de l'hydrogène, de l'oxygène et un peu de fer. La quantité de fer est moindre que celle des quatre autres éléments, mais elle est régulière et indispensable. Il faut donc que cette matière se forme d'un corps albumineux et d'un sel de fer contenu dans le chyle.

On voit que le moment où le chyle va se confondre avec la masse du sang approche. En effet, les chylifères se réunissent en un canal qui débouche dans le système veineux, près du cœur. La plasticité du chyle augmente de plus en plus, ainsi que sa couleur rouge, au contact de la lumière. C'est donc déjà presque du sang.

Tel est le phénomène de la digestion. Qui pourrait méconnaître ce qu'il a d'essentiellement matériel ?

Sans doute on peut se récrier contre cette pensée tant soit peu bourgeoise de Molière :

Je vis de bonne soupe et non de beau langage.

Mais la culture de l'âme ne doit pas empêcher la culture du corps. Une plante est-elle moins intéressante à nos yeux parce qu'elle n'est ni pâle, ni languissante ? C'est une chose triste à dire : la race humaine est celle qui est la plus éprouvée de toutes. Pourquoi si peu d'élus sur un si grand nombre d'appelés ? S'il ne s'agissait que des aisances de la vie, nous passerions condamnation ; mais les plus strictes nécessités de la vie, comment tant de malheureux ne peuvent-ils y satisfaire ? C'est leur faute, dit-on. N'est-ce pas plutôt celle d'une organisation vicieuse ? L'homme, au milieu de la société, est quelquefois plus isolé qu'au sein des forêts. En vain offre-t-il son travail, on ne lui propose en retour qu'un salaire insuffisant. Vantons-nous, après cela, de notre civilisation, en présence de tant de misères visibles, sans compter les misères cachées, bien plus nombreuses encore !

Boissons.

Les boissons n'ont pas uniquement pour but d'étancher la soif en renouvelant l'eau du sang, mais d'introduire dans l'économie des matériaux d'autant plus utiles qu'ils sont plus facilement et plus rapidement absorbés. Sous ce rapport, il y a des différences : les unes pouvant entrer directement dans la circulation, les autres devant subir une élaboration ou digestion préalable.

L'eau est la boisson naturelle, soit l'eau de pluie, soit l'eau de source. Comme il n'est pas indifférent de se servir de l'une ou de l'autre, nous croyons devoir exposer sommairement leurs caractères et leurs qualités.

Eau de pluie.

Cette eau est moins sapide que l'eau de source, mais plus légère, puisqu'elle a été fouettée par le vent. Après les orages, on y trouve un principe électro-chimique auquel on a donné le nom d'*osone*, qu'on peut considérer comme de l'oxygène électrisé, ainsi qu'il résulte d'une expérience du professeur Van Marum, directeur du Tylers Genootschap de Breda (Hollande). Ce savant, ayant fait passer des étincelles électriques à travers un gros tube de verre rempli d'oxygène, s'aperçut qu'au bout de quelque temps ce gaz prenait l'odeur qu'on sent au moment où la foudre éclate. Les équipages privés d'eau potable savent combien la pluie recueillie après un orage est bienfaisante.

L'eau de pluie contient encore divers principes enlevés aux végétaux, comme de l'acide carbonique et de l'ammoniaque, de l'acide nitrique, de l'iode — si c'est aux bords de la mer où croissent des plantes renfermant ce métalloïde. — Il y a en outre, dans l'eau de pluie, quoique dans des proportions variables et en moindre quantité que dans l'eau de source, des sels, tels que le chlorure de sodium (sel commun), le chorure de potassium, de la chaux, de la terre amère, associés aux acides sulfurique et carbonique, du magnésium, du chlore, du manganèse, du fer.

L'eau de pluie peut servir de boisson si les différents sels que nous venons d'énumérer s'y trouvent. Le plus souvent ces sels y sont en quantité tellement infinitésimale que cette eau est peu potable. On peut, dans ce cas, l'amender en y ajoutant du sel commun. Dans nos polders, l'eau de pluie employée pour les animaux donne souvent lieu à des épizooties. — Il faut également attribuer au manque de principes salins l'état scorbutique des habitants de ces contrées. Dans les gorges profondes des montagnes, où l'on n'a guère que de l'eau de neige, la même cause, c'est-à-dire le manque de principes salins, concourt à produire le goître et le crétinisme.

Eau de source.

Cette eau varie dans sa composition suivant les terrains qu'elle a traversés. Ainsi, elle peut contenir, dans les proportions les plus variables, des terres et des alcalis, associés tantôt au chlore ou à l'acide sulfurique, tantôt à l'acide carbonique ou à l'acide nitrique, ainsi que du fer et du manganèse.

L'eau de source ne dissout pas le savon et est impropre à cuire les légumes ; nous avons dit pourquoi, c'est-à-dire à cause de la présence du sulfate ou carbonate de chaux. Il peut arriver cependant que l'eau de source ne dissolve pas le savon, mais permette cepen-

8.

dant de cuire les légumes; c'est lorsque les sels qu'elle renferme sont à base de magnésie et sont très-solubles.

L'eau de source est potable quand elle ne donne aucun précipité par les nitrates de baryte et d'argent, les eaux de chaux et de baryte. C'est ce qui a lieu pour l'eau distillée, bien que celle-ci ne saurait servir de boisson, étant dépouillée de ses principes salins, organiques et gazeux.

L'eau peut être impotable et malsaine à cause de matières végétales et animales en décomposition, comme celle qui filtre à travers les terrains marécageux. Une bonne eau est nécessaire à la santé; aussi le père de la médecine a-t-il mis une grande importance à préciser les conditions hygiéniques des localités, tant sous le rapport de leur exposition que de la nature de leurs eaux. (*De aere, locis et aquis.*)

L'eau étant la boisson naturelle, on peut en boire à sa soif, mais non jusqu'à distendre l'estomac et remplir le système vasculaire d'une quantité surabondante de liquide. Quoique ce dernier soit rapidement éliminé par les reins, la peau et les voies respiratoires, il peut en résulter une *pléthore aqueuse* et même l'apoplexie lorsque les vaisseaux présentent peu de résistance; de même que le boyau d'une pompe foulante crève sous une pression trop forte. C'est ce qui a pu faire croire à quelques personnes que l'usage de l'eau constitue un danger. — L'eau s'approchant de la congélation peut donner lieu à des coliques et des irritations intestinales. L'usage de l'eau glacée n'est donc pas sans danger pour les personnes qui ont le ventre délicat. Cette eau ne rafraîchit pas plus pour cela, puisqu'elle ne tarde pas à se mettre à la température du corps. Dans les fortes chaleurs de l'été, on se rafraîchit bien mieux avec du thé chaud, à cause de l'abondante transpiration que cette boisson tonique détermine. En effet, ce n'est pas extérieurement qu'il faut se rafraîchir, mais intérieurement, c'est-à-dire dans le sang même.

Le vin.

Tout le monde sait que le vin provient du raisin. Ce fut Noé, à ce qu'on dit, qui, ne se contentant pas de mordre la grappe à belles dents, eut l'idée d'en exprimer le jus et de le laisser fermenter.

Le vin est un composé d'eau et d'alcool, — les marchands savent cela de reste et ne se montrent avares ni de la fontaine ni du trois-six, — du sucre, de la dextrine, de la résine, une matière colorante, des acides, des sels. Le vin blanc contient une substance colorante particulière, d'abord d'un jaune d'huile, qui blanchit par les acides et brunit par les alcalis, — de sorte qu'on peut reconnaître par là si ce vin est acide ou alcalin, ce qui n'est pas indifférent pour l'usage. — Le jaune clair du *Riesling*, le jaune vif du *Muscat*, le ton cuivré du *Ruland*, le bleu rouge du *Bourgogne*, le brun foncé de quelques muscats constituent autant de variétés dans les vins. Le nombre des substances colorantes est probablement moins considérable qu'il paraît, car les acides et les sels du raisin en changent la couleur. — La substance colorante bleue rougit par les sels acides. — Quelquefois la substance colorante est mêlée à de la cire ; c'est cette dernière qui donne au vieux vin du Rhin sa couleur jaune d'or.

Les acides du vin sont ceux du raisin : l'acide tartrique, l'acide malique, peut-être aussi l'acide citrique. Ces acides s'associent souvent à l'acide tannique de la pellicule du raisin et, dans quelques espèces, à l'acide racémique, c'est-à-dire celui qu'on extrait des pédicules et dont la composition s'accorde avec celle de l'acide tartrique.

Comme la fermentation n'est pas terminée au moment où l'on met le vin en tonneau, tous les vins indistinctement contiennent une petite quantité d'acide carbonique. L'effervescence du vin mousseux de Champagne provient de la fermentation interrompue à dessein, et qui se continue dans la bouteille.

Les sels du vin sont, outre le tartre, le tartrate de potasse acide, le tartrate d'alumine faisant avec le tartrate de chaux un sel soluble ; le malate de chaux ; les chlorures de potassium, de sodium et de calcium ; le sulfate de potasse, le phosphate et le carbonate de chaux ; enfin de la magnésie, du fer et du manganèse. — Dans le vin rouge, la quantité des sels est plus grande que dans les vins blancs. Dans les uns et les autres, l'alcool, qui augmente par la seconde fermentation, précipite une partie de ces sels. On voit par là quels sont les inconvénients des vins jeunes ; ceux-ci peuvent donner lieu aux affections calculeuses, si fréquentes dans les pays où l'on boit le vin au tonneau, surtout quand, en même temps, on fait usage de spiritueux.

Tous les vins contiennent un éther qui produit l'odeur vineuse. Cet éther est combiné avec un acide organique particulier, qu'on nomme acide *œnanthique*. C'est cet éther œnanthique qui produit le bouquet du vin, lequel varie à l'infini. — Le vin du Rhin se distingue, entre tous les autres, par son bouquet. Celui-ci, pour se développer, a besoin d'une douce chaleur. — Déguster le vin est un art très-délicat. — Le bouquet du vin est encore dû à différentes combinaisons de l'éther avec l'acide butyrique, l'acide valérianique et l'acide acétique, comme dans les vins de Bordeaux.

L'éther étant plus volatile que l'alcool, il en est de même de ses combinaisons.

Nous avions besoin d'entrer dans les détails qu'on vient de lire, afin qu'on pût se rendre compte des effets du vin. — Les vins spiritueux ont une action forte et rapide. Ils produisent l'ivresse par leur alcool. Les vins cuits, c'est-à-dire ceux qu'on obtient du raisin préalablement séché au soleil, ont également une action puissante mais plus durable. Les vins qui n'ont fermenté qu'incomplétement et qui renferment beaucoup d'acide carbonique non combiné, ont une action vive, mais passagère. Ceux qui sont chargés d'une partie extractive — comme les vins de Bordeaux — ont une action durable. Les vins jeunes sont ceux qui ne se sont pas dépouillés d'une partie de leurs sels et des matières extractives. Ainsi que nous l'avons dit, c'est la seconde fermentation, c'est-à-dire celle qui s'effectue dans le tonneau, qui précipite ces sels, notamment le tartre, ainsi que l'acide tannique. Aussi ces vins sont-ils crus et indigestes ; leur bouquet ou l'acide œnanthique n'est qu'incomplétement développé.

Les falsifications qu'on fait subir au vin ont pour but d'augmenter sa force par l'adjonction de l'alcool, et de lui donner un goût sucré par les sels de plomb, qui produisent des coliques, la paralysie des intestins et une constipation opiniâtre.

Dans les effets du vin, il faut distinguer ceux qui sons dus au vin lui-même de ceux qui sont le résultat de ses falsifications. Ainsi, les vins surchargés d'alcool produisent l'effet de ce dernier, c'est-à-dire une ivresse grossière.

C'est dans les pays où le vin est la boisson du peuple et où chacun faisant sa récolte on est certain qu'il n'est pas frelaté, qu'on peut juger de l'influence de cette liqueur sur l'état physique et moral des populations. Voici ce que dit à ce sujet Cabanis, dans son ouvrage : *Les Rapports du physique et du moral.*

« Par l'habitude des impressions heureuses qu'il occasionne, par une douce excitation du cerveau, l'usage du vin nourrit et renouvelle la gaieté, maintient l'esprit dans une activité constante et facile, fait naître et développe les penchants bienveillants, la confiance, la cordialité. Dans les pays de vignobles, les hommes sont, en général, plus gais, plus spirituels, plus sociables ; ils ont des manières plus ouvertes et plus prévenantes. Leurs colères sont caractérisées par une violence prompte, mais leurs ressentiments n'ont rien de profond, leurs vengeances rien de perfide et de noir. L'abus du vin, comme des autres stimulants, peut sans doute détruire les forces du système nerveux, affaiblir l'intelligence, abrutir, tout à la fois, le physique et le moral de l'homme ;

mais, pour produire de tels effets, il faut que cet abus
soit porté jusqu'au dernier terme ; il est même rare
qu'il les produise sans le concours des *esprits ardents*
(les spiritueux) auxquels les grands buveurs finissent
presque toujours par recourir, quand le vin n'agit
plus assez fortement sur leur palais et leur cerveau.
J'ai connu beaucoup de vieillards qui, toute leur vie,
avaient usé largement du vin, et qui, dans l'âge le
plus avancé, conservaient encore toute la force de
leur esprit et presque toute celle de leur corps. Peut-
être même les pays où le vin est assez commun pour
faire partie du régime habituel sont-ils ceux où, proportion gardée, l'on trouve le plus d'octogénaires, de
nonagénaires, actifs, vigoureux et jouissant pleinement de la vie. »

Les vins ont le caractère de leur pays et les hommes
celui de leurs vins. On comprend que ces circonstances se tiennent. Il y a quelques années, dans un
voyage aux bords du Rhin, nous nous trouvions dans
un de ces hôtels confortables répandus le long des
rives pittoresques du fleuve. C'était l'heure où les habitants de la localité viennent boire leur vin national,
soin auquel ils ne manquent jamais. Chaque buveur
était là silencieux et comme absorbé dans la fumée de
sa pipe. L'orchestre jetait dans la salle ses accords
tant soit peu criards, tels qu'on les aime dans la patrie
des Mozart et des Beethoven. Tout à coup, comme par
une secousse électrique, tous ces buveurs, jusque-là
étrangers les uns aux autres, s'animent ; de joyeux
propos s'échangent d'un bout de la salle à l'autre. La
glace était rompue ; le vin du noble fleuve venait

d'avoir raison de ces tempéraments plus froids à la surface qu'au fond et qui caractérisent cette portion de la race germanique. Il n'y avait pas là de gens ivres, mais des individus animés par la douce chaleur du Steinberger et du Johannisberg.

La bière.

La bière est-elle un aliment plutôt qu'une boisson? A voir la corpulence des buveurs de bière de profession, on doit pencher pour la première opinion; mais, d'un autre côté, la bouffissure, l'embonpoint mollasse, spongieux, comme celui des animaux nourris avec de la drèche, doivent faire admettre que ce n'est pas une nourriture de bon aloi. En effet, la bière, produit du blé qui a germé, contient beaucoup de dextrine, du sucre, de l'acide lactique ou acétique dû à la fermentation du sucre et de l'alcool. Les principes extractifs dépendent du mode de fabrication : la lupuline, si c'est avec le houblon, du gentianin, si c'est de la gentiane, etc.

On trouve, en outre, dans la bière, des combinaisons de potasse, de chaux et de terre amère avec les acides sulfurique et phosphorique, accompagnant l'acide carbonique dont la quantité est d'autant plus grande que le sucre a moins fermenté lorsque la bière a été mise en bouteille; on peut rendre la bière mousseuse en y ajoutant du sucre, et, mieux encore, des fruits secs, par exemple du raisin, dans lequel la substance fermentescible et le ferment, le sucre et la levûre se rencontrent tous deux. Le malt, fortement séché, donne à la bière une couleur plus ou moins foncée.

Quelques bières provoquent une ivresse dange-reuse, ce sont celles qui sont falsifiées avec des subs-tances excitantes, par exemple le *cocculus indicus*, qui renferme un principe analogue à celui des strych-nées et pousse au désordre des sens.

Les bières gonflent et produisent l'embonpoint parce qu'elles sont formées, en grande partie, d'élé-ment hydro-carbonés. Prises en quantité raisonnable, elles activent la respiration; comme dit le peuple, « elles donnent de l'haleine. » C'est donc la boisson du travailleur : aussi, ne comprenons-nous pas pourquoi l'on fait à l'ouvrier un reproche d'aller au cabaret. Ce reproche devrait plutôt s'adresser à ceux à qui les aisances de la vie enlèvent ce prétexte. Mais pour ces derniers, il y a encore un motif : la bière appesantit plutôt qu'elle excite; ainsi, si, la journée finie, on va à l'estaminet, c'est presque comme une transition au repos de la nuit.

Le thé, le café.

Autant la bière alourdit le cerveau, autant le thé et le café le stimulent et relèvent les forces, quand toutefois on n'en fait pas abus. Fontenelle répondait à ceux qui lui faisaient des représentations sur son goût pour le café : « Que voulez-vous, c'est un poison lent. » Et en effet, toujours s'empoisonnant, il entra très-avant dans ses quatre-vingts ans. Le même reproche a été fait à Balzac — non le premier, mais le peintre immortel de tant de portraits contemporains — qui mourut dans la force de l'âge. Mais cela n'a rien qui doive étonner quand on songe à son genre de vie. Il se couchait à six heures du soir, se faisait réveiller à minuit et travaillait jusqu'au jour à grand renfort de café noir. Balzac était replet, ce qu'il faut attribuer à sa vie sédentaire. Beaucoup de littérateurs sont dans ce cas, du moins ceux qui trouvent dans leurs travaux une certaine aisance, ce qui est peut-être un mal, car avec l'aisance vient la paresse de l'esprit.

Pour que le café et le thé fussent malsains, il faudrait qu'ils renfermassent des principes nuisibles ; ce qui n'est pas. On peut même dire que ce sont des aliments complets, puisqu'ils contiennent des matières azotées, hydro-carbonées et des sels. Les matières azotées sont, la légumine, la théine et la caféine, les deux dernières donnant l'arome. Dans le thé, cette base aromatique est combinée avec l'acide tannique ; dans le café, avec un acide particulier nommé chlorogénique. Les matières hydro-carbonées sont, la dextrine, le sucre, des corps gras fixes, des huiles volatiles. — Les substances inorganiques consistent principalement en acides phosphorique et sulfurique unis à la potasse et à la chaux, en terre amère, en oxyde de fer, en manganèse, en chlore, etc.

Le thé et le café ont besoin de subir un certain degré de torréfaction pour que leur arome se développe. De même l'eau bouillante, en coagulant l'albumine, rend l'infusion plus légère et plus savoureuse.

Pour avoir de bon thé, on commence par jeter la première eau qui est amère, astringente à cause du tan-
nate de théine. Le lait, surtout la crème, n'a alors
aucun inconvénient, puisqu'il ne forme pas de coagulation et que la boisson est plus onctueuse au palais
et à l'estomac. Après le repas, le café sans lait est
cependant plus digestible.

Le thé—nous entendons par thé celui qui est chargé
de tous les principes de cette feuille et non une infusion d'eau chaude, bonne tout au plus pour les indigestions, — n'a pas l'action excitante du café ; comme
ce dernier cependant, il empêche de dormir si on le
prend trop tard dans la soirée, ou l'estomac vide.
C'est la boisson de la conversation par excellence,
surtout quand il est servi par une main aimable.
Dans les pays brumeux — comme la Hollande — l'u-
sage du thé a introduit une véritable révolution sociale.

L'établissement de cafés publics a eu une grande
influence sur l'esprit philosophique, intellectuel et politique des populations : aussi les premiers cafés qui
furent ouverts à Constantinople reçurent-ils le nom
d'écoles de science. Ce fut au café Procope que furent
agités les principes que 89 devait sanctionner. Chez
les Turcs, l'opium est venu calmer les tendances
à l'esprit d'opposition. N'avons-nous pas l'action en-
dormante de certains journaux politiques ?

Boissons spiritueuses.

> Boire quand on n'a pas soif,.... c'est ce qui
> nous distingue des autres bêtes.
>
> (BEAUMARCHAIS.)

On a dit, avec raison, que l'homme n'a souvent pas de plus grand ennemi que lui-même. — Cela est surtout vrai pour ceux qui empruntent aux boissons alcooliques des excitations indignes de leur nature morale.

Nous dirons cependant que les spiritueux, pris avec mesure, peuvent être utiles dans certaines localités et pour certaines professions, par exemple, dans les climats brumeux et pour les travaux fatigants. — Malheureusement, c'est cette utilité même qui fait naître l'abus ; aussi faut-il se garder d'en laisser s'établir l'habitude, laquelle, comme on sait, est une seconde nature, d'autant plus impérieuse qu'elle ne se rattache à aucun besoin réel.

On a considéré les boissons alcooliques comme un aliment respiratoire ; mais des expériences récentes ont fait voir qu'elles ne servent à aucun usage dans l'économie, puisqu'elles sortent du corps comme elles y sont entrées, c'est-à-dire à l'état d'alcool. Nous croyons devoir donner ici un aperçu du beau travail de MM. Ludger Lallemand, Maurice Perrin et Duray, couronné par l'Académie des sciences de Paris, dans sa séance du 23 décembre 1861, et qui a pour titre : *Rôle de l'alcool et des anesthésiques dans l'organisme.*

Après avoir recherché, avec le plus grand soin, les

méthodes les plus rigoureuses pour déterminer la présence de l'alcool dans les tissus et les humeurs de l'organisme, les auteurs du mémoire ont suivi, pas à pas, le liquide après son introduction dans l'estomac. Ils ont d'abord constaté que l'alcool étendu est absorbé avec une grande rapidité, qu'il passe de là dans le sang et se dirige vers les poumons, d'où il est en grande partie exhalé à l'état d'alcool. Mais les poumons ne sont pas l'unique voie d'élimination : peu de temps après l'absorption du liquide, on en retrouve, au moyen des réactifs, des traces dans les urines et la sécrétion cutanée.

Après avoir déterminé ainsi les voies d'élimination, les auteurs du mémoire ont recherché si certains organes ne fixaient pas l'alcool dans leur tissu, et dans quelle proportion. — Voici le résultat auquel ils sont arrivés.

TABLEAU

des parties du corps où l'alcool se fixe.

PARTIES OU ORGANES.	QUANTITÉS D'ALCOOL.
Sang......................	1 partie.
Foie......................	1.45
Cerveau..................	1.75

Il y a donc une véritable localisation de l'alcool, qui s'accumule dans certains tissus par une sorte d'affinité spéciale. Ce résultat expérimental avait déjà été théoriquement prévu par M. Virchow, dans ses *Leçons de pathologie cellulaire*, comme il résulte du passage suivant :

« L'étude des phénomènes pathologiques et pharmaco-dynamiques nous force à admettre des affinités entre certains tissus et certaines substances. Ces affinités doivent être dérivées de la composition chimique des diverses parties. Les unes sont plus disposées que les autres à absorber les principes particuliers du sang qui les avoisine. » (Page 105.)

Ces considérations de l'illustre anatomo-pathologue de Berlin, sont rigoureusement démontrées pour le foie et le cerveau. L'injection de l'alcool dans les veines a donné le résultat suivant :

Sang.............. 1   partie.
Foie.............. 1,75
Cerveau.......... 3

On comprend ce que la saturation des parenchymes organiques par l'alcool doit amener de maladies. Tous les tissus de l'économie finissent par être imprégnés ainsi, et exhalent une forte odeur d'alcool. Aussi, lorsque l'individu qui est dans ces conditions s'approche de la flamme, il prend feu comme le ferait un pudding au punch. C'est ce qu'on nomme « la combustion spontanée, » parce qu'on a pu croire que le corps prenait feu de lui-même.

Par suite de l'abus des boissons alcooliques, l'estomac se ramollit et devient incapable de digérer. Les sucs digestifs ne se forment point ou sont détruits.

— L'ivrogne n'a jamais faim, mais toujours soif; quoiqu'il brûle à l'intérieur, l'eau lui fait horreur; il lui faut des excitants de plus en plus forts. — Quelquefois l'estomac, ayant subi l'état pultacé, s'ulcère ou se déchire et laisse échapper les matières qui s'épanchent dans les parties environnantes, soit dans l'abdomen, soit dans la poitrine; et comme il y a beaucoup de gaz dans le viscère, ils distendent le tissu cellulaire et ballonnent le corps comme une outre. Nous avons assisté à cet horrible spectacle chez un individu qui depuis quelques années s'était adonné aux boissons alcooliques. L'ouverture du corps nous a permis de constater la rupture de l'estomac à l'endroit où il était ramolli.

De pareils exemples doivent être rappelés afin d'inspirer pour l'ivrognerie la juste aversion qu'elle mérite.

Les conséquences morales de cette passion ne sont pas moins déplorables. L'individu saturé d'alcool n'est plus un homme; il est même descendu au-dessous de la brute. Les alternatives d'excitation et d'affaissement auxquels il est soumis le rendent incapable de tout travail intellectuel. Tout son corps est agité d'un tremblement convulsif, qui ne cesse momentanément que lorsqu'il a pris sa dose ordinaire de spiritueux. Le moindre mouvement fébrile amène chez lui le délire nerveux, caractérisé par une grande agitation, une insensibilité physique, un état d'anesthésie, au point qu'on voit des blessés enlever leur pansement et jouer avec leurs membres fracturés.

Voici comment le célèbre. Hufeland résume les funestes effets des boissons alcooliques.

« Les liqueurs spiritueuses, sous quelque nom qu'on les désigne, abrègent la vie. C'est, en quelque sorte, un feu liquide qu'on avale. Elles accélèrent la consommation intérieure à un point effrayant et détruisent la vie pour ainsi dire à petit feu. En outre, elles engendrent des âcretés, font naître des maladies de la peau, dessèchent la fibre, lui communiquent un excès de rigidité, amènent la vieillesse avant le temps, enfin occasionnent la toux, l'asthme, diverses affections des poumons et l'hydropisie. »

En d'autres termes, les boissons spiritueuses produisent des inflammations chroniques, qui toutes tendent au ramollissement des tissus, effets surtout très-marqués au cerveau, au foie et à l'estomac. Le sang subit une véritable dissolution, et, comme dit le vulgaire, « tourne en eau. » — Le buveur de spiritueux est insensible au moral comme au physique : son cerveau alourdi n'a plus que des éclairs de lucidité quand à force d'excitations nouvelles il parvient à sortir de son état léthargique. Car telle est la fatalité à laquelle le malheureux est rivé : il ne mange plus parce que son estomac est incapable de digérer ; il faut qu'il boive, qu'il boive toujours ! c'est le supplice de Tantale renversé. En effet, ce qu'il y a de déplorable dans l'usage des boissons alcooliques, c'est la sujétion à laquelle elles condamnent celui qui s'est laissé aller à leur dangereux enivrement. La plupart des passions s'éteignent d'elles-mêmes, leur abus entraînant la satiété ou bien la déperdition des forces. Les spiritueux donnent une force artificielle qui amène rapidement leurs victimes au tombeau. « Qu'on ne croie pas échapper aux inconvénients de l'eau-de-vie, dit Hufeland, en n'en buvant qu'une petite quantité chaque jour, ou en faisant usage de liqueurs douces et agréables. Ces liqueurs ne flattent que le palais ; arrivées dans l'estomac, elles se dépouillent de cette enveloppe sucrée qui masque leur véritable caractère, et leur feu naturel n'en agit qu'avec plus de force. D'un autre côté, quelque peu d'eau-de-vie qu'on boive journellement, ce peu ne laisse pas que d'agir, et ce qu'il y a de plus fâcheux, c'est qu'on ne s'en tient jamais là et qu'on en augmente chaque jour la quantité. Lorsqu'on a contracté une semblable habitude, il ne faut pas y renoncer tout d'un coup, quoiqu'en essayant de s'en défaire peu à peu on coure le risque d'y persévérer. En ce cas je crois pouvoir conseiller une méthode qui a déjà réussi et qui consiste à faire tomber, chaque jour, huit ou dix gouttes de cire à cacheter au fond du verre dont on se sert habituellement. Par ce moyen on boit, chaque jour, cinq, huit ou dix gouttes d'eau-de-vie de moins, et l'on arrive peu à peu au moment où, le verre étant plein de cire, il ne reste plus de place pour la liqueur. »

Le moyen indiqué par Hufeland est presque puéril, mais il montre la force de l'habitude. Chose pénible à dire : quand l'ivrogne est arrivé à ce point d'excitation qui produit le délire, il n'y a pas d'autre milieu : ou de lui rendre son stimulant habituel — l'alcool — ou de le calmer par l'opium. L'alcool ! l'opium ! les deux facteurs de la mort : l'abrutissement avant l'anéantissement ! — Nous ne parlons pas de l'usage thérapeutique de l'opium, en général si efficace, mais de l'opium pris

9.

en vue d'une habitude déplorable. — L'opium a sa raison d'être, mais les boissons spiritueuses sont le produit de ce désir effréné qui nous pousse à la jouissance quand même.

Art culinaire.

La brute mange, l'homme seul dîne, c'est-à-dire qu'il s'assied à table non pour satisfaire un vorace appétit, mais pour réparer ses forces, tout en goûtant le plaisir de la conversation. Rien de triste — nous allions dire de sinistre — comme un mangeur solitaire. — Comment se fait-il qu'on n'ait jamais pris au sérieux l'art culinaire, au point qu'il est devenu le partage d'obscurs praticiens la plupart ignorants des règles les plus simples de l'économie domestique? Cet art a fait cependant l'objet des études d'esprits brillants et a eu ses fanatiques, ni plus ni moins qu'une religion. Mais à côté du culte, il y a eu également l'anathème, au point qu'on dirait que l'humanité n'a jamais eu d'ennemi plus dangereux. « L'art culinaire, s'écrie le vénérable Hufeland, est une invention diabolique et l'une de celles qui contribuent le plus à abréger nos jours. C'est un art d'autant plus perfide qu'il s'adresse surtout à notre sensualité, et qu'au lieu de réparer nos forces, il les énerve. Avec lui, on est toujours enclin à manger plus qu'on ne le devrait; on a, comme on dit, les yeux plus grands que l'estomac, et ce viscère, véritable esclave, reçoit deux et trois fois plus de besogne qu'il n'en peut faire. — L'art de la cuisine a principalement pour but de produire des combinaisons nouvelles, des stimulations inconnues et les plus contraires à la nature ; d'où il résulte que des substances qui n'ont pas des qualités malfaisantes par elles-mêmes, en acquièrent par le seul fait de leur union. — Le doux, l'amer ne sont pas nuisibles séparément, mais pris ensemble ils peuvent le devenir. Les œufs, le lait, le beurre, la farine sont, chacun en leur particulier, très-faciles à digérer ; mais qu'on en fasse un gâteau bien compacte, bien gras, et l'estomac aura beaucoup de peine à l'attaquer. »

Nous devons faire ici une réserve que le lecteur, du reste, aura déjà faite. Les œufs, le lait, le beurre, la farine pris chacun en leur particulier, ne sont pas d'une digestion aussi facile que Hufeland le prétend, et c'est au contraire en les combinant qu'on facilite l'action de l'estomac. Les pâtisseries compactes, grasses, c'est ce qu'un bon cuisinier sait éviter. Hufeland était Allemand, il n'entendait pas la cuisine telle que les Français la préfèrent, c'est-à-dire délicate, quintessenciée ; il veut que les aliments pénètrent dans le corps sous une forme un peu grossière, afin que les dents soient plus longtemps à les broyer et l'estomac plus lent à les digérer. — Nous concevrions l'argument en temps de disette ; ainsi, les malheureux ouvriers irlandais, pour tromper leur faim, avalaient des boulettes de terre glaise ! — Hufeland attribue les maladies de l'estomac aux raffinements de la table ; mais c'est au contraire chez le pauvre, à cause de sa nourriture grossière, que ces maladies sont les plus fréquentes. Depuis que la cuisine a été perfectionnée, les affections organiques de l'estomac ont notablement diminué, et quand on les rencontre, c'est surtout chez les campagnards peu soigneux dans le choix de leur alimentation. « Le propre de la cuisine moderne, dit encore l'auteur que nous réfutons, est de faire pénétrer les aliments dans notre corps sous le plus petit volume possible. » — Nous dirons que c'est là son triomphe. — Hufeland veut qu'on leste l'estomac, ce viscère ayant une capacité en rapport avec la taille. Nous répondrons que c'est nous qui faisons cette capacité, ample ou restreinte selon la manière de nous nourrir. Louis XIV était grand mangeur et une relation du temps nous a donné la nomenclature des nombreuses entrées qui paraissaient à sa table, entrées auxquelles il faisait indistinctement honneur. A l'autopsie on lui trouva un estomac deux fois aussi volumineux que chez un homme d'une taille ordinaire. Mais il est évident que cette disposition a été l'effet et non la cause du robuste appétit du grand roi. Aussi, que de soucis il donna à ses malheureux médecins pour parer aux effets de cette gloutonnerie extra-royale ! Nous nous expliquerions mieux la chose chez nos pauvres ouvriers, qui n'ont pour se nourrir que du pain et des pommes de terre.

Selon Hufeland, l'art du cuisinier est notre plus redoutable ennemi parce qu'il s'adresse à notre sensualité. Mais si nous n'étions gourmets, nous serions gloutons, et c'est là ce qui nous ferait ressembler à la brute, qui, quand elle est repue, s'endort ; tout son être semble se concentrer dans son estomac. — Ceci rappelle un délicieux tableau de notre excellent peintre Madou. Un individu gros, gras, rou-

geaud est seul à une table. Le débraillement de sa
toilette, sa face apoplectique font voir combien il a
fait honneur au repas, dont les restes dénotent un
menu qui a été loin d'être délicat. Il est littéralement
plein ; il dort et ronfle. Un peintre vient de prendre
son croquis et les assistants d'éclater en rires bruyants
à la vue de ce portrait burlesque. — Pour compléter
la scène, un chat et un chien jettent un air de con-
voitise sur la table, ne s'apercevant pas qu'elle est rase.
A cette scène nous en opposerons une autre. Quelques amis sont réunis à table ; le menu est délicat ;
les vins généreux circulent et provoquent de francs
ébats. La scène n'a peut-être qu'un défaut, c'est d'être
trop bruyante ; mais enfin il n'y a là ni gens qui dorment, ni gens qui ronflent. — Nous recommandons
ce pendant au pinceau spirituel de notre ami Madou.

Peut-être serait-ce ici le lieu de dire l'influence que
la table a exercée sur la marche de l'esprit humain.
Du temps des Grecs, c'était dans ces réunions entre
gens capables de se comprendre, que s'agitaient les
questions de politique, de littérature, de philosophie.
Plutarque, dans ses Symposiaques, nous fait assister
à ces conversations si fines, si délicates, qu'on voit
que manger n'était là que le prétexte. Nos pères esti-
maient fort les soupers entre amis, et les ouvrages les
plus spirituels, les plus piquants n'ont eu souvent
d'autre origine. C'est dans une de ces réunions que
naquit la comédie des Plaideurs. Aujourd'hui, on ne
soupe plus ou plutôt les soupers sont de banales
orgies où le champagne frelaté et le tabac sophistiqué
trônent en maîtres. — Aux fruits jugez l'arbre !

Nous pensons donc que l'art culinaire, loin d'être un fléau pour l'humanité, en est le bienfaiteur, dans ce sens qu'il nous permet de vaquer, à la fois, aux besoins du corps et de l'esprit, et que cet art est l'expression la plus vraie de la civilisation. Tous les tyrans ont été des mangeurs solitaires par crainte d'être empoisonnés. Philippe II d'Espagne, au fond de l'Escurial, contracta à sa table muette ce noir fanatisme qui lui fit livrer tant de victimes aux bûchers de l'Inquisition. Mortifier le corps, ce n'est pas élever l'âme, c'est au contraire l'abrutir, c'est la rendre insensible à tous ces dons qui nous viennent de Dieu et dont il nous a permis de jouir parce que la jouissance implique un devoir, celui de ne pas dépasser la limite du bon et de l'honnête.

Au point de vue de l'économie domestique, l'art culinaire est une nécessité, et nous sommes de l'avis de Molière contre ces femmes pédantes qui voudraient faire croire aux personnes de leur sexe qu'elles sont appelées à partager les hautes spéculations de l'homme. Soigner son ménage est le premier devoir de la femme, comme aussi sa jouissance la plus pure. Cela l'empêche-t-il de développer son intelligence? N'est-elle pas douée d'une finesse, d'un tact qui met souvent la science la plus profonde en défaut? — Les femmes des héros d'Homère qui président à tous les travaux domestiques et y prennent une part active, en sont-elles moins intéressantes à nos yeux et inspiraient-elles moins d'amour et d'estime à leurs maris? Dans le gynécée, où la femme se livrait à la première éducation de l'enfant, son rôle était-il amoindri? Cette éducation valait bien sans doute celle de nos jours où la femme accepte volontairement sa déchéance parce qu'elle n'a pas compris, ou plutôt parce qu'on ne lui a pas fait comprendre l'importance de sa mission.

Ce n'est donc pas d'économie politique, mais d'économie domestique que la femme a à s'occuper ; et ici nous plaçons en première ligne l'art culinaire, comme le plus important de tous, puisqu'il tend à la conservation de la santé.

Dans les classes inférieures de la société cet art est tout aussi utile : l'ouvrier serait moins misérable s'il avait une bonne ménagère ; sa femme mérite moins ce nom que celui de sa femelle. — Il y a des exceptions, mais malheureusement rares. En tous cas, ce n'est pas à elle qu'il faut s'en prendre, mais à la société qui l'enlève à ses occupations naturelles pour la jeter dans ces rudes travaux où son mari ne voit plus en elle que son compagnon en sueurs et en fatigue. Pourquoi l'estimerait-il, puisqu'il ne lui doit aucune joie domestique ? Le plus souvent il l'associe à ses débauches, complétant ainsi l'analogie et s'habituant de plus en plus à y voir une réalité.

Dans les classes moyennes de la société la femme, par son esprit frivole et dépensier, n'est-elle pas une source de malaise, quelquefois de ruine pour son mari ? C'est la vanité de ce dernier qu'on est tenté d'en accuser ; erreur profonde, car il ne saurait y avoir de vanité à se sentir entraîné hors de sa route. Ici encore l'éducation domestique fait défaut à la femme ; elle raisonne d'art, de littérature, et ignore quels sont ses devoirs d'épouse et de mère. Combien observe-t-on de Corné-

lies parmi elles, et combien n'y en a-t-il pas qui préfèrent l'éclat d'une parure de diamants à ces scintille-
ments bien autrement doux à l'esprit et au cœur,
d'enfants bien élevés et d'un intérieur bien tenu? En
Allemagne, — on n'accusera pas la patrie de Goëthe et
de Schiller d'être retardataire en fait de civilisation, —
en Allemagne, l'éducation des jeunes personnes est, à
la fois, intellectuelle et domestique. Chacune, à tour de
rôle, vaque aux soins du ménage ; le linge, la table, la
cave, aucune d'elles n'est embarrassée d'en prendre la
direction générale. Cela ne les empêche pas d'être ins-
truites et même auteurs au besoin, privauté que nul
ne leur conteste, parce qu'elles en usent avec simplicité et bon sens. Qui n'a lu les ouvrages si vrais de
madame Bremer? Son *Foyer domestique*, ses *Voisins*,
ses *Filles du Président* sont des modèles d'observation fine, délicate, mais sans pédantisme. Avec quel
tact elle sait découvrir le caractère des enfants et indiquer les ménagements qu'il faut pour ne pas les aigrir
en les corrigeant. Madame Bremer n'oublie pas l'art
culinaire et elle met à la disposition de ses lectrices
mainte et mainte recette, maints procédés économi-
ques dont il ne tient qu'à elles de profiter.

Comme complément de l'éducation des jeunes personnes, nous voudrions donc qu'on leur enseignât la
cuisine, leur chimie à elles. Elles connaîtraient ainsi,
par la théorie, ce qu'elles ne savent que par routine
et ce que le plus grand nombre d'entre elles ignorent
complétement.

V

EXCRETA. — EXONÉRATIONS. — EXCRÉTIONS.

Le contagium per se. — Les gaz intestinaux et l'école de Salerne. — Cause des vapeurs. — Des sécrétions excrétoires. — La bile. — L'urine. — La sueur. — Causes des maladies. — Retour de la médecine à l'humorisme.

Gaz intestinaux.

Nous allons souvent chercher la cause de nos maladies fort loin, quand elle est en nous, c'est-à-dire que nous sommes une cause de contagion à nous-mêmes, — *contagium per se.* — S'il faut une surveillance à l'entrée, à plus forte raison en faut-il une à la sortie.

Parmi les produits excrétoires se placent les gaz intestinaux, notamment l'hydrogène et ses composés, sulfurés ou carbonés. Ces gaz, étant absorbés, donnent lieu à des altérations du sang, à des troubles du système nerveux. — Une petite-maîtresse jetterait de hauts cris si on lui disait crûment la cause de ses vapeurs, comme l'a fait l'école de Salerne :

Quatuor ex vento veniunt in ventre retento
Spasmus, hydrops — colica — vertigo, hæc res probat ipsa.

(CHAP. IV.)

Chez les personnes débiles ou avancées en âge, il se forme toujours de l'hydrogène. Ce gaz, en passant à l'état proto ou deuto-carboné, devient asphyxique. — Dans notre ouvrage sur le *Choléra indien*, nous avons cité des cas de cyanoses artificielles produites chez des lapins en leur faisant respirer ce gaz.

L'hydrogène sulfuré a pour origine l'altération des substances albuminoïdes au contact de l'air, ou bien la désoxydation des sulfates en présence des matières organiques. C'est un gaz très-délétère qui donne lieu à la céphalalgie, avec abattement général, chaleur sèche de la peau, soif, inappétence, symptômes qui peuvent dégénérer en véritable fièvre typhoïde.

Sécrétion biliaire.

Après les gaz, il y a les sécrétions excrétoires qui nécessitent une surveillance incessante. Nous entendons par sécrétions excrétoires celles dont le produit est rejeté comme inutile ou nuisible à l'économie. Ici se présentent donc la bile, l'urine et la sueur.

La bile, qui est versée en quantité considérable dans l'intestin, par son alcali, détruit l'acidité du chyme ou de la pâte alimentaire. C'est déjà un premier service ; car pour peu que cette acidité persiste, nous éprouvons des coliques. — On avait cru à une saponification des graisses par cet alcali et celui du suc pancréatique, mais cette théorie est généralement abandonnée aujourd'hui. En effet, l'alcalinité de ces produits de sécrétion, très-faible, est saturée, et au delà, par l'acide du suc gastrique entraîné avec le chyme dans l'intestin grêle.

Des expériences récentes ont fait voir combien l'exonération ou la décharge du foie est importante pour la conservation de la santé, puisque la bile, si elle n'est pas évacuée en temps, tourne son action contre le foie lui-même et le désorganise en dissolvant ses cellules. « Quand on examine, dit M. Cl. Bernard, les propriétés de la bile au point de vue de l'intoxication ictérique et des effets possibles de sa résorption, on lui trouve un caractère spécifique que ne présente aucun autre liquide sécrété. — La bile aurait la propriété de dissoudre les cellules du foie ; — les médecins français, qui récemment sont allés à Lisbonne pour étudier la fièvre jaune, sont revenus unanimes sur ce point. »

La bile entraîne avec elle les matières nuisibles introduites dans le sang : ainsi, des substances minérales injectées dans les veines d'un animal apparaissent très-vite dans la bile et en disparaissent aussi rapidement, tandis qu'elles sont difficilement éliminées par les urines. L'expérience suivante de M. Cl. Bernard démontre cette élimination, si importante au point de vue des absorptions morbides.

Après avoir établi, sur un animal, une fistule biliaire, M. Bernard a injecté une faible quantité de sulfate de cuivre dans les veines. Au bout de peu de temps, la présence du sel métallique a été sensible dans la bile, tandis que les urines n'en présentaient pas la moindre quantité.

Ce résultat n'a rien qui doive étonner : le foie est

l'organe dépurateur par excellence, puisque c'est par là que toutes les matières toxiques passent avant d'être introduites dans l'économie. Aussi, dans la recherche des poisons, c'est sur le foie, en premier lieu, que les médecins légistes font porter leurs analyses. Un procès célèbre a mis cette nécessité en évidence ; il est vrai qu'un chimiste a affirmé, à cette occasion, qu'il aurait tiré du fauteuil du président autant d'arsenic que du foie de la victime ; mais une affirmation n'est pas une démonstration.

Ce que nous venons de dire des poisons s'applique aux miasmes produisant des fièvres intermittentes et les fièvres continues contagieuses. (Voir Fermentations.) — C'est donc une idée ingénieuse des anciens d'avoir fait du foie les thermopyles du corps ; — *Vena portarum, Porta malorum.*

On évalue la quantité de bile sécrétée chez l'homme, dans les vingt-quatre heures, à 900 grammes. — Sur un lapin auquel ils avaient pratiqué une fistule biliaire, MM. Bidder et Schmidt ont recueilli, dans le même espace de temps, 136 grammes 840 centigrammes. C'est une quantité considérable, excédant de beaucoup les besoins de la digestion.—Chez le fœtus, le foie est énorme ainsi que la masse des matières résiduelles qu'il sépare du sang, matières qui forment dépôt dans l'intestin jusqu'au moment de la naissance, et qui constituent ce qu'on nomme le *méconium.* — Le manque d'excrétion explique pourquoi la plupart des enfants, en venant au mondes, ont jaunes comme un citron. Dans la série animale, le système biliaire est développé en raison inverse du système respiratoire. Les matières hydro-carbonées que le premier sépare du sang, sont celles qui n'ont pu être brûlées par les poumons. Ceci ressort de cet autre fait que dans l'asphyxie par le charbon, on trouve des gouttelettes de graisse dans le sang. — A ce point de vue, la bile est encore un produit excrétoire. — Nous avons dit que dans les pays chauds l'importance du système hépatique s'explique par l'insuffisance de la respiration pulmonaire, l'air fortement dilaté fournissant moins d'oxygène.

La matière colorante de la bile est une résine, et la bile, considérée dans son ensemble, une espèce de goudron animal. On comprend combien les matières résiduelles, quand elles restent dans le sang, doivent causer d'échauffement. — Les affections du foie par insuffisance de sécrétion, indépendamment de la teinte ictérique qu'elles donnent à tous les tissus, produisent des démangeaisons, des picotements insupportables. Il se forme, à la peau, des taches nommées *éphélides;* en même temps, le corps se marasme et se parchemine, preuve que la nutrition est suspendue.— Au moral, l'atteinte n'est pas moins profonde: l'individu qui a une hépatite chronique est un véritable porc-épic; — il ne souffre pas qu'on lui demande comment il se porte. — Est-il étonnant que ce mal conduise, tant de fois, à l'aliénation mentale et au suicide?

En résumé, le foie est un des organes les plus importants de l'économie; c'est une usine vivante où le sang se forme et se purifie et, par conséquent, où se produisent une foule de maladies. Telle était déjà l'opinion des anciens, et l'observation des modernes ne fait que la confirmer chaque jour davantage.

Sécrétion urinaire.

Les urines constituent, à proprement parler, le résidu de la nutrition ; aussi est-ce dans les tissus et dans le sang que leurs éléments se préparent et qu'il faut les chercher. En se plaçant à ce point de vue que, comme la respiration, la nutrition est une combustion, on arrive à admettre pour elle différents degrés. Ainsi, il y a dans le sang de l'acide urique, de l'urée, de la créatinine, etc. ; ce sont là, évidemment, des produits d'oxydations, pouvant dériver les uns des autres par l'action des substances oxydantes. L'urée, quoiqu'elle appartienne à une oxydation supérieure à celle de l'acide urique, peut en provenir ; ainsi encore, avons-nous vu, la quantité d'acide urique augmente dans le sang quand les fonctions de la respiration et de la circulation subissent un trouble grave, tandis que, par la même raison, le chiffre de l'urée s'élève sous l'influence de violents exercices corporels ; de même l'urine des carnassiers renferme beaucoup d'urée et celle des serpents beaucoup d'urates. — Preuve que ce sont des produits d'oxydations.

La créatine est un produit de décomposition musculaire, formé d'azote, de carbone, d'hydrogène et d'oxygène. Or, on sait que la créatine soumise à la chaleur, par la seule présence des acides qu'on trouve dans la chair, se change en une substance alcaline qui n'existe pas seulement dans les muscles, mais dans le

sang et, subsidiairement, dans l'urine.—C'est la *créatinine*, produit excrétoire provenant des corps albumineux, après avoir passé par l'état de créatine. Il en est
probablement de même de l'acide inosique, qui se
rencontre également dans la chair avec l'acide lactique, bien qu'on ne l'ait pas constaté jusqu'ici dans
le sang et dans l'urine. Ces transformations s'expliquent : ainsi que la créatine, la créatinine et l'acide
inosique sont des composés d'azote, de carbone, d'hydrogène et d'oxygène. — La créatine n'a qu'à perdre
de l'eau pour se changer en créatinine. C'est ce qui arrive durant l'exercice musculaire.

Il faut remarquer qu'aucun des acides que nous venons d'énumérer n'existe dans l'urine à l'état libre,
mais uni à la soude — du moins pour l'acide urique.
—La réaction acide que ce liquide présente dépend du
phosphate acide de soude. — Parmi les sels, il faut
compter encore les chlorures de sodium et de potassium, le phosphate de chaux et le phosphate de magnésie, avec des traces de fer et de fluorure de calcium.
—Nous avons déjà eu occasion de nous élever contre
les préjugés concernant le sel commun, notamment
que son usage excessif donne la pierre. — Tout excès
est nuisible, mais il y a, quant au sel, un instinct
qui nous guide et qui ne nous permet pas d'excé-
der, dans nos aliments, un certain degré de salai-
son. — Quant à la pierre, aucune des concrétions ou
cristallisations qui y donnent lieu ne porte sur le
chlorure de sodium, mais sur l'acide urique et les
sels autres que le chlorure sodique ; de sorte qu'il
y a des calculs d'acide urique, d'urate de chaux,

d'oxalate de chaux, de phosphate de chaux, de phosphate de chaux ammoniaco-magnésien, mais jamais de chlorure de sodium. — Il n'y a que la Bible qui ait pu faire changer le sel en pierre, dans la personne de la femme de Loth fuyant le désastre de Sodome.

Sécrétion cutanée.

Ce que nous venons de dire de la sécrétion urinaire, s'applique à la sécrétion cutanée : ici encore ce sont des produits d'oxydation. Indépendamment de l'acide sudorique et de l'urée, on trouve dans la sueur, de l'acide lactique et de l'acide butyrique, principalement chez les scrofuleux, qui exhalent une odeur aigre si désagréable. — Quant aux sels inorganiques, ce sont les mêmes, à peu près, que ceux de l'urine—chlorures de sodium et de potassium, — sulfates et phosphates des alcalis, traces de phosphate de chaux et de fer, etc. — Il y a encore les substances grasses : la matière sébacée, mélange de débris épidermiques, de graisse et de sels, — le cérumen des oreilles contenant une substance amère jaune soluble dans l'alcool, et de la cholestérine.

Nous ne parlons pas des ongles et des cheveux qu'on a voulu ranger parmi les produits d'excrétion, comme si le plus bel ornement de l'homme pouvait constituer une vile matière, bonne tout au plus à être rejetée!

Nous avons dit que la cause de nos maladies est plus souvent en nous que hors nous. La sécrétion de la bile nous en a fourni un exemple. Celle des urines et de la sueur en est une preuve non moins convaincante. —

Parmi les maux qui nous affligent, il faut placer le rhumatisme, la goutte, la gravelle, tous enfants d'une même mère. — Sous quelles influences extérieures ces affections se développent-elles le plus souvent? Par le froid humide, c'est-à-dire par la suppression de l'action de notre principal émonctoire, la peau. Les produits de décomposition s'accumulent ainsi dans nos tissus : créatinine, acides inosique, lactique, butyrique, etc. Le traitement actuel de ces affections consiste à rétablir l'action des émonctoires ; mais un jour, peut-être, la connaissance plus approfondie des principes morbides nous conduira à un traitement spécifique. Est-ce à dire qu'il n'y aura plus ni goutte, ni gravelle, ni rhumatisme? On peut répondre que ces affections existeront tant que l'homme sera intempérant.

Résumé de la nutrition.

En résumé, la nutrition se composant de deux mouvements, la composition et la décomposition, et ces mouvements se faisant équilibre dans l'état adulte ou stable, nous perdons par les excrétions autant de matériaux que nous en introduisons dans notre corps par l'alimentation. Or, les calculs ont été établis de la manière suivante : un tiers du poids des aliments est exhalé, chaque jour, en eau et en acide carbonique; deux tiers sont rejetés sous forme d'urine et de sueur. Ce sont les substances albuminoïdes et grasses qui, sous l'influence de l'oxygène, sont réduites en eau, en urée et en acide carbonique. Les graisses, par leur richesse en carbone et en hydrogène, se brûlent facilement ; — c'est le produit de la combustion respiratoire. — L'albumine subit des transformations plus lentes et plus nombreuses, puisque nous voyons se former de l'urée, de la créatine, de la créatinine, de l'acide inosique, de l'acide urique. — Ces oxydations continuelles expliquent pourquoi le foyer de la chaleur animale n'est pas dans les poumons, mais plutôt dans tous les organes à la fois, et ce en raison directe de l'activité avec laquelle s'opère leur nutrition ou leur transmutation [1].

La médecine humorale a donc reconquis ses droits, et ainsi s'est vérifiée cette espèce de prescience des anciens qui attribuaient aux matières peccantes le plus grand nombre de nos maladies. Le feu purifie ; telle est la loi constante de la nature ; notre corps est un brasier qui rejette les matières impures et convertit en tissus celles qui peuvent l'être. Est-ce la faute de la nature si, au lieu d'aliments sains, nous fournissons à ce foyer un combustible impur. Au commencement,

---

[1] Les idées émises ici s'appuient sur l'analyse chimique. C'est ainsi qu'il est plus que probable que la créatine constitue une des formes intermédiaires de métamorphose des matières albuminoïdes en urée. La créatine, par l'ébullition avec l'eau de baryte, en absorbant deux équivalents d'eau, se transforme en urée et en sarkosine. Voici la formule :

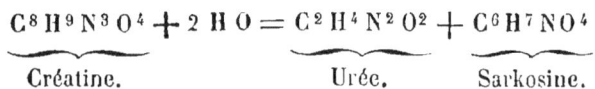

$$\underbrace{C^8 H^9 N^3 O^4}_{\text{Créatine.}} + 2\,H\,O = \underbrace{C^2 H^4 N^2 O^2}_{\text{Urée.}} + \underbrace{C^6 H^7 N O^4}_{\text{Sarkosine.}}$$

De même pour l'acide urique. Les expériences de Wurzer et Fresrichs ont démontré que cet acide introduit dans le torrent circulatoire augmente la quantité d'urée dans l'urine.

on alimentait les locomotives avec du coke; maintenant, c'est avec des briquettes de goudron; la pauvre machine a peine à digérer cette nourriture grossière; elle est oppressée et répand le long de la route une fumée grasse dont les voyageurs sont incommodés. Nous sommes également dans ce cas; si nos excréta sont impurs, c'est que les ingesta le sont également. A cela qu'y a-t-il à faire? Évidemment, il faut augmenter le tirage de notre foyer.

Nous disions, en commençant ce travail, que la nature est plus grand chimiste que nous; en effet, tous nos efforts, toute notre science sont incapables d'arriver à ce résultat : formation d'albumine. Or, là est la clef de la question : nous connaissons les dérivés, mais le corps d'où ces dérivés procèdent quel est-il? Véritable Protée, il échappe à nos recherches.

VI

Nécessité du mouvement musculaire. — Source de l'électricité et de la chaleur animales. — Expériences de M. Cl. Bernard. — Expérience de l'auteur. — Les dresseurs anglais et les gymnastes anciens. — Description d'un gymnase grec.

On n'apprécie pas assez à leur valeur les exercices corporels. A voir ces exercices exclus de notre système d'éducation, on dirait que c'est chose indifférente ; cependant rien n'est plus propre à entretenir la vigueur du corps et l'harmonie des fonctions.

Des recherches récentes ont fait voir que la contraction musculaire est une des sources les plus puissantes de l'électricité et de la chaleur animales. M. Cl. Bernard a fait l'expérience suivante : Un petit thermomètre est introduit dans la veine jugulaire d'un chien, à l'endroit où elle passe à travers la glande parotide, une des salivaires de la bouche. — Il est facile de s'assurer qu'en imprimant des mouvements d'élévation et d'abaissement à la mâchoire inférieure, la salive coule avec plus d'abondance. Ce détail est nécessaire pour comprendre l'expérience dont il s'agit ; en effet, il est évident que, la veine recevant le sang des muscles masticateurs, la chaleur produite par ces derniers doit être appréciable au thermomètre. Nous devous ajouter qu'aucune région ne convient mieux pour cette expérience, puisque nulle part la contraction musculaire n'est plus énergique. — Or, quand les muscles sont en repos, la température du sang oscille entre 37 et 38°; pendant la mastication, entre 38 et 39°, pour revenir à 37 quand les mouvements ont cessé [1].

Une autre expérience tout aussi précise, est la suivante :

On ouvre l'une des veines du pli du coude, — comme dans la saignée ordinaire — le jet de sang est reçu sur la boule d'un thermomètre : si on contracte fortement les muscles de l'avant-bras, on voit la colonne de mercure monter d'un à deux degrés, pour revenir à son point de départ, en oscillant, à mesure qu'on cesse de faire agir les muscles.

En appliquant ces données à tout le système musculaire, il est facile de se rendre compte de l'énorme quantité de calorique qui se dégage par les exercices gymnastiques, où tous les muscles sont en jeu. Il en est de même de l'électricité, dont on peut mesurer les courants au moyen de l'électromètre.

Il n'y a donc aucune exagération à dire que, par le mouvement musculaire, le corps se renouvelle intégralement, de manière à maintenir la verdeur de l'âge mûr unie à la souplesse de la jeunesse. En effet, les mouvements de composition et de décomposition sont activés ainsi.

M. Liebig a formulé les lois suivantes :

[1] *Leçons de physiologie expérimentale.*

10.

« 1° La quantité de tissus transmutés dans un temps donné peut se mesurer par la proportion d'azote excrétée.

« 2° La somme des effets mécaniques produits à la même température par deux individus est également proportionnelle à cette quantité d'azote. »

Or, par l'exercice musculaire, les sécrétions cutanée et urinaire sont augmentées dans une notable proportion et, par conséquent, donnent lieu à un dégagement d'une grande quantité d'azote sous forme d'urée, ainsi que nous l'avons fait voir plus haut.

Il y a donc renouvellement intégral du corps dans un laps de temps très-court, et l'on peut dire que, quoique les mêmes par leur forme, nos organes changent par leur matière. Or, c'est dans ce renouvellement de sa substance que consiste la verdeur du corps. Il dépend de nous d'être vieux avant le temps, comme de rester jeunes après l'âge, selon que notre genre de vie est oisif ou actif. De même qu'une machine qui n'est plus en mouvement se mange par la rouille, de même nos tissus demeurent rigides par l'accumulation des substances terreuses ou inorganiques, du moment où ils cessent d'agir. « *Agir, c'est vivre.* » Nuls n'ont mieux compris la vérité de cet adage que les Anglais. Ce sont eux qui ont dit que le temps est l'étoffe dont la vie est faite et que, par conséquent, le perdre, c'est perdre en même temps son argent. — Appréciation d'un peuple de marchands. — Platon eût dit que vivre, c'est s'appliquer à la philosophie. — Il est vrai que les philosophes se contentaient alors de peu.

Quoi qu'il en soit, nous disons que les Anglais ont bien compris l'importance des exercices corporels pour l'entretien ou le rétablissement des forces. Ils ont ce qu'ils nomment les *Trainers for health* —Dresseurs de santé — dont l'art consiste dans une bonne hygiène, mais surtout dans des exercices méthodiques et gradués, — c'est ce qu'ils appellent l'*entraînement*. — Ce sont des promenades à pied et à cheval, des jeux de quilles, de billard, de boule, alternant avec des frictions, des bains, des ablutions froides. Les exercices en plein air ne durent jamais moins de quatre heures et ne se prolongent au delà de six. Le régime est substantiel, mais sobre. — Les liqueurs alcooliques sont interdites. Le seul assaisonnement permis, c'est le sel, mais en quantité modérée afin de ne pas provoquer la soif. — Les personnes soumises à ce régime doivent se coucher de bonne heure, au plus tard à dix heures. Comme elles font beaucoup d'exercice, on leur accorde huit heures de repos, mais jamais au delà. Le sommeil étant profond et rarement interrompu, est réparateur et rafraîchissant. Tous les matins, on leur fait prendre un bain frais et l'on éponge le corps avec de l'eau froide ; on le frotte ensuite avec une brosse très-dure, afin de donner aux muscles plus de ton.

« L'art du dresseur, dit le docteur Jameson, est arrivé à un tel degré de perfection, qu'il parvient à modifier tout le corps, et que, dans l'espace de quelques mois, une vieille carcasse tout épuisée est souvent convertie en un corps sain et vigoureux. Tel individu qui, avant, ne pouvait presser le pas sans avoir

des étourdissements et sans perdre haleine, peut ensuite courir plusieurs milles avec toute la vitesse d'un
chien de chasse. Ce qui est plus remarquable, c'est
que les effets du traitement ne sont pas moins prompts
que durables. »

Cooper et Washington Irving nous ont retracé le
tableau de ces intrépides Trappeurs qui, à force de
parcourir l'immensité des steppes américaines, rivali-
sent, en quelque sorte, de force musculaire avec les
bisons, et qui, au milieu de cette vie errante sur
laquelle les années n'ont pas de prise, conservent ce
calme de l'âme, cette sûreté des sens qui leur permettent de résister à l'isolement, que nous autres Euro-
péens nous ne considérerions qu'avec effroi !

De la gymnastique chez les Grecs.

On connaît l'importance que les Grecs attachaient
à la gymnastique; c'était tout un système d'éducation
morale et physique, car la culture de l'esprit ne se
séparait pas de celle du corps. La vigueur de l'un
était le signe de la vigueur de l'autre. Comme il peut
être utile de mettre ce système sous les yeux de ceux
qui sont chargés de l'éducation de la jeunesse, nous
allons entrer dans quelques détails que nous devons
à notre savant collègue, M. le professeur Wagener.

Mens sana in corpore sano, voilà l'idéal auquel
les Grecs aspirèrent de tout temps. Quelque importance qu'ils attachassent à la culture de l'esprit, ils
considéraient également comme un devoir pour tout

homme libre et bien élevé, de veiller à ce qu'il n'y eût pas de désharmonie entre son corps et son âme.

Voltaire a dit quelque part : « Il est triste pour des dieux d'habiter des ruines. » C'est là une pensée essentiellement grecque. Le corps est comme le temple de l'esprit. Assurément il ne faut pas de temples sans dieux, mais il ne faut pas non plus qu'il y ait des dieux dont on néglige les temples. — L'extérieur doit être digne de l'intérieur ; le contenant correspondre au contenu. L'âme doit être belle sans doute, mais il faut que le corps reflète cette beauté au dehors. De là, la nécessité des exercices corporels à côté des occupations de l'esprit et du culte de l'âme. — Du temps d'Aristote, tout jeune homme de condition honorable recevait une éducation à la fois littéraire, musicale et gymnastique. Habituellement, il était également plus ou moins familiarisé avec l'art du dessin. — Je ne parle pas des spécialités, telles que la rhétorique, la philosophie, la géométrie, l'astronomie, etc., dont l'étude variait naturellement suivant les goûts et les aptitudes des individus. Il ne s'agit ici que de l'éducation ordinaire, commune à tous. Or, dans cette éducation, la gymnastique entrait comme élément essentiel.

La gymnastique, chez les Grecs, remonte aux époques les plus reculées : elle est mentionnée par Homère comme généralement pratiquée ; elle se conserve à travers toutes les péripéties et toutes les vicissitudes de l'histoire de la Grèce ; elle ne disparaît pas même à l'époque de la domination romaine ; en un mot, elle vit aussi longtemps que la nationalité hellénique.

La gymnastique n'était pas destinée exclusivement aux enfants et aux adolescents ; l'âge mûr, la vieillesse même continuaient d'y participer dans une certaine mesure. Elle n'était pas considérée non plus comme indigne de la gravité du philosophe ou de l'homme d'État ; tout le monde s'y associait et y prenait le plus vif intérêt. S'y soustraire d'une manière systématique était considéré comme une originalité de mauvais ton.

L'enfant commençait à apprendre la gymnastique dans la palestre, sous la direction d'un maître habile ; plus tard, devenu jeune homme, il suivait les exercices du gymnase proprement dit.

Dans le principe, les exercices gymnastiques avaient lieu en plein air, généralement au bord d'un ruisseau, au milieu d'une clairière ; peu à peu, on songea à créer des établissements qui permissent aux gymnastes de se livrer à leurs exercices pendant toute l'année, à l'abri des variations de l'atmosphère et des rigueurs de la saison. Ces établissements, simples d'abord, prirent des développements de plus en plus considérables. Leur nombre s'accrut en même temps que leurs dimensions ; bientôt il n'y eut plus une ville de quelque importance qui ne montrât avec orgueil un ou plusieurs gymnases établis au moyen des ressources du trésor public ou grâce à la générosité des particuliers. Les gymnases devinrent ainsi un des principaux ornements des cités grecques. Aujourd'hui encore, au sein de l'Asie Mineure, le voyageur s'arrête émerveillé devant les ruines grandioses du gymnase d'Hiéropolis.

Tâchons de nous faire une idée du plan de cet édifice. Il se compose d'un corps de bâtiment oblong et d'une cour avec jardin et dépendances, qui affecte à peu près la forme carrée. Le centre de la partie principale est occupé par une grande salle où avaient lieu les exercices des éphèbes. — A gauche, se trouve le bain froid, le conystère ou la place où l'on se couvrait de sable, et le corycée où l'on jouait en faisant usage d'un ballon nommé *corycos*. A droite de cette même salle sont situés le bain chaud, le bain à vapeur et la place où l'on se frictionnait d'huile.

Le jardin est entouré de trois portiques, dont un représente la carrière pour les luttes à la course, avec les degrés où se tenaient les spectateurs, ou la galerie.

Maintenant que nous connaissons plus ou moins la disposition des lieux, tâchons de nous représenter le gymnase animé par cette population si belle et si intelligente qu'on la prendrait plutôt pour la création d'un poëte que pour une réalité historique.

Et tout d'abord pénétrons dans la salle des éphèbes, où nous verrons l'élite de la jeunesse occupée à lutter, à sauter, à lancer au loin des javelots et des disques. Pourquoi cette brillante jeunesse se livre-t-elle à tous ces exercices avec un zèle si ardent ? C'est que bientôt vont avoir lieu les grandes solennités où il s'agira de représenter dignement sa ville natale. Des prix nationaux seront décernés aux vainqueurs. Sans doute la victoire sera vivement disputée, mais en cas de triomphe, quelles acclamations ! quel enthousiasme ! quel bonheur pour la famille du vainqueur ! quelle gloire pour la cité ! — Le jury sera impartial, on le sait. — Si on réussissait à être le premier dans son

gymnase, pourquoi ne le serait-on pas dans le concours général?

En ce qui concerne l'exercice de sauter, les Grecs
faisaient des choses tellement extraordinaires qu'on
serait tenté de les considérer comme des fables, si
elles n'étaient attestées par des auteurs dignes de foi.
Les meilleurs gymnastes modernes, même en se
servant de la perche, sont loin d'atteindre sous ce
rapport les Grecs. — On assure qu'un certain Phyale,
de Croton, franchit, en sautant, un espace de 55 pieds.
— Ces résultats merveilleux étaient obtenus au moyen
de contre-poids semblables à ceux dont on fait usage
dans la gymnastique moderne pour fortifier les
muscles des bras et de la poitrine. Au moment du
saut, ces poids étaient projetés en avant, puis, par
un élan vigoureux et rapide, ils étaient ramenés en
arrière. On pourrait comparer ce mouvement à celui
du nageur qui, d'un bras puissant, rejette les flots.
La gymnastique de nos jours n'a pas encore réussi à
employer, dans ses exercices, l'appareil à sauter (hal-
tères) des anciens.

L'exercice du saut est déjà mentionné dans l'*Odyssée;* celui de la lutte est décrit dans l'*Iliade* d'une
manière saisissante. Après la mort de Patrocle, Achille,
pour honorer la mémoire de son ami, organise des
jeux magnifiques auxquels vont participer les principaux héros de la guerre de Troie. — Ulysse et Ajax
vont se mesurer en luttant. — Écoutons maintenant
le poëte.

« Lorsqu'ils eurent ajusté leurs ceintures, ils en-
trèrent dans la lice; puis, se saisissant l'un l'autre de

leurs mains vigoureuses, ils se tinrent embrassés comme des pièces de charpente assemblées au sommet d'une maison par un habile ouvrier, afin d'arrêter la fureur de la tempête. L'on entendait craquer leurs dos sous l'étreinte puissante de leurs mains redoutables, et l'on en voyait découler des gouttes de sueur. Leurs flancs et leurs épaules étaient sillonnés de veines empourprées ; mais Ulysse ne pouvait réussir à ébranler son adversaire, ni à l'étendre sur le sol. Ajax ne le pouvait pas davantage, car il se sentait arrêté par la force d'Ulysse. »

Dans cette description, il n'est pas parlé de l'usage devenu plus tard général, de se frictionner d'huile avant de commencer la lutte. L'emploi de l'huile avait pour but de donner au corps plus de souplesse et d'élasticité, mais pour empêcher que les membres ainsi frictionnés, n'échappassent trop facilement aux étreintes de l'adversaire, on avait l'habitude de les couvrir ensuite de sable fin. Ce double enduit offrait en outre l'avantage d'empêcher la transpiration trop abondante et de prévenir les refroidissements qui auraient été, sans cette précaution, la conséquence inévitable de ces exercices fatigants.

Après la lutte, on procédait à l'opération du net-toyage au moyen d'un grattoir, opération qui four-nit à Lysippe le motif d'une de ses plus belles statues : l'*Apoxuomenos*.

La lutte était incontestablement le plus difficile des exercices gymnastiques, car elle exigeait, à la fois, de la force et de l'adresse, du sang-froid et de la vivacité, de la prudence et de l'audace. Le résultat à atteindre

11

n'était pas toujours le même; tantôt il consistait à terrasser trois fois son adversaire, c'est-à-dire que lorsque l'un des champions avait été étendu sur le sol, la lutte était un instant interrompue pour être reprise ensuite par un nouvel assaut, et ainsi de suite, jusqu'à ce que l'un ou l'autre eût été culbuté trois fois de suite; tantôt la lutte continuait sans interruption, bien qu'un des champions eût été renversé, jusqu'à ce que l'un des deux demandât merci.

La supplantation de l'adversaire était tolérée, mais il n'était pas permis de le battre. Un des plus beaux spécimens de la sculpture grecque, le célèbre groupe de Florence, représente un épisode de ce dernier genre de lutte.

C'est encore aux exercices gymnastiques que le sculpteur Myron emprunta le sujet de son fameux *Discobole*. En effet, dès les temps les plus anciens, l'art de lancer le disque fit partie des jeux nationaux de la Grèce. Le disque avait une forme lenticulaire ; il s'agissait, non pas d'atteindre un but donné, mais de lancer le disque à la plus grande distance possible. Il n'en était pas de même dans le jet du javelot qui, lui aussi, est déjà mentionné par Homère comme exercice gymnastique. Dans cet exercice, la sûreté du coup d'œil devait s'allier à la puissance du bras.

Nous n'avons pas parlé jusqu'ici du cinquième exercice, la course, qui était considéré, à certains égards, comme le plus important. En effet, la jeunesse que nous avons tâché de nous représenter rivalisant d'ardeur dans le gymnase d'Hiéropolis, ne s'exerçait pas à la course dans la salle des éphèbes. Si nous voulons assister à cet exercice, nous devons traverser le double portique qui sépare le bâtiment principal du jardin et de la cour; puis, à l'extrémité de cette cour, nous trouverons la carrière avec les gradins destinés aux spectateurs, parmi lesquels nous irons nous placer.

Le but que poursuivent les uns, c'est d'arriver à la plus grande vitesse possible, afin de pouvoir espérer le triomphe dans le concours du stade, où il s'agira de franchir une seule fois un espace de 185 mètres. — D'autres qui ménagent un peu plus leurs forces au début, se disposent à fournir, lors des grands jeux, le double de la carrière dont nous venons de déterminer la longueur. D'autres enfin ne paraissent guère que se préoccuper de devancer leurs camarades; mais on dirait qu'ils ne s'arrêtent jamais. En effet, ils se préparent à remporter la palme dans la *longue course :* douze fois ils s'élanceront jusqu'à l'extrémité du stade, douze fois ils reviendront au point de départ, et ce n'est qu'après avoir parcouru un espace de plus de 400 mètres, qu'ils pourront espérer d'obtenir la victoire. Cet exercice n'est pas sans danger; car nous savons que le coureur Lydas, après avoir devancé tous ses concurrents, tomba mort de fatigue au moment même où il allait recevoir la couronne.

Les cinq exercices que nous venons de décrire formaient, dans leur réunion, un genre de concours appelé *pentathle*. Pour y réussir, il fallait se montrer supérieur à son adversaire d'une manière absolue, c'est-à-dire l'emporter sur lui dans toutes les parties du concours. Il n'y avait naturellement que les gymnastes de première force qui osassent se mesurer dans le pentathle.

Nous ne parlerons pas ici du pugilat, ni du pancrace, ni des concours de chevaux et de chars, ces exercices ne faisant pas partie de la gymnastique proprement dite. Les deux premiers étaient réservés aux athlètes de profession, les autres constituaient une espèce de privilège pour les classes les plus riches et les plus élevées de la société. En ce sens, ces deux catégories d'exercices n'entrent pas dans le cadre que nous avons voulu nous tracer.

Mais il est un genre de jeux qu'on peut considérer encore comme se rattachant à la gymnastique ; nous voulons parler des différentes manières de jouer à la balle. C'était là, dès les temps les plus anciens, un exercice commun à tous les Grecs, sans différence d'âge, de classe ou de sexe. Dans l'Odyssée, Homère nous représente le délicieux tableau de Nausicaa fille du roi Alcinoüs, jouant à la balle avec ses jeunes compagnes. — Dans ce jeu, on voyait se manifester, dans tout leur éclat, la grâce naturelle, la souplesse, l'élégance, la vivacité et l'entrain de la jeunesse grecque. Tout gymnase bien conditionné, était pourvu de ce que nous pourrions appeler une salle de jeu de paume, — Sphaeristerium. — Le Corycée, auquel nous avons assigné une place dans le gymnase de Hiéropolis, était destiné à un jeu de balle particulier ; une balle ou plutôt un gros et lourd ballon était suspendu au plafond, et le jeu consistait à lui imprimer, malgré son volume et son poids, un mouvement de plus en plus rapide.

La plupart des exercices que nous avons examinés étaient précédés ou suivis d'un bain de vapeur ou d'eau, soit chaude, soit froide, auquel succédaient invariablement des frictions d'huile de qualité supérieure.

Telles étaient les formes principales de cet ensemble d'exercices compris sous le nom collectif de gymnastique. Les médecins les plus célèbres de l'antiquité, Hippocrate, Galien, Antylle, Oribase, considèrent la gymnastique comme un des principaux auxiliaires de leur art, et si la médecine, en Grèce, se développa beaucoup plus tard que la chirurgie, il faut sans doute chercher la cause de ce fait dans la santé robuste dont les Grecs étaient redevables, autant à leurs exercices corporels, qu'à leur beau climat.

Si la gymnastique était recommandée par les médecins, elle ne l'était pas moins par les philosophes. Voici, par exemple, ce que dit Platon au 3e livre de sa *République :* «Après la musique, nous élèverons nos jeunes gens dans la gymnastique. — Sans doute il faut qu'ils s'y appliquent sérieusement et pour toute la vie. »

Assurément, sous ce rapport, comme il arrive dans toutes les choses de ce monde, les Grecs tombèrent parfois dans l'exagération, et leur passion pour les concours de gymnastique donna naissance à la classe des athlètes, chez lesquels le corps l'emportait sur l'esprit. En effet, comme le dit Platon, le régime des athlètes accordait trop au sommeil. « Ne vois-tu pas qu'ils passent leur vie à dormir? » — Dans ce système, l'harmonie entre le corps et l'esprit se trouvait compromise d'une manière beaucoup plus fâcheuse que de nos jours.

Mais si nous faisons abstraction de ces tendances excessives, la gymnastique, dans son développement normal, exerça la plus heureuse influence sur la culture générale de l'esprit et des arts chez les Grecs. Comment passer sous silence les rapports étroits qui unissaient la gymnastique et la statuaire? On a dit que la grande sculpture était impossible de nos jours; il se peut qu'il y ait dans cette assertion quelque chose de trop absolu, mais à coup sûr on ne saurait se dissimuler que la sculpture moderne, pour se tenir à la hauteur de la sculpture antique, se trouve dans des conditions on ne peut plus défavorables. Ce qui caractérise la statuaire grecque, c'est la beauté idéale de la forme combinée avec un profond sentiment de réalité qui ne se dément jamais aux meilleures époques de l'art. Les deux écoles qui, de nos jours, se livrent une guerre si acharnée — la réaliste et l'idéaliste — s'harmonisaient chez les Grecs dans une unité supérieure. Leurs statues sont aussi vraies, aussi vivantes que possible, et cependant elles atteignent presque toutes à une beauté en quelque sorte surhumaine. Ce phénomène étrange trouve son explication dans la vue habituelle de modèles admirables que fournissait au sculpteur la fréquentation du gymnase. Pour qu'un artiste soit vivement impressionné par la beauté des formes, il faut que cette beauté se soit, au moins partiellement, révélée à ses yeux. Quelque grande qu'on suppose la faculté créatrice, elle ne va pas jusqu'à pouvoir se passer com-

plétement de modèles. Or, comme à l'époque actuelle
il est presque impossible de trouver de beaux modèles,
comme, en tout cas, l'artiste ne jouit pas du privilége
de voir, chaque jour, chaque heure, des formes naturellement belles, il en résulte que la sculpture contemporaine est exposée à l'un de ces deux écueils :
de sacrifier la beauté, la noblesse en imitant la nature
qu'il a sous ses yeux, ou de créer des œuvres inani-
mées en s'inspirant exclusivement de l'antique.

Nous venons de passer en revue les faits principaux
qui se rattachent, chez les Grecs, à cette partie de
l'éducation qu'ils appelaient gymnastique. Un peuple
se livrant sans cesse, pendant des séries de générations, à des exercices pareils à ceux que nous
venons de décrire, devait se trouver dans des conditions tout à fait différentes de celles où nous sommes
aujourd'hui. Ce qui est hors de doute, c'est que, malgré
les progrès réalisés par la médecine et l'hygiène modernes, notre santé, envisagée à un point de vue général, est infiniment moins robuste que celle des Grecs.
On a discuté la question de savoir jusqu'à quel point
la santé du corps est favorable au développement de
l'âme. Le poëte austro-français, Henri Heine, a dit
que les produits de la muse sont semblables aux perles,
en ce sens que les uns et les autres sont engendrés par
la maladie. On a dit encore que le développement physique n'est pas le symbole de l'activité et de la puissance intellectuelles; que si l'âme doit l'emporter sur
le corps et que le culte de la première soit incompatible avec un corps bien portant, la gymnastique doit
être proscrite. Étrange rapprochement que celui d'un

esprit distingué moulé dans un corps rabougri. Eh quoi ! nos poëtes échevelés, maigres, déhanchés seraient supérieurs à Virgile, à Horace, ces représentants de la beauté hellénique chez les Romains ! — Nos rapins n'auraient rien à envier à ces peintres dont les chefs-d'œuvre seuls sont arrivés jusqu'à nous, mais qui, à coup sûr, étaient de grands artistes, amoureux de la forme, parce que probablement ils la possédaient eux-mêmes ! Mais les temps modernes ont eu également de grands artistes, de grands poëtes, qui étaient en même temps beaux cavaliers, passionnés pour les nobles exercices. Nous n'aurions qu'à citer lord Byron, dont l'entraînement pour la gymnastique alla jusqu'à l'excentricité. Non, jamais on ne pourra nous faire croire que le culte de l'âme soit incompatible avec une belle santé, de belles formes. Si cela était, l'œuvre du Créateur serait manquée ; Dieu aurait maladroitement associé deux substances, dont l'une, celle qui commande, ne pourrait exercer son empire qu'en détruisant l'autre. Trop souvent, on confond la santé avec l'obésité, ce fléau des gens de lettres de notre époque, à cause de leur vie sédentaire. La santé, comme la concevaient les Grecs, consiste dans la faculté de se servir avec énergie et sans fatigue de tous nos organes. La santé ainsi définie, est loin d'être inconciliable avec le culte de l'âme, elle met à sa disposition des agents dociles, infatigables. La poésie de notre époque est essentiellement maladive ; peut-on, au contraire, imaginer rien de plus sain, de plus vigoureux que l'*Iliade* et que l'*Odyssée ?* — Tout en professant les principes du plus pur spiritualisme, on peut donc adopter la devise des Grecs : *Mens sana in corpore sano,* et nous pensons que le plus bel éloge qu'on pourrait adresser à un homme bien élevé, ce serait de lui donner le titre qui était chez les Grecs, la plus haute expression de la perfection humaine : — kalokagathos, — *beau et bon.*

VII

Notre sphère morale. — La solidarité humaine. — L'arbre du bien et du mal. — Immenses progrès de la science. — Les chemins de fer. — La télégraphie électrique. — L'analyse spectrale. — La vie du corps c'est la vie de l'esprit. — L'ennui n'engraisse que les sots. — Les péripatéticiens de l'antiquité et de nos jours. — Système vicieux de l'éducation actuelle. — La classe et la campagne. — C'est la vue de la nature qui forme les poëtes, les philosophes, les savants. — Pourquoi les enfants précoces ne vivent pas longtemps. — Les indigestions de l'estomac et les indigestions de la tête. — L'hypnose ou la maladie de sommeil. — L'hypnose morale. — La culture de l'esprit. — L'amour du beau et du bon. — Danger des jouissances matérielles. — Le mariage. — Le célibat et la polygamie. — Les passions.

Activité de l'esprit.

La sphère morale est immense : c'est par elle que nous agrandissons constamment notre horizon. — Or, cette sphère a deux segments : l'un affectif, l'autre intellectuel. Par le premier, nous nous aimons dans Dieu, auteur de toutes choses, dans notre famille, dans nos semblales enfin, car la solidarité humaine est une loi d'amour.

Par le segment intellectuel, nous aspirons à comprendre la raison d'être de ce qui est, audace légitime, car la science ne saurait être, à la fois, l'arbre

du bien et du mal, qu'elle nous apprend, au contraire
à ne pas confondre. — L'ignorance seule est un
danger.

A quels spectacles étonnants n'assistons-nous pas
en ce moment? Tout est progrès: le temps et l'espace effacés ! la lumière fixée ! les planètes nous livrant
le secret de leur constitution physique [1] !

Toute cette activité, ce n'est pas seulement la vie
de l'esprit, c'est également la vie du corps. On a cherché la raison de la longévité de l'homme dans les lois
de sa croissance ; cela est juste au point de vue végé-
tatif; mais il y a une cause d'un ordre plus élevé.
L'homme est de tous les êtres créés celui qui vit le
plus longtemps, parce qu'il pense. « Ce n'est pas seulement l'inaction du corps qui nuit à la durée de

---

[1] Les chemins de fer et le télégraphe électrique sont des merveilles de notre époque ; l'analyse spectrale en est une autre, non
moins prodigieuse. Trouvée en 1861 par deux savants allemands,
MM. Bunsen et Kirchoff, on peut déjà la considérer comme étant
arrivée à un degré de précision mathématique. Grâce à ce mode
d'investigation, de nouveaux métaux ont été découverts : le *thal-
lium*, le *rubidium*, le *cesium*. Le soleil nous est connu : nous savons
que c'est une masse gazeuse, incandescente, enveloppée par une
atmosphère moins chaude et moins lumineuse, contenant divers
métaux vaporisés par la haute température du noyau. La puissance
de l'analyse spectrale est telle, qu'elle permet de reconnaître jusqu'à
1/3000000000 d'une substance, par exemple la soude, preuve de
l'extrême divisibilité de la matière. Au bord de la mer et même
dans l'intérieur des terres où le vent transporte des particules salines, le spectre solaire se colore de rayures qui décèlent la présence
du sel marin. C'est donc sur le phénomène de la réfrangibilité que
l'analyse spectrale est fondée. Chaque corps décomposant la lumière
selon sa composition chimique, les diverses colorations du spectre
nous font connaître cette composition mieux que l'analyse la plus
délicate.

l'existence, dit Hufeland, mais celle de l'âme produit un effet identique ; je veux parler de l'ennui, qu'on ne s'attend peut-être pas à trouver parmi les causes qui abrégent la vie, lui qui nous fait paraître le temps si long. »

Il faut faire ici une distinction entre l'homme d'esprit qui sent qu'il s'ennuie et le sot qui ne trouve long que le temps entre deux repas. « L'ennui n'engraisse que les sots » est une de ces affirmations qu'on aime à trouver chez l'auteur du Barbier de Séville et du Mariage de Figaro, lui qui fut la personnification de l'activité d'esprit de son époque et qui serait arrivé à une longue existence sans le gouffre absorbant de 93.

Ce qui nous distingue de la brute, — indépendamment de tant d'autres différences, — c'est la simultanéité d'action de l'esprit et du corps. Voilà pourquoi les grands philosophes de l'antiquité furent tous marcheurs « péripatéticiens, » quand ils parlaient, ils ne restaient pas en place. — C'est peut-être l'immobilité de la chaire et de la tribune qui pèse sur l'éloquence de nos professeurs et de nos orateurs. — Ceux qui s'occupent de l'éducation de la jeunesse autrement que par une aveugle routine, et qui n'apportent pas dans l'accomplissement de leurs devoirs cet ennui qui retombe sur l'intelligence de leurs élèves comme une calotte de plomb, ceux-là savent que rien ne remplace pour le développement de l'esprit le spectacle animé de la nature. Qui n'a lu les Voyages en ziz-zag de Topfer, ce type spirituel de l'instituteur ? Qui ne s'est plu à suivre la bande joyeuse à travers les scènes grandioses des

Alpes? Pense-t-on que ces masses soulevées, déchi-
rées, tordues, en quelque sorte, par un feu intérieur,
ne fassent pas mieux comprendre les cataclysmes du
globe que la démonstration la plus savante? La vue
des lacs ne réveille-t-elle pas tout ce qu'il y a de
poésie en nous? Et, le soir venu, ce firmament qui
se constelle de mille clartés ne nous fait-il pas rêver,
avec Fontenelle, à la multiplicité des mondes?

Veut-on savoir pourquoi l'on dit que les enfants
précoces ne vivent pas longtemps? c'est qu'on les
compare, avec raison, à des plantes élevées en serre
chaude. Il ne faut pas confondre l'éducation naturelle
dont il vient d'être question, avec le système généralement suivi dans nos écoles où le professeur n'a de
rapport avec ses élèves qu'en classe. Rarement il a le
don de les instruire en les amusant, et de les intéresser à ses démonstrations par des comparaisons qui
vont à l'esprit en passant par les sens. Et cependant
le poëte l'a dit:

> Ce que l'on comprend bien s'énonce clairement,
> Et les mots pour le dire arrivent aisément.
>
> (BOILEAU.)

Pourquoi ces longues heures de classe? Pense-t-on
que ces jeunes intelligences puissent les subir impunément? L'excès du travail intellectuel ne conduit-il
pas à la satiété comme un repas copieux au dégoût,
fût-il des plus délicats?

Les indigestions de la tête sont aussi dangereuses
que celles de l'estomac. Laissons l'âme s'épanouir en
liberté; la pensée est l'excitant naturel du cerveau,

comme le sang, du cœur. Quand cette pensée ne se développe pas spontanément, nous nous endormons, non de ce sommeil léger où le monde des songes se substitue au monde de la réalité, mais d'un sommeil torpide, image de la mort. On dit que les nègres du Congo sont pris fréquemment d'une *hypnose* ou maladie de sommeil à laquelle un grand nombre succombent. Il nous arrive également d'être hypnotiques, c'est-à-dire de nous ennuyer ; nous bâillons, preuve que le passage du sang à travers les poumons est gêné, par conséquent, la force du cœur et des vaisseaux troublée. Il en résulte des stases sanguines ; les organes digestifs deviennent également paresseux ; de là, l'abattement, la mélancolie, l'hypocondrie. Faut-il une plus grande preuve du danger de l'ennui ?

Le moyen d'échapper à ce dangereux ennemi, c'est d'être actif. Peu importe le travail, pourvu qu'il laisse à l'âme la faculté de penser. — Le corps est un esclave ou plutôt une machine plus ou moins parfaite que l'esprit met en mouvement. Buffon a placé dans la perfection de la main la supériorité de l'homme sur les animaux. Étrange erreur ! Le peintre manchot qui peint avec les pieds, est-ce là qu'il puise son talent ? Nous aimons davantage la définition. « La patience est le génie » — comme le *labor improbus* du poëte latin — non la persistance de la brute contre un obstacle qu'il ne peut vaincre, mais cette obstination qui fit découvrir à Galilée « le mouvement de la terre ! » découverte qui lui mérita l'honneur des cachots de l'inquisition.

L'homme doit donc, avant tout, à lui-même de cultiver son esprit. « La culture de l'esprit, dit Hufeland, rend l'homme parfait. Il ne peut jouir de tous ses avantages que quand il a acquis un certain degré de perfectionnement. »

Un individu grossier, sans culture, est un être qui a tout ce qu'il faut pour devenir un homme, mais qui, faute d'éducation, ne s'élève pas au-dessus de la brute. L'essence de l'homme consiste dans sa perfectibilité. Son organisation entière a été calculée pour qu'il ne fût rien et pour qu'il pût devenir tout. N'en est-il pas de même dans l'ordre politique, et Sieyès n'a-t-il pas eu raison quand il a dit : Qu'est-ce que le tiers-état ? rien ; — que peut-il ? tout. — En effet, leur émancipation, les masses ne peuvent l'attendre que de l'éducation. Les castes périssent dès que ce puissant levier vient à leur manquer. Au rebours du tiers état, elles étaient tout et ne sont plus rien. Ce vieux préjugé de la supériorité de la naissance ou de la fortune a fait son temps ; grâce au ciel, chacun peut être impunément l'enfant de ses œuvres, et, pour prendre sa place dans la société, il ne faut pas avoir été bercé sur les genoux d'une duchesse. Non que la noblesse ne soit une noble chose, mais à une condition, c'est qu'elle oblige. Voyez l'aristocratie anglaise : elle se soutient par le savoir et le talent au milieu du peuple le plus démocratique de la terre.

Le beau et le bon.

L'homme seul est accessible au sentiment du beau. Heureux celui qui aime les arts et les sciences ; malheur à celui qui laisse prendre le dessus à la bête dont parle Platon.

Nous avons connu un homme de distinction, un noble cœur; il y avait en lui deux natures, l'une le poussant aux jouissances intellectuelles, l'autre aux jouissances matérielles.

Pendant tout un temps, le premier penchant fut le plus fort. Avantagé par la naissance et la fortune, il s'entoura de savants et d'artistes. Il fut le Mécène des jeunes gens d'avenir, et plus d'un lui dut sa position. Grâce à ce milieu intellectuel, à cette diversion salutaire, il échappa aux dangers d'une vie sensuelle. La table n'était qu'un moyen de réunir autour de lui des hommes d'élite. Il avait une femme qui comprenait cette existence d'artiste et qui l'y aidait par la distinction de son caractère. Malheureusement il vint à la perdre. — Il était à cette époque de la vie que M. Flourens nomme la seconde virilité; fasciné par ce dangereux mirage, il s'adonna à ses appétits charnels. En peu de temps sa santé s'altéra, et le médecin, que jusque-là il avait aimé voir à sa table, vint s'asseoir à son chevet; mais il était trop tard, une affection du cœur, suite d'un régime excitant, interrompit une existence qui aurait pu être longue, s'il n'avait pas renié sa vie antérieure.

Il en est du *bon* comme du *beau :* quelle satisfaction de soi-même ne donne point une œuvre d'utilité ou de bienfaisance ! Que d'hommes pour lesquels une grande fortune est un écueil où ils viennent faire naufrage sans qu'aucun souvenir rappelle leur existence. L'immortalité, ce sentiment inné dans l'homme,

qu'est-ce, sinon la conviction d'une vie bien remplie?
Au risque d'être taxé de pédantisme, nous ne pouvons
nous empêcher de citer ces beaux vers de Lefranc
de Pompignan. Notre époque est assez dédaigneuse de
ces productions, pour que nous puissions nous permettre cet emprunt qui, pour beaucoup de nos lecteurs, aura le mérite de la nouveauté :

> Comme aux jours de l'automne en des sillons fertiles
> Le sage laboureur répand les grains utiles,
> Dont le germe fécond, dans la terre humecté,
> Forme durant l'hiver les trésors de l'été.
>
> . . . .
> Ainsi des biens mortels l'économe fidèle
> Sème des fruits de vie en des champs précieux,
> Dont la moisson s'élève et mûrit dans les cieux.
> Vous voyez ces torrents qui tombent des nuages,
> Soudains tributs de l'air, nés du sein des orages,
> Mais tout n'en ressent pas les humides faveurs ;
> Là vous n'apercevez que verdure et que fleurs.
> Ici l'herbe languit ou meurt à peine éclose,
> Dans le terrain ingrat qu'en vain le ciel arrose.
> Qu'importe que vos dons souvent soient mal placés,
> Dieu qui veille sur nous le voit, et c'est assez.
> L'abus au bienfaiteur n'en est jamais funeste,
> Et si l'emploi se perd du moins le bienfait reste ;
> Ce sont là les vertus, les trésors assurés
> Qui ne périssent point et par qui vous vivrez.
> Elles sont au tombeau, nos compagnes fidèles ;
> Et la mort et l'enfer se tairont devant elles.
> Ne fondez pas ailleurs vos vœux ni votre espoir,
> Quand vous auriez du trône exercé le pouvoir ;
> Quand de siècles sans nombre au gré de votre envie,
> Le ciel aurait tissé le cours de votre vie ;
> Quand pour vous chaque jour eût créé des plaisirs,
> Et que chaque instant même eût comblé vos désirs,

Ce sont des jours perdus, des instants inutiles,
Si vous n'avez prévu ces repentirs stériles,
Et ces derniers moments d'ennui, d'obscurité,
Qui vous diront trop tard que tout fut vanité.
Tout le fut, le plaisir, la jeunesse et la joie,
Vous crûtes en jouir, le temps en fit sa proie.
Bientôt vos yeux éteints ne verront plus le jour ;
Sur vos fronts sillonnés la pesante vieillesse
Imprimera l'effroi, gravera la tristesse.
Ses frimas détruiront vos cheveux blanchissants ;
Vous perdrez le sommeil, ce charme de nos sens ;
Les mets n'auront pour vous que des amorces vaines ;
Vous serez sourd aux chants de vos jeunes sirènes ;
Vos corps appesantis, sans force et sans ressorts,
Feront pour se traîner d'inutiles efforts ;
La mort, d'un cri lugubre annoncera votre heure.
L'éternité pour vous ouvre alors sa demeure ;
On verse quelques pleurs suivis d'un prompt oubli,
Le corps né de la fange y rentre enseveli,
Et l'esprit remonté vers sa source divine,
Va chercher son arrêt où fut son origine.

Le mariage.

L'homme assiégé de mille soucis a besoin de s'associer une compagne et de mitiger par l'affection ce que son esprit a de trop âpre et souvent de trop agressif. Rien pour lui ne saurait remplacer le foyer domestique ; le mariage l'unifie, tandis que le célibat le désagrège, en quelque sorte, en ne lui permettant pas de fixer son affection. Écoutons le vénérable Hufeland :

« C'est un préjugé bien mal fondé et très-funeste que celui qui représente le mariage comme n'étant qu'une institution civile et conventionnelle. C'est, au contraire, un des devoirs les plus impérieux de l'homme, considéré soit isolément, soit en société, et l'un des points les plus essentiels de son éducation. J'entends par le mariage l'union indissoluble et sacrée de deux êtres pour procréer des êtres nouveaux et les élever de manière qu'ils puissent à leur tour remplir leurs devoirs envers l'humanité et la patrie. Une union dont le but est si important, est, selon moi, la principale base du bonheur public et individuel. Elle est nécessaire à la perfection morale de l'homme, car l'enchaînement de son être à un autre être qui lui est cher à si juste titre, le fait triompher de l'égoïsme qui est le plus mortel ennemi de la vertu, et le rapproche davantage de la perfection morale. Sa femme et ses enfants l'attachent au reste du genre humain et au bonheur général par des liens que rien ne peut briser. Le doux sentiment de la tendresse conjugale et paternelle échauffe son cœur et en chasse la froide indifférence qui s'établit sans obstacle dans le cœur du célibataire. Ils lui imposent, en outre, des devoirs qui l'accoutument à l'ordre, au travail et à la régularité dans sa conduite. De cette manière, le penchant qui l'entraîne vers le sexe, au lieu de se prononcer sous la forme d'un instinct brutal, devient un des plus forts leviers que la morale puisse faire jouer pour étouffer la crise tumultueuse des passions, obvier aux inconvénients de la mauvaise humeur et corriger les habitudes vicieuses. — L'union légitime de l'homme et de la femme influe donc puissamment sur le bonheur du genre humain. D'où je conclus que les bons mariages sont la base la plus solide de l'édifice social et de la félicité publique. »

Un physiologiste célèbre a défini le mariage : *Le tombeau de l'amour*. — Par l'amour, Bichat (la définition est de lui) n'a pas voulu entendre ce sentiment moral qui fait notre essence — que serait l'homme s'il n'aimait point ? — mais l'amour physique, brutal de sa nature, ne connaissant pas de frein même dans son impuissance, épuisant l'homme dans son adolescence et le tuant dans l'âge viril si une union légitime ne le soustrait à ses déréglements. C'est ce qui a encore fait dire à Bichat que le mariage était la régularisation de la fonction génitale. — C'est, pour parler comme Hufeland, une table simple et frugale à côté d'une autre, couverte de mets frelatés. Il n'y a que la première qui puisse donner l'habitude de la tempérance et conduire à la longévité. Les célibataires vivent moins longtemps que les personnes mariées ; la chose se conçoit quand on songe que tôt ou tard, les premiers finissent par tomber dans des mains intéressées. — Il y a des poisons de toute nature et l'énervation en est un, des plus dangereux. Les despotes de l'Orient condamnés à la polygamie par une loi ombrageuse, atteignent rarement le terme de l'existence humaine : presque tous succombent à une mort prématurée. — Qu'on n'argue point d'un défaut de force constitutionnelle, puisqu'il n'y a pas de plus belle race que les Turcs. — Le proverbe est là pour le dire. — Les mahométans auxquels le manque de fortune interdit le luxe de plusieurs femmes, échappent ainsi au danger de la polygamie et vivent généralement vieux. Hufeland a donc eu raison de dire que tous ceux qui ont atteint un âge très-avancé avaient été mariés.

Impressions morales. — Passions.

Les stoïciens de l'antiquité appliquèrent leur philosophie à vaincre la douleur morale comme la douleur physique. Ils avaient de la responsabilité morale d'autres idées que nous : quand la vie leur semblait intolérable, ils la terminaient pour entrer dans un monde meilleur. Le christianisme est venu proclamer une doctrine plus consolante. Le suicide est un acte de folie, une défaillance morale. Malheureusement, les cas s'en multiplient avec une effrayante rapidité. A quoi faut-il attribuer ce fait déplorable? Au manque de foi, à cette soif de vanité, à cette poursuite sans relâche de la fortune, à cet oubli de la véritable philosophie, qui dit que la sagesse est la source du plaisir, la folie celle du mécontentement, et que si l'on excepte la résignation aux décrets de la Providence, la persuasion que tout arrive pour le mieux, et l'esprit d'être content du monde et de la place qu'on y occupe, tout ce qui conduit au chagrin est folie. (HUFELAND.)

Il est des peines auxquelles nous ne pouvons rester insensibles : ce sont celles que nous occasionnons aux autres par notre injustice. Nous ne parlons pas de ces emportements du moment où l'homme cesse d'être dirigé par la raison et où l'on pourrait en appeler de Philippe ivre à Philippe à jeun. Ces mouvements, nous y sommes tous exposés; car pour ne pas les éprouver il ne faudrait pas avoir de sang dans les veines. Le remède est plutôt physique que moral, plus du ressort de la diététique que de la philosophie.

Mais c'est cette dernière qui nous met en garde contre ce mirage trompeur qu'on nomme le monde, et contre nos propres illusions. C'est elle qui nous dit que de tout ce qui fait notre joie et notre ambition il ne reste qu'une chose, l'estime de soi-même et la conscience d'avoir agi dans un but honnête.

Qu'est-ce que l'ambitieux? un homme dont toute l'étude est de forcer sa nature; qui, né fier et orgueilleux, prend un air timide et soumis, essuie les caprices d'un ministre, cherche par mille bassesses la protection d'un subalterne en crédit, se dégrade jusqu'à vouloir être redevable de sa fortune au caprice d'un commis; qui, vif et ardent pour le plaisir consume ennuyeusement dans les antichambres et à la suite des grands des moments qui lui promettent ailleurs mille agréments; qui, ennemi du travail et de l'embarras, remplit des emplois pénibles, prend non-seulement sur ses aises, mais encore sur son sommeil et sa santé de quoi y fournir; qui, enfin, d'une humeur serrée et épargnante, devient libéral, prodigue même. (BOURDALOUE.)

Que dire de la vanité personnelle, de la gloire humaine, comme la nomme dédaigneusement Bossuet? de cet homme qui amasse autour de lui tout ce qu'il peut; qui se trouve trop petit tout seul; qui tâche de s'agrandir et de s'accroître comme il peut; qui pense qu'il s'incorpore tout ce qu'il amasse, tout ce qu'il acquiert, tout ce qu'il gagne; qui s'imagine croître lui-même avec son train qu'il augmente, avec son domaine qu'il étend; qui, ne pouvant augmenter sa taille et sa grandeur naturelles, y applique tout ce qu'il peut par le dehors, qui s'imagine qu'il devient plus grand et qu'il se multiplie quand on parle de lui, quand il est dans la bouche de chacun, quand il fait du bruit dans le monde? Le monde! cette servitude éternelle, où nul ne vit pour soi et où, pour vivre tranquille, il faut pouvoir baiser ses fers et aimer son esclavage; — cette révolution journalière d'événements qui réveillent tour à tour dans le cœur de ses partisans les passions les plus violentes et les plus tristes, des haines cruelles, des perplexités odieuses, des craintes amères, des jalousies dévorantes, des chagrins accablants; — ce lien où l'espérance même — ce sentiment si doux — rend tous les hommes malheureux; — où ceux qui n'espèrent rien se croient encore plus misérables; — où tout ce qui plaît ne plaît jamais longtemps, et où l'ennui est presque la destinée la plus douce et la plus supportable qu'on puisse y attendre. (MASSILLON.)

Heureusement que l'homme a pour se grandir et se soutenir au-dessus des orages de la vie des sentiments plus nobles : l'amour de la patrie, le plus beau, le plus moral des instincts (CHATEAUBRIAND); — la vraie gloire qui nous élève à nos propres yeux et qui accroît notre considération aux yeux des hommes éclairés, dont l'idée est indivisiblement liée à celle d'une grande difficulté vaincue, d'une grande utilité subséquente au succès, et d'une égale augmentation de bonheur pour l'univers et la patrie (RAYNAL); — la science par laquelle l'homme ose franchir les bornes étroites dans lesquelles il semble que la nature l'ait renfermé et qui, guide aussi fidèle que rapide, le conduit de pays en pays, de royaumes en royaumes (D'AGUES-

SEAU); — la science qui aplanit tous les obstacles, efface les distances, et finira par réunir les peuples dans une même famille, quand les préjugés nationaux, reste d'une époque d'enfance et de barbarie, auront disparu.

VIII

AFFAIBLISSEMENT DES CONSTITUTIONS.

Causes de l'affaiblissement des constitutions. — Populations trop denses. — Absence de colonisation. — La colonisation chez les anciens. — Émigration chez les modernes. — Manque de croisement des races. — Mariages consanguins. — Absence de vie au grand air. — Satisfaction insuffisante des besoins de la vie. — Éducation trop peu gymnastique. — Vie hâtive.

Que les constitutions aillent de jour en jour s'affaiblissant, voilà certes un fait que personne ne pourrait contester et dont il importe de rechercher les causes afin d'y porter remède, si c'est possible. A quoi servirait-il de professer le fatalisme sur ce point ? à étendre le mal et à le rendre bientôt incurable.

Que l'homme fût simplement un être végétant, rien ne serait plus facile que de l'amender : il suffirait pour cela d'un meilleur engrais, d'une meilleure exposition, d'un croisement habilement opéré. L'on récolterait ainsi comme on aurait semé.

Mais nous sommes, avant tout, des êtres intelligents ; il y a des institutions avec lesquelles il faut compter, des exigences sociales auxquelles il faut payer son tribut. Est-ce la civilisation qui produit la dégradation physique de notre espèce ? A Dieu ne plaise que nous soutenions une semblable thèse, qui

12

n'aurait même pas le mérite de la nouveauté. Le philosophe de Genève y a apporté toute la vigueur de sa dialectique, alors que son existence entière fut une preuve que lorsqu'on s'écarte des exigences de la société on tombe dans la décadence physique et morale la plus déplorable.

Si l'état de nature était propre à l'homme, les peuplades qui vivent dans cette condition devraient être les plus fortes ; or, tout démontre le contraire, et la disparition des races primitives prouve, qu'en dehors de la civilisation, l'homme ne peut exister.

Qu'on fouille le sol : là où il n'y a aujourd'hui qu'un désert aride, florissaient de puissantes nations, ainsi que le démontrent les vestiges de leurs arts et de leurs sciences. Comment ces nations ont-elles disparu ? par la barbarie. C'est l'histoire de l'humanité. — La lumière morale ne lui est pas moins nécessaire que la lumière physique.

Causes de l'affaiblissement des constitutions.

Pour arriver à établir les différentes causes de l'affaiblissement des constitutions actuelles, il faut considérer l'ensemble des conditions physiques et morales qui président à la vie des peuples, car les faits particuliers ne sont évidemment que de simples incidents.

Les causes de détérioration des constitutions peuvent se résumer de la manière suivante :

A. Populations trop denses.

B. Absence de colonisation.

C. Manque de croisement des races.

D. Absence de vie au grand air.

E. Satisfaction insuffisante des besoins de la vie.

F. Éducation trop peu gymnastique.

Quoique ces questions soient plutôt du ressort de l'économie politique que de la médecine, on nous permettra de faire ressortir les points qui touchent le plus spécialement à notre sujet, c'est-à-dire la conservation de la santé et de la vie.

Populations trop denses.

Les anciens n'ont pas connu ces énormes agglomérations que présente la civilisation moderne. On s'est trompé quand on a jugé de ce que les populations ont dû être d'après les restes des cités et des monuments de ces époques reculées. — L'Égypte nous étonne par ses pyramides et les ruines de ses palais, qui occupent l'emplacement de plusieurs villages. Mais ce sont là des preuves de despotisme plutôt que de civilisation, et l'on peut dire que les peuples qui ont élevé ces gigantesques constructions sont morts à la peine. Ces monuments sont l'image de la mort, qui n'a pas même respecté la mémoire de ceux qui avaient espéré se sauver ainsi de l'oubli [1]. Quand les despotes voulaient faire une pareille protestation contre le néant, ils réduisaient à l'esclavage des populations entières et les forçaient à travailler sous la menace incessante du bâton, sans s'inquiéter de ceux qui succombaient

[1] Hérodote a dit quelque part, que les rois égyptiens se sont bâti ces tombeaux durables parce que la mort dure toujours.

presque à chaque minute. Si une première fournée ne suffisait pas, on y employait une seconde, une troisième jusqu'à l'achèvement du travail. Au Colysée, à Rome, furent employés cent mille prisonniers juifs. Ceux qui survécurent n'eurent pas même la consolation de revoir leur patrie !

Pour trouver une véritable civilisation, fondée sur la liberté, nous devons remonter à la Grèce ancienne. Là les centres de population étaient en général fort restreints : il n'existait pas, à proprement parler, de centralisation, puisque la civilisation était partout. A chaque pas on rencontrait des temples, des monuments publics dont la situation des lieux ou un souvenir sacré avaient déterminé la construction.

Rome, alors qu'elle était la maîtresse du monde, comptait moins d'habitants qu'aujourd'hui Paris et Londres. Les populations anciennes étaient plus vigoureuses que ne le sont les populations modernes ; on peut donc en conclure qu'une trop grande condensation est une des causes de l'affaiblissement des constitutions.

Défaut de colonisation.

Coloniser, c'est obéir à cette ardeur qui poussait la société ancienne vers les pays inexplorés, et qui la déterminait à y transporter ses dieux Lares et la plaque du foyer domestique. — Il n'y a pas de points du littoral de l'Europe, de l'Asie, de l'Afrique où les Grecs n'aient répandu leurs arts et leurs sciences ; plusieurs de ces colonies sont devenues des centres de civilisation qui l'ont disputé à la civilisation de la mère patrie.

Il ne faut pas confondre la colonisation avec l'émigration ; celle-ci est une triste nécessité de la société moderne. — Des malheureux vont chercher au delà des mers une existence souvent plus pénible que celle qu'ils ont abandonnée ! — Quelquefois ce sont comme des troupeaux qu'on transporte pour les soustraire à cette clavelée sociale qu'on nomme la misère.

Il y a cependant des cas où l'émigration ressemble à la colonisation : c'est quand une population entière se déplace pour aller former une patrie nouvelle ; mais entre ces deux patries il n'y a souvent d'autre lien que le regret de l'absence !

Aujourd'hui la colonisation, c'est la conquête. Il en résulte que là où l'amour du sol natal retient les populations qui ne peuvent plus y trouver leur subsistance, il y a appauvrissement des constitutions.

Défaut de croisement des races.

Le croisement des races s'effectuait autrefois sur une grande échelle, soit par colonisation, soit par invasion, c'est-à-dire par la paix ou par la guerre. Les Grecs, qui ne portaient pas au dehors l'esprit de clocher qui les animait quelquefois chez eux, s'alliaient facilement aux populations chez lesquelles le hasard ou l'esprit d'aventure les poussait.

On trouve encore aujourd'hui les traces de ces alliances dans les belles populations répandues sur le littoral de la mer Noire, tandis que les populations de l'intérieur, qui n'ont pas subi ce contact, sont loin de présenter les mêmes qualités physiques.

L'invasion est un mauvais moyen de croiser les races, parce que du côté des peuples envahis il existe toujours une aversion ou antipathie, qui finit par rompre un lien brutalement établi. Il y a dans l'ordre moral comme dans l'ordre physique des fusions impossibles, des annexions qui se rient de toutes les combinaisons diplomatiques. On peut comparer ces nationalités mutilées aux tronçons de l'hydre, qui finissaient toujours par se rejoindre.

L'invasion n'est plus possible aujourd'hui : c'est par leurs rapports sympathiques que les peuples doivent chercher à former une même famille — comme l'a dit un poëte populaire :

> Peuples, formez une sainte alliance,
> Et donnez-vous la main.
>
> (BÉRANGER.)

Les bons effets du croisement ou du mélange des races n'ont pas besoin d'être démontrés : c'est par là que se fond et s'atténue ce que les tempéraments propres à chaque climat, à chaque pays ont de trop tranché, et que l'homme, roi de la création, peut prendre possession de son royaume, c'est-à-dire de la terre entière.

Les races animales qui ne se croisent pas, se reproduisent, mais sans que la quantité compense jamais la qualité. Les lignées sont nombreuses, mais faibles; elles manquent de sang, c'est-à-dire qu'elles sont lymphatiques.

Cette loi est applicable à l'homme : lui aussi a besoin de croisement, mais d'un croisement réel et non fictif, ainsi qu'il arrive quand les alliances ne sortent pas d'un cercle restreint. C'est sans doute un des motifs pour lesquels Mahomet a interdit le mariage aux sultans ; mais le chef des croyants a trop compté sur la vigueur de sa race, et il n'a pas songé que celle-ci pût s'épuiser.... par excès de croisement.

Les inconvénients du défaut de croisement se font sentir dans les mariages consanguins. Chez les Grecs où toutes les institutions étaient subordonnées à l'intérêt de caste ou de famille, ces mariages étaient une obligation afin de conserver le nom et la fortune [1]. A part cette circonstance, les mariages consanguins étaient peu dans les habitudes du peuple. La dot du bon Dieu, c'est-à-dire la beauté, la jeunesse, marchait avant la dot des hommes, la fortune. On était également très-rigoureux dans le choix des époux ; les vices héréditaires étaient donc l'exception. On voyait peu de scrofuleux, d'épileptiques, de rachitiques, de crétins, n'importe la forme de ces maladies. En est-il de même aujourd'hui ? cette question étant à l'ordre du jour, on nous permettra de nous y arrêter un instant.

Les cas de surdi-mutité et d'idiotisme se multiplient tellement, que des savants se sont appliqués à en rechercher les causes. Parmi ces causes, ils ont particulièrement signalé les mariages consanguins. Nous citerons M. le docteur Baudin, qui a présenté, en 1862,

---

[1] Un oncle adoptait sa nièce plutôt qu'il ne l'épousait.

un mémoire à l'Académie des sciences dont voici les conclusions : « La proportion des sourds-muets de naissance croît avec le degré de consanguinité des parents. Si l'on représente par 1 le danger de procréer un enfant sourd-muet dans un mariage ordinaire, ce danger est représenté par 18 dans les mariages entre cousins germains, — 37 dans les mariages entre oncles et nièces,—70 dans les mariages entre neveux et tantes. La proportion des sourds-muets croît avec la somme des facilités accordées aux unions consanguines par la loi religieuse. »

Ces conclusions sont basées sur des faits qu'il serait difficile de rétorquer. Les mariages consanguins reposent tous sur l'intérêt ; on n'y tient nul compte de l'inclination de la jeune personne ; c'est une victime immolée au veau d'or, comme autrefois, chez les Carthaginois, on brûlait les enfants sur les bras d'une idolé rougie au feu. — Nous aimerions peut-être mieux cela. — Faut-il s'étonner qu'une pareille union, de l'aversion d'une part, de la cupidité de l'autre, donne des produits si misérables? — Un mariage sans amour, c'est un printemps sans soleil : pourquoi en voudrait-on des fruits savoureux? — Malheureusement, toute « dissonance s'efface par l'accord parfait de l'or, » les entraves que la loi religieuse a mises aux unions consanguines se relâchent donc chaque jour davantage : l'affaire «va au Pape, » et tout est dit. Mais le mariage n'est pas seulement d'institution religieuse, il est également d'intérêt civil ; or la société n'a-t-elle pas le droit d'exiger qu'on ne jette pas de malheureux idiots dans son sein? La statistique a fait voir à

M. Baudin qu'il y a en Europe environ 250,000 sourds-muets !

Nous venons de placer la question des mariages consanguins sur le terrain de la moralité, parce que nous pensons que c'est le seul qui soit applicable à l'homme. En effet, les accouplements consanguins des animaux leur sont plutôt favorables et constituent le moyen le plus prompt et le plus efficace de perfectionner les races. C'est ce que les Anglais nomment : « *In and in.* » Leurs plus vigoureux coursiers sont le produit de ces accouplements dont la filiation est soigneusement conservée. M. Sanson a donc eu raison d'en faire la remarque dans la discussion provoquée par le mémoire de M. Baudin. Un savant vétérinaire, M. le docteur Gourdon, a également fait observer que les animaux, grâce à l'absence de sensibilité morale, éprouvent moins que notre espèce l'influence de la consanguinité, et opposent une plus longue résistance à la dégénérescence que cette pratique entraîne, car là également la décadence, la dégénération finissent par se faire jour.

Défaut de vie au grand air.

La vie au grand air est non-seulement une condition de longévité, mais une source de vigueur pour les constitutions. Prenez l'ouvrier de la campagne et celui des villes : autant l'un est sanguin, bien musclé, autant l'autre est lymphatique et a les chairs molles, au point que toute fatigue corporelle lui est à peu près impossible. — Nous ne parlons pas des ou-

vriers des villes travaillant à l'air et que, pour ce motif
on a surnommés *forts ;* — les débardeurs, par exemple.

Le premier travail de l'homme a été la culture des
champs ; c'est donc à ce travail qu'il faut donner le
plus d'extension possible, parce que c'est le seul
moyen de contre-balancer le travail manufacturier et
d'atténuer ce qu'il a de trop énervant. — Voyez les
populations des centres industriels : comme elles
sont pâles, chétives, exténuées ! — Sont-ce des adolescents ou des adultes ? Il serait difficile de le dire,
tant ils ont l'air de vieillards anticipés ! Chose remarquable, les enfants, malgré les privations qu'ils subissent, se développent normalement, tant qu'ils ne sont
pas entrés dans la fabrique : mais à compter de ce
moment, leur croissance s'arrête et leur poids diminue d'une manière tellement générale, que la cause
n'en saurait être douteuse.

Il serait à désirer que, comme cela existe dans
certaines localités, le travail agricole pût se combiner
avec le travail de l'atelier. — Éloigner les manufactures des villes pour les disséminer dans la campagne
serait un immense progrès, et rien ne doit faire déses-
pérer de sa réalisation, puisque l'intérêt même des
industriels le commande. Dans les villes, les terrains
sont chers ; à la campagne, ils sont relativement à bon
marché ; la vie y est également plus facile et moins
coûteuse. Nous ne voyons donc pas pourquoi cette révolution dans les idées et les habitudes des fabricants ne
se ferait pas. — Avec les chemins de fer, il n'y a plus
de distances : les campagnes et les villes se touchent
sans se confondre ; — pourquoi ne pas jouir des avan-

tages des premières, tout en évitant les inconvénients des secondes?

L'application de la vapeur au travail industriel a apporté un grand changement dans la vie des ouvriers : au travail en famille est venu se substituer le travail de l'atelier, et quoique de grandes améliorations aient été apportées dans l'emménagement de ces derniers, dans la ventilation, dans l'outillage, il s'en faut que tous les dangers en aient disparu. — Nous savons qu'il faut en prendre son parti, que chaque profession a ses inconvénients, ses maladies ; mais au moins, que l'ouvrier reste le moins longtemps possible dans l'atelier ; qu'il fasse en moins de temps plus de besogne ; c'est ce qu'on obtiendra par la perfection de la fabrication.

Nous ne sommes pas partisans des mesures restrictives, mais nous croyons cependant que les heures de travail doivent être limitées, surtout pour les enfants et les femmes, de même que l'âge auquel les premiers seront admis à l'atelier. Nous touchons à une question délicate, celle de l'apprentissage.

L'industrie telle que nous la concevons, et telle que la fera le progrès, sera avant tout humaine. Elle recevra l'enfant, non pour l'épuiser par un travail au-dessus de ses forces, mais pour le soumettre à un régime paternel. — La fabrique ne se composera pas seulement d'ateliers où gronde la vapeur et mugissent les machines ; mais elle aura son gymnase où l'enfant et, pendant les heures de repos, l'ouvrier lui-même pourront prendre leurs ébats et s'instruire encore. Les enfants, ceux de huit ans, car nous croyons cet âge nécessaire pour familiariser l'enfant avec les habitudes de la fabrique, — ne seront astreints à aucun travail régulier ; la plus grande partie de la journée ils la passeront au gymnase, où on les utilisera à quelques menus ouvrages en rapport avec leurs forces et leurs aptitudes. — Il y aura des maîtres ou gymnasiarques, afin de développer en même temps l'esprit et le corps.

A l'âge de dix ans commencera le travail de l'atelier ; les enfants seront divisés par brigades, dont l'une sera à l'ouvrage, tandis que l'autre se trouvera au gymnase. — Les heures de travail, réduites ainsi de moitié, ne dépasseront pas les forces du jeune ouvrier. — Plus vigoureux, plus courageux, plus intelligent, il fera double besogne et ainsi il y aura une large compensation pour l'industriel, — car nous ne voulons rien pour rien. — Le travail alterné se prolongera jusqu'à l'âge de seize ans ; à cette époque de la vie, où la puberté se déclare, le jeune ouvrier sera alors assez fort pour soutenir les fatigues de la journée pleine, mais celle-ci ne se prolongera pas outre mesure — dix heures, comme minimum, — douze heures, comme maximum. — L'industriel, intelligent de ses intérêts, veillera à la santé de ses ouvriers ; il exigera d'eux un costume de travail, de manière à n'avoir pas sous les yeux ces guenilles qui déshonorent ses ateliers. — Il mettra à la disposition de ses ouvriers, des lavoirs, des bains, et jusqu'à une école de natation.

Voilà comment nous concevons la vie industrielle. Est-ce un rêve, une utopie? C'est au fabricant à répondre. Il ne voudra pas, sans doute, voir se continuer l'état de choses actuel, c'est-à-dire avoir affaire à des ouvriers dociles, mais affaiblis ; à des enfants tellement pâles, tellement exténués que le cœur en saigne ; il ne voudra pas surtout encourir le grave reproche de sacrifier l'ouvrier à sa fortune. Des bénéfices qu'il réalisera, il voudra faire deux parts : l'une pour sa famille, l'autre pour l'amélioration du sort de ses ouvriers ; et cette dernière ne le constituera pas en perte, puisqu'il sera le premier à recueillir les avantages des améliorations que nous venons d'indiquer.

Satisfaction insuffisante des besoins de la vie.

Le rapport entre les besoins de la vie et le salaire de l'ouvrier est, avant tout, une question de justice et d'humanité. Chaque fois que, par suite d'une circonstance ou d'une autre, le prix des denrées alimentaires a dépassé la valeur de l'argent, il y a eu malaise, misère des classes laborieuses, partant, affaiblissement des constitutions.

Autrefois ce rapport était plus constant, la valeur monétaire variant peu, le prix des denrées alimentaires tendant au contraire à baisser, puisque la production agricole dépassait la consommation. — Il y avait plus d'offre que de demande, les populations étant moins denses et les produits de la terre consommés sur place ou du moins dans un rayon peu étendu.

Aujourd'hui les choses ont bien changé : — d'une part la valeur de l'argent a diminué par suite de la quantité de métaux précieux introduite dans la circulation ; de l'autre, les populations ont augmenté dans une proportion telle, que les produits agricoles d'un pays ne pouvant suffire à ses besoins, il faut y suppléer par des produits étrangers. D'où il suit que le prix des denrées alimentaires va constamment en augmentant. Les perfectionnements de l'industrie ont mis cette dernière à la portée d'un chacun ; de là, l'esprit d'industrialisme qui s'est emparé même de ceux qui autrefois se contentaient de la position modeste d'artisan. De là encore, cette concurrence effrénée, qui force à livrer à vil prix les produits manufacturés, par conséquent, à diminuer les frais de production ; or, comme dans ces frais le salaire entre au moins pour les deux tiers, c'est l'ouvrier qui souffre de cette concurrence, puisque ses moyens d'existence sont au-dessous de ses besoins réels.

Il a été constaté par de nombreuses enquêtes, que le régime alimentaire des ouvriers des fabriques est insuffisant pour le travail qu'on exige d'eux ; — non que ce travail dépasse la mesure des forces de l'homme, mais parce que leur nourriture est trop peu réparatrice.

Ce qui a le plus contribué à entretenir le malaise des classes ouvrières, c'est la protection même accordée à l'industrie. — Cette vérité commence enfin à se faire jour : on comprend que favoriser l'industrialisme, ce n'est pas agir dans l'intérêt des masses, mais dans celui de quelques individus, auxquels seuls cette espèce de monopole profite.— Tout ce qui vit à l'ombre de la protection est condamné, par ce fait seul, à rester stationnaire : c'est ce qui est arrivé dans les centres où l'industrie a été particulièrement privilégiée.— La protection appelle la concurrence à outrance, car chacun veut profiter de la faveur. On place ainsi l'industrie dans des conditions artificielles, et on concentre sur un point des populations qui, sans cette circonstance, seraient restées au travail de la terre.— Il faut que l'industrie soit libre de toute protection comme de toute entrave ; alors seulement elle vivra de sa vie propre et ses moyens d'action seront en rapport avec ses besoins. Disposant de grands capitaux — car c'est à cela qu'elle doit viser et non à vivre misérablement d'un crédit qu'on lui fait payer d'une manière usuraire, indépendamment que tout le monde est dans le secret de sa position, — elle pourra se tenir au niveau de tous les progrès de la fabrication, et ne sera pas obligée, pour diminuer ses frais généraux, de réduire, ou du moins, de tenir dans un état d'insuffisance le salaire des ouvriers. — Ceux-ci, à leur tour, contribueront à entretenir l'aisance générale ; car le malaise est général quand les masses souffrent.

Nous assistons, en ce moment, à un fait qu'on peut dire providentiel. La guerre d'Amérique, en même temps qu'elle aura pour résultat de faire disparaître l'esclavage, — cette honte de notre époque, — permettra au libre échange de s'établir sans secousse. La crise pesant sur tous les producteurs, le trop-plein des uns ne viendra pas empêcher la production des autres par l'obstruction des marchés, et chacun pourra prendre ses mesures pour qu'à l'expiration de la crise, l'échange des produits s'établisse d'une manière favo-

rable pour tous. — Il y aura moins d'industries simi-
laires, chaque pays produisant ce qui est le mieux
dans ses moyens et dans les aptitudes de sa population.

Favoriser l'industrie agricole par de sages dispositions et mettre ainsi ses produits en rapport avec les
besoins des populations; laisser à l'industrie manu-
facturière ses libres allures, afin d'éloigner les faux
industriels qui sont au travail industriel ce que les fré-
lons sont aux ruches, — voilà où il faut en arriver. Les
populations ouvrières seront aussi mieux en mesure
de soutenir la concurrence qu'elles se font à elles-
mêmes quand elles sont trop condensées. — Nous ne
disons pas trop nombreuses, car la population est une
source incessante de richesse pour un pays; seulement, il faut qu'elle soit bien répartie. — Ce n'est pas
la production industrielle qui est à craindre, mais le
manque de consommation. Nos ouvriers sont à peine
vêtus, et nous cherchons des consommateurs au dehors. Faisons qu'ils puissent se nourrir et se vêtir;
rendons-les au sentiment de leur dignité, et l'esprit
d'ordre qui leur manque se développera de lui-même;
car ordre, économie, sont synonymes d'aisance.

IX

USAGE DU TABAC.

Origine du tabac. — Diverses espèces de tabac. — Composition chimique du tabac. — Principes actifs du tabac : la nicotine, la nicotianine, l'ammoniaque. — Effets délétères provenant de l'excès du tabac. — Avantages de l'usage modéré du tabac. — Réquisitoire de Hufeland contre le tabac. — Influence du tabac sur la sociabilité. — Le tabac devant l'Académie de médecine.

Il y a des besoins tellement passés dans nos habitudes que, fussent-ils nuisibles, il faudrait en prendre son parti, car vouloir en détourner ceux pour lesquels ils sont devenus une seconde nature, ce serait, comme on dit, vouloir prendre la lune avec les dents. — La locution est vulgaire, mais la chose ne l'est pas moins.

Le tabac est originaire de l'Amérique. Quand Christophe Colomb fit la découverte de ce continent, en 1492, il trouva l'habitude de fumer déjà établie parmi les Indiens de l'île Guanahani. Plus tard, on la retrouva à Haïti, à Mexico, et, en général, chez toutes les peuplades de l'Amérique centrale. Les Espagnols y prirent bientôt goût, et fumer devint pour eux une véritable passion, qu'ils importèrent dans la mère patrie, où, aujourd'hui encore, la cigarette se mêle à tous les actes de la vie privée et publique. — C'était cependant une notable infraction à la gravité castillane. — En vain, le clergé voulut-il jeter son interdit sur le tabac, comme sur une provenance de l'enfer, rien n'y fit; on eût préféré se damner que de renoncer à fumer. Les membres du clergé eux-mêmes ne surent pas résister à la contagion de l'exemple : tout ce qu'on obtint d'eux, ce fut de ne pas fumer en public.

Et ce n'est pas pécher que pécher en silence.

Le tabac fut introduit en France par J. Nicot, ambassadeur en Portugal. De là, le nom de *Nicotiana* donné au genre *Tabacum*, dont la semence fut cultivée pour la première fois au Jardin du Roi, à Paris.

Une fois acclimatée, la plante se propagea en Allemagne, et, de là, dans toutes les parties de l'Europe, d'où elle se répandit en Afrique et en Asie. — Inutile de dire qu'elle fit partout d'ardents prosélytes, malgré son goût âcre et nauséeux. — Tout fumeur se rappelle sa première pipe et la défaillance de cœur qu'elle lui a occasionnée. — Déjà, dès le commencement du dix-septième siècle, l'usage du tabac était répandu partout. Les gouvernements, ne se doutant pas encore de l'immense source de revenu que son usage allait leur procurer, s'y opposèrent, mais tout aussi inutilement que le clergé. Au contraire, ce fut l'histoire du fruit défendu.

La quantité de tabac qui se consomme aujourd'hui en Europe, s'élève, d'après Redey, à 2,000,000 de centner de provenance étrangère, et à 3,000,000 d'origine indigène. Ce qui fait, à raison de 112 livres le centner, 560,000,000 de livres, soit 2 livres par tête.

Il y a plusieurs espèces de genre *Nicotiana*. Les botanistes en admettent au delà de 40. Les principales espèces cultivées sont :

Le *Nicotiana Tabacum*, ou tabac de Virginie ;

Le *Nicotiana macrophylla*, ou tabac de Maryland ;

Le *Nicotiana rustica*, ou tabac commun. — Bauern Tabac ;

Le *Nicotiana quadrivalva*.

Quoique originaire de l'Amérique tropicale, la plante croît dans toutes les parties du monde, sous les conditions climatologiques les plus diverses, et jusqu'au 50° de latitude. Elle réussit surtout du 15° au 35°. On comprend que, sous le rapport de ses principes constituants, surtout son arome, ces cultures exotiques doivent avoir sur elle une grande influence. Ainsi, le tabac de Virginie, cultivé chez nous, malgré tous les soins qu'on y apporte, perd son arome et reprend l'âcreté propre au genre.

L'analyse des feuilles de tabac par Poselt et Reimann, a donné les résultats suivants, pour 1,000 parties.

Nicotine.........................	0,6
Nicotianine....................	0,1
Extractifs amers..............	28,7
Hartz.........................	2,7
Albumine et kleber...........	13,1
Gomme.......................	17,4
Acide malique, malate et nitrate.	9,7
Autres sels alcalins...........	1,2
Phosphate de chaux...........	1,7
Fibres ligneuses, eau..........	924,8

D'après d'autres chimistes, la quantité de nicotine

est plus considérable. — M. Schlosing prétend avoir trouvé dans le tabac de France de 3 à 8 p. 100 de nicotine — une fois, presque 9 p. 100; — dans le tabac de Kentucky, 6 p. 100; — dans celui de Virginie, 6, 8 p. 100; — dans celui de Maryland, 2, 3 p. 100; — dans celui de la Havane, pas encore 2 p. 100. — Lenoble trouva dans le tabac de Paraguay, 1, 8, — 2, 0, — 1, 5 et 6 p. 100. Les fines espèces de tabac contiennent moins de nicotine que les communes, de sorte qu'elles présentent moins de danger pour l'usage.

L'examen chimique de la fumée de tabac par Zeise a donné : de l'acide carbonique; de l'oxyde de carbone; de l'hydrure de carbone; de l'ammoniaque; de l'acide butyrique; probablement de l'acide acétique; de la parafine; de l'huile inflammable (brand-harz). M. Melsens y a trouvé, en outre, de la nicotine. Vogel y a constaté la présence de l'acide cyanhydrique et de l'acide sulfhydrique.

On ne saurait contester que parmi ces principes il n'y en ait de nuisibles à la santé; ce sont surtout la nicotine et l'ammoniaque, pouvant donner lieu, la première, aux vertiges et à une irritation de la moelle et à son ramollissement; le second, l'ammoniaque, à la fluidification du sang et aux digestions pénibles, en neutralisant l'acide du suc gastrique[1]. Ces effets sont encore augmentés par les préparations que l'on fait subir aux feuilles de tabac, surtout par la présence

---

[1] M. Richardson a constaté que l'haleine des fumeurs invétérés renferme beaucoup d'ammoniaque; de là, fluidification du sang, dissolution des globules, faiblesse, anémie, état nerveux très-prononcé.

d'une certaine quantité d'ammoniaque libre. On sait
que les feuilles, préalablement séchées à l'ombre et dans
un vif courant d'air, sont ensuite desséchées complétement à l'étuve. On les fait fermenter légèrement et
on les arrose de certains ingrédients sur la nature desquels les fabricants de tabac ne se montrent pas toujours soucieux de la santé publique. Nos paysans qui
récoltent eux-mêmes leur tabac, le font sécher et le
fument sans autre préparation. Ils ne sont pas tellement blasés qu'il leur faille cette odeur ammoniacale que les faux amateurs considèrent comme constituant la force du tabac. — En Hongrie et en Grèce,
on se sert du tabac à demi desséché.

Les effets délétères du tabac se rapportent surtout aux
espèces communes; car, ainsi que nous l'avons dit,
le Havane ne contient pas encore 2 p. 100 de nicotine, et dans la fumée, il n'y a guère que M. Melsens
qui ait constaté la présence de cet alcaloïde. L'acide
carbonique, l'oxyde de carbone, l'hydrogène de carbone, l'ammoniaque se dissipent avec la fumée ; mais
quand on fait usage de la pipe ou du porte-cigare,
l'huile essentielle qui y séjourne, contient une certaine quantité de nicotine et d'ammoniaque qui,
étant avalées, peut produire les accidents signalés plus
haut. L'expuition de la salive serait utile dans ce cas,
si la perte de ce précieux liquide ne devait être préju-
diciable à la digestion. Le célèbre Boerhaave rapporte
qu'ayant été consulté par un malade, grand fumeur,
et qui était atteint de marasme, il lui conseilla de
garder sa salive, que dès lors les facultés digestives
reprirent leur activité et que l'embonpoint revint.

13.

Nous venons d'exposer les inconvénients du tabac ; pour être juste, disons quels sont ses avantages. Comme tous les narcotiques, le tabac commence par produire une certaine excitation du cerveau : c'est donc le compagnon de l'homme solitaire, de celui qui s'absorbe dans de profondes études, ou qui est soumis à de dures privations, comme le soldat, le prisonnier. — Conçoit-on qu'on ait poussé la manie de la moralisation jusqu'à priver ce dernier de cette seule consolation ? N'est-ce pas assez qu'il soit privé de sa liberté ? Pourquoi surexciter en lui ce désir déjà si ardent de s'évader ? — Le tabac donne de la fraîcheur à la bouche, en provoquant la sécrétion de la salive. — Celle-ci, à son tour, favorise la digestion, puisque son principe actif, la ptyaline, convertit les matières amylacées en dextrine et en sucre ou glycose. Or, c'est surtout quand ces matières prédominent dans le régime alimentaire, — comme dans les prisons, — que le tabac est utile et même nécessaire. Les personnes qui ont un mauvais estomac, ou qui sont affectées de crudités, de dyspepsie acide, se trouvent bien de l'usage du tabac parce qu'il neutralise l'excès d'acide du suc gastrique. En général, ces personnes ont les dents noires et elles finissent par les perdre ; de même les gencives sont ramollies, fongueuses. C'est qu'il existe généralement chez ces individus du scorbut à divers degrés. S'ils ne fumaient pas, les effets de cette cachexie seraient bien plus marqués encore. Ainsi, en Hollande, tout le monde fume pour se soustraire à l'influence fâcheuse du climat. On observe, au contraire, que parmi les individus qui ont l'habitude de mâcher le tabac il y en a qui ont de fort belles dents.

Maintenant nous croyons pouvoir reproduire, avec toute impartialité, le réquisitoire que Hufeland a lancé contre l'usage du tabac.

« Il me reste à parler de deux habitudes particulières aux temps modernes, celle de chiquer et celle de priser. La pipe en est une plus inconcevable encore. Comment une fumée malpropre, d'une saveur piquante et d'une odeur détestable peut-elle procurer du plaisir, et devenir même un besoin si impérieux qu'il y a des hommes qui ne sont contents et de bonne humeur que quand ils s'en remplissent le nez et la bouche? — Je ne parlerai pas ici des avantages qu'on attribue à cette habitude, et que ne sauraient comprendre ceux qui ne fument pas. — Hufeland, cela va sans dire, était de ce nombre. — Ces avantages doivent d'ailleurs être fort légers, puisque les personnes qui n'ont pas l'habitude de fumer se portent aussi bien que celles qui l'ont; — mais je me crois obligé de signaler ses inconvénients en faveur des jeunes gens qui liront mon ouvrage et qui sont encore libres de s'accoutumer ou non à la pipe.

« La pipe gâte les dents, dessèche le corps, fait maigrir, enlève les couleurs, affaiblit les yeux et la mémoire, attire le sang vers la tête et les poumons, dispose par conséquent aux maux de tête, et peut occasionner des crachements de sang et la phthisie chez les personnes qui ont la prédisposition à cette maladie. — En outre, c'est un besoin de plus qu'on se crée; or, plus un homme a de besoins, moins il est libre et heureux. — Voilà quels sont les inconvénients généraux de la pipe. — Je serais flatté de pouvoir contribuer à déraciner une habitude mauvaise qui, malheureusement, fait tous les jours des progrès.

« L'habitude de priser ne vaut guère mieux que celle de fumer; elle est même pire sous le point de vue de la propreté. Le tabac en poudre irrite les nerfs et occasionne des maux de tête et d'yeux. Une circonstance ajoute encore aux inconvénients naturels de ces deux habitudes : ce sont les substances âcres et irritantes que les marchands mêlent au tabac afin d'attirer les chalands, et qui agissent, pour la plupart, comme de véritables poisons. — Je ne conçois pas que la police, qui exerce aujourd'hui une surveillance si active sur tous les objets de consommation, néglige une denrée aussi essentielle que le tabac; car peu importe qu'on soit empoisonné par des comestibles, par du tabac à fumer ou par du tabac en poudre.—Je sais une fabrique où l'on était dans l'usage d'ajouter du minium au tabac d'Espagne, pour lui donner plus de couleur et de poids. Ainsi les personnes qui faisaient usage de ce tabac s'introduisaient chaque jour dans le corps une certaine quantité d'oxyde de plomb, l'un des plus redoutables poisons que nous connaissions. Doit-on s'étonner, après cela, de ce que certains tabacs produisent des cécités incurables et une foule de maladies nerveuses dont je n'ai vu que trop d'exemples? Ne serait-il pas temps de démasquer des manœuvres aussi dangereuses, et de ne permettre la vente du tabac à fumer et à priser qu'après qu'il aurait été soumis à l'analyse chimique et déclaré incapable de nuire? »

C'est le propre de tous les réformateurs — soit du corps, soit de l'esprit, — de pousser leurs tentatives trop loin. Hufeland professe pour le tabac un profond dédain ; c'est, selon lui, une vapeur malpropre, d'une odeur détestable ; — mais on ne discute pas des goûts. — Il y a, au reste, tabac et tabac. Entre le tabac grossier, juteux du campagnard et un fin havane, il y a sans doute une distance immense. — Nous ne voulons pas cependant atténuer les effets fâcheux qu'un usage excessif peut produire sur le sang et le système nerveux. Comme les mangeurs d'opium, les fumeurs de profession sont punis par où ils ont péché, c'est-à-dire qu'à force de vouloir se procurer des jouissances, ils s'énervent et ne peuvent plus en ressentir aucune, si ce n'est un stupide hébétement. Nous pensons même que le grand nombre d'affections de la moelle épinière qu'on remarque aujourd'hui, est dû en grande partie à cette cause.

Il est un autre point de vue sous lequel l'usage du tabac doit être envisagé ; nous voulons parler de la sociabilité. Le tabac s'adresse aux sens, il agit sur nous comme l'opium sur les Turcs, c'est-à-dire qu'il nous jette dans cette espèce d'extase où la réalité s'efface dans une vague rêverie. — C'est là son danger, car ainsi se perd chaque jour l'esprit de conversation.

C'était bon autrefois ; je me suis laissé dire
Qu'on s'occupait alors des femmes ; qu'on tâchait
De leur paraître aimable et qu'on les recherchait.
En ces temps reculés qui semblent des chimères,
On parle de salons où trônaient nos grand'mères.

Leur vœu fut un arrêt, leur parole une loi ;
Leur sourire le prix de ce galant tournoi.
On dit que le respect professé pour les femmes
Avait poli les mœurs sans amollir les âmes,
Et que c'était le temps des grandes passions
Qui faisait accomplir les grandes actions.

. . . .

On mettait à causer d'un livre, d'un tableau,
D'un marbre ; à discuter les principes du beau,
La même ardeur qu'on met aujourd'hui.... à fumer.

(PONSARD. — *La Bourse*.)

Le sensualisme a toujours marqué une ère de déca‑dence, aussi faut-il se garder de son attrait par trop facile, dénotant de la part de celui qui s'y livre plus de paresse que d'intelligence. La sensation physique, c'est le point par lequel nous touchons à la brute ; or, qu'a de commun l'intelligence avec les excès auxquels nous nous livrons ? L'animal a l'instinct, nous avons la volonté. — Le grand point, c'est de ne pas nous laisser dominer par l'habitude ou ce que nous avons nommé la seconde nature. Qu'y a-t-il de plus misé‑rable que l'homme soumis à une semblable sujétion ?

Pour être ainsi esclave d'un besoin factice, où est l'excuse ? est-ce le besoin du corps ? mais il en est la première victime : preuve, l'ivrogne qui ne digère plus et dont les membres sont constamment agités d'un mouvement convulsif. — Ce n'est pas également l'intelligence, car elle finit par se perdre. — Nous ne voulons pas exclure l'usage du tabac, mais nous de‑mandons qu'on y mette de la mesure. Nous avons besoin d'une certaine dose d'excitation ; mieux vaut sans doute le tabac que l'alcool. Et ici nous devrions

répéter ce que nous avons dit à l'occasion des boissons spiritueuses, c'est-à-dire que le fisc si, prodigue
d'impôts sur des objets nécessaires, est beaucoup trop
tolérant vis-à-vis des choses nuisibles ou superflues.
Qu'on laisse au peuple la bière et le tabac à bon marché ;
mais qu'on impose les alcooliques et les tabacs fins.
Le désœuvré y trouvera son avantage, car il ne pro-
diguera pas une jouissance coûteuse. Il fumera moins,
mais d'une manière moins banale, c'est-à-dire que ce
ne sera pas l'histoire de remuer les lèvres comme la
vieille esclave noire des États-Unis de l'Amérique. On
ne verra plus alors des hommes d'esprit déserter la
société des femmes pour les silencieuses jouissances
du fumoir, ou bien, demander à l'excitation du vin
l'aliment d'une discussion politique. On fera comme
les anciens dans leurs symposiaques : on parlera beaux-
arts, belles-lettres, métaphysique même ; ce qui n'empêchera pas de s'intéresser aux affaires du pays.

TROISIÈME PARTIE

DIÉTÉTIQUE

I

DIÉTÉTIQUE.

Diététique vient du mot grec *diaita*, — en latin
diæta, *victus ratio*, c'est-à-dire vie réglée, emploi
bien ordonné et mesuré de tout ce qui est nécessaire
pour conserver la santé.

La diététique, c'est donc la physiologie et l'hygiène
appliquées; aussi, ce que nous avons à dire dans cette
troisième Partie de notre travail sera le complément
de ce qui a été exposé dans les deux premières.

Le mot *diète* est encore employé comme synonyme
d'abstinence. Mais si cette dernière est nécessaire
quand on est malade, il n'en est pas de même quand

on se porte bien. D'ailleurs, un régime trop rigoureux n'est pas le moyen de conserver la santé, puisque la moindre infraction à ce régime peut amener des troubles graves. Ainsi l'on cite l'exemple d'un Vénitien célèbre, **L.** Cornaro, qui se condamna à ne prendre, chaque jour, que douze onces d'aliments et treize onces de boisson, et qui faillit mourir parce qu'il avait ajouté une once de plus à son ordinaire. « A peine, dit-il, eus-je vécu de la sorte pendant dix jours que, perdant ma gaieté, je devins pusillanime, fantasque, à charge à moi-même et aux autres. — Le douzième jour, je fus attaqué d'un point de côté, qui dura vingt-quatre heures; survint ensuite une fièvre qui se prolongea pendant trente-cinq jours avec une telle violence, qu'on désespéra de moi. — Je me rétablis enfin par la grâce de Dieu et la reprise de mon ancien régime [1].

Au début de l'humanité, la vie était simple comme les mœurs; il y eut donc peu de maladies. En traitant de la gymnastique chez les Grecs, nous avons fait voir que la médecine se développa beaucoup plus tard que la chirurgie. Homère chante les services de Machaon et Podalyre, les Percy et les Larrey de ces temps héroïques. Dans Hippocrate même, nous trouvons le chirurgien autant que le médecin. Si les moyens du premier étaient énergiques, — puisqu'ils allaient du fer au feu, — *Quod ignis non sanat, ferrum sanat,* — ceux du second étaient simples, se bornant, la plupart, à l'observance d'une sage hygiène.

---

[1] Discours sur la Sobriété. Padoue, 1558.

Le nom de *simples* donné aux médicaments prouve que l'homme se guérissait à peu près comme l'animal, c'est-à-dire en gardant la diète et en prenant certaines herbes dont l'expérience avait fait connaître l'efficacité. Aujourd'hui, la pharmacie fourmille de médicaments : est-ce un progrès? cela ne prouve-t-il pas, au contraire, que le nombre de maladies va croissant chaque jour? La vie d'un homme ne suffit plus pour embrasser le cadre nosologique, puisqu'il a fallu créer les spécialités.

A qui faut-il en faire un reproche? est-ce à la nature ou à la médecine? Évidemment, ce n'est pas à la première. — Elle nous a donné des choses saines, pourquoi recherchons-nous les nuisibles? Si elle nous a doués de moins d'instinct que la brute, c'est que nous avons l'intelligence, c'est-à-dire le libre arbitre; pourquoi l'employons-nous si mal? En vain une substance répugne-t-elle à nos sens, nous les forçons à la subir. Nous ne savons pas distinguer nos besoins factices de nos besoins véritables. Ainsi que le dit Hufeland, nous confondons l'appétit du palais avec l'appétit de l'estomac, de sorte que nous considérons comme un besoin ce qui n'est qu'un effet de notre gourmandise. — Ce n'est qu'après coup que nous nous apercevons de notre erreur, quand déjà la nature se venge d'avoir été méconnue. Notre vie se passe ainsi à nous rétablir de l'indigestion de la veille par l'abstinence du lendemain.

Si la nature est innocente de nos maux, il n'en faut pas davantage accuser la médecine, — encore moins lui reprocher la versatilité apparente de ses doctrines.

En médecine, tout est individuel ; la maladie d'aujour-
d'hui n'est pas la maladie d'hier ; à chaque instant,
sous l'influence des stimulants dont nous sommes si
avides, nos indispositions se multiplient et se diversi-
fient. Que peut faire le médecin, si ce n'est suivre pas
à pas ces changements. Préférerait-on qu'il dît :
Périsse l'humanité plutôt que les principes ?

Il y a longtemps qu'on l'a dit, il vaut mieux prévenir que guérir,

> Principiis obsta, sero medicina paratur
> Cum mala per longas invaluere moras.
>
> (OVIDE.)

Or, quand le plus généralement appelle-t-on le médecin ? quand il est trop tard, c'est-à-dire quand de
dynamique, la maladie est devenue organique.

Qu'est-ce qu'une maladie dynamique ?

Qu'est-ce qu'une maladie organique ?

Voilà des questions dont le public doit bien se pénétrer, parce qu'entre elles il y a souvent un gouffre :
la mort.

La forme dynamique d'une maladie constitue la
réaction de l'organisme contre l'agent morbide. Cette
réaction, pour être efficace, doit être en rapport avec
l'intensité du mal. Aussi les anciens avaient-ils élevé
des autels à la Fièvre — *Febris diva.* — Si le malade
succombe, c'est que le mal est au-dessus des forces
de la nature. Ceci a surtout lieu quand l'agent morbide
s'attaque à la vitalité. Ainsi on voit se développer des
fièvres contagieuses ou épidémiques sous l'influence
d'un ferment ou d'un poison. Mais comme nous le

verrons, l'art n'est pas désarmé, puisqu'il possède de précieux antidotes; et tous ses efforts tendent à en augmenter le nombre.

La forme organique d'une maladie consiste dans une altération de texture de l'organe attaqué. — Cette forme est donc toujours consécutive à la première, — la dynamique, — ce sont des lésions plus ou moins profondes de la nutrition. Que voyons-nous chez la plante? si l'air est vicié, si le sol est âcre ou humide, si, en un mot, les matériaux de sa nutrition sont de mauvaise qualité, elle languit et bientôt se couvre de moisissure. Çà et là se forment des excroissances, des tumeurs, ou bien des produits morbides se déposent dans son intérieur. Or, ce qui est vrai pour la plante, l'est également pour l'animal et pour l'homme; seulement, comme il s'agit d'êtres essentiellement sensibles, il y a toujours réaction. Nous disons toujours, quoiqu'il y ait des lésions organiques qui s'établissent presque à notre insu; mais alors il y a des conditions cachées que le médecin sait apprécier.

Nous n'entrerons pas dans l'examen des lésions anatomiques; indépendamment que cette étude nous conduirait trop loin, elle importe peu au public; car à quoi bon mettre sous ses yeux le tableau de maux incurables? C'est déjà assez que le médecin en soit le témoin silencieux et désolé. Mais ce qu'il importe de bien faire comprendre à chacun, c'est que le plus grand nombre des maladies organiques est précédé de troubles dynamiques qui dénoncent la présence de l'ennemi; ce sont des avertissements de la nature, malheureusement le plus souvent méconnus.

On nous permettra d'ouvrir ici une parenthèse.—Si le médecin était le conseiller des familles, aucune des questions qui se tranchent aujourd'hui par la routine et l'empirisme, ne serait résolue sans lui. Il serait consulté sur l'éducation physique et morale des enfants. — On ne verrait pas si souvent se contracter des unions où il n'y a d'assorti que ce qu'on nomme les convenances sociales, comme s'il pouvait convenir à la société d'avoir des membres rabougris ou idiots. — Ami de la maison, il n'accepterait de confidences que pour arriver au rôle de médiateur, et lorsque toute conciliation serait devenue impossible, il prendrait sa part de mystère et d'amertume pour soulager le plus faible ou le plus durement éprouvé.

Que le public se le persuade bien, une maladie, quelque grave qu'elle soit, peut être conjurée au début comme un mal léger peut avoir les conséquences les plus fâcheuses, s'il est négligé ou méconnu. S'il fallait des exemples, ils s'offriraient à nous par milliers. Telle mère pleure son enfant, qui a été cause,— involontaire sans doute, — de sa mort. Un signe dénonçait le mal; si elle avait pu le comprendre, son enfant, naguère sa joie, maintenant son éternel regret, eût été sauvé. Le médecin n'a pas le courage de lui en faire un reproche; il a pitié de cette pauvre mère qu'un mot de lui écraserait et tuerait peut-être.

Dans ce que nous venons de dire, il n'y a rien d'exagéré. Il n'y a également aucun intérêt, puisque par le système de surveillance que nous préconisons, le plus grand nombre des maladies serait prévenu ou arrêté. — On rendra cette justice aux médecins : peu d'entre eux ambitionnent la fortune; ils considèrent leur profession comme un sacerdoce; aussi avons-nous souvent gémi des procédés du public à leur égard. Voué depuis près de quarante ans à l'enseigne-gnement de notre art, nous avons moins souffert que nos confrères de ces froissements d'amour-propre. Nos devoirs nous ont appelé au chevet du pauvre plus souvent qu'à l'alcôve du riche, mais nous y avons acquis la preuve qu'il est un sentiment qui émeut aussi vivement celui qui en est l'objet que celui qui l'éprouve. Nous voulons parler de la reconnaissance.

Nous fermons ici notre parenthèse.

II

Les chimistes ont découvert, depuis une vingtaine d'années, une foule de phénomènes qu'ils ont désignés sous le nom générique — déjà ancien, du reste, — de fermentation.

Tous ces phénomènes exigent le concours de deux matières : l'une dite fermentescible, telle que le sucre, l'autre dite ferment, de nature azotée et albuminoïde.

D'après la théorie dynamique de Liebig, les matières albuminoïdes exposées au contact de l'air éprouvent une altération, une oxydation particulière dont l'effet est de mettre en mouvement les molécules du ferment. Ce mouvement se propage au corps fermentescible en contact avec le ferment; de là, un dédoublement organique de la substance qui fermente.

En somme, on peut définir le ferment : Une substance organique, ordinairement albuminoïde, capable, par une simple action de contact, ou catalyse, de dédoubler ou de modifier les groupes moléculaires organiques, de manière à donner lieu à des produits nouveaux entièrement différents des produits immédiats qui leur ont donné naissance. Quelquefois ce produit est un être organisé, végétal ou animal [1].

Essayons d'éclairer cette définition par des exemples. Quand l'air est respiré par un grand nombre d'individus renfermés dans un espace restreint, il se

[1] La doctrine des animalcules, comme cause des maladies, a été soutenue *mordicus* par M. Raspail, et vient de trouver un nouveau défenseur dans M. Pasteur, dont les idées sont la reproduction de la théorie si ancienne des monades, puisqu'elle a pour auteur Démocrite, auquel ses compatriotes voulurent faire administrer l'ellébore. — Les savants devançant leur époque courent le risque d'être considérés comme fous. — M. Pasteur a trouvé constamment dans l'air, des corpuscules organisés, de forme et de structure fort variables, tels que de petits globules sphériques ou ovoïdes, translucides ou remplis de granules, quelquefois avec des petites sphères intérieures rappelant les nucléoles des cellules. Seulement il a été impossible à M. Pasteur de déterminer, par l'inspection des germes, l'espèce à laquelle ils appartiennent. Par une série d'expériences qu'il serait trop long de reproduire ici, M. Pasteur est arrivé à cette conclusion, qu'il n'y a pas de fermentation sans production de corpuscules organisés, que ces corpuscules ne sont pas dus à une génération spontanée, et que les germes s'en trouvent dans l'air, dont ils forment en grande partie la poussière. Il n'y a d'autre objection à faire à ces conclusions, si ce n'est que l'auteur a pris l'effet pour la cause. Car il est facile de démontrer qu'au moment où la fermentation commence il n'y a pas encore de corpuscules. Nous avons constaté le fait sur des vignes malades de l'oïdium, où nous sommes parvenu à arrêter le développement du cryptogame en saupoudrant les bourgeons d'une poudre impalpable de sulfite de soude. (Voir plus loin dans le texte.)

charge de matières animales de nature albuminoïde, agissant sur le sang comme un ferment et produisant les fièvres graves qui se développent dans ces conditions. M. Cl. Bernard a fait voir que le sérum du sang, par son albumine, devient un ferment pour le sang lui-même, et fait éclater des fièvres dont la cause ne saurait être attribuée aux conditions extérieures.

Lorsque certaines sécrétions sont supprimées, elles laissent dans l'économie des matières albuminoïdes qui agissent également à l'instar de ferments.

La doctrine des ferments est, sous une forme plus scientifique, la reproduction de la théorie des anciens sur les *matières peccantes,* dont nous avons eu occasion de dire un mot. Non-seulement cette doctrine n'attaque pas le vitalisme, mais elle l'affirme. En effet, il faut que cette force soit bien puissante, puisqu'elle s'oppose à ces incessantes décompositions. Tout notre organisme ne se compose que de ferments et de principes fermentescibles, et cependant il faut des circonstances graves, des infractions radicales aux prescriptions de l'hygiène, pour que la maladie prenne le dessus. Tous ces principes sont tenus en respect par la vitalité, — un inconnu si l'on veut, mais patent par ses effets.

La fermentation, comme cause de maladies, ne saurait être contestée, puisqu'on peut l'arrêter par certains agents doués de la faculté antifermentative, et que la nature nous prodigue avec une libéralité que nous ne saurions assez admirer.

Parmi ces substances se rangent les sels en général. Avant de nous en occuper, nous devons dire un mot

14

des principaux ferments qui peuvent agir sur notre organisme. Nous examinerons ceux qui sont hors de nous et ceux qui sont en nous, c'est-à-dire les ferments dus à un air vicié, et ceux qui ont pour point de départ nos sécrétions ou nos excrétions.

Ferments du dehors.

Qui pourrait nier l'existence de ces ferments, quand on peut les rendre palpables en les précipitant, ou visibles en les soumettant au microscope? Si dans une salle dont l'air est vicié, on expose une terrine remplie d'eau pure, il se forme à la surface du liquide une couche visqueuse, putrescente. Quand on y verse quelques gouttes d'acide chlorhydrique, cette couche se coagule; ce sont donc des matières albuminoïdes. Les fumigations guytoniennes et celles par le chlore sont fondées sur la précipitation de ces matières. De même le microscope nous permet de les distinguer par leurs formes : des cellules, des squamules, des globules sanguins ou purulents, — s'il s'agit de l'air d'une salle d'hôpital.

Parmi les ferments se développant hors de nous, nous signalerons les ferments palustres et typhiques ; les uns donnant lieu à des fièvres intermittentes, quelquefois pernicieuses, les autres, à des fièvres typhoïdes qui, quoique continues, présentent des redoublements propres à toutes les affections par intoxication.

Ferments palustres.

On sait combien les contrées paludéennes sont dangereuses; il suffit de les traverser, le matin ou à la chute du jour, pour contracter la fièvre. Dans les marais Pontins, après une chaude journée d'été ou d'automne, on voit s'abattre comme un dôme de plomb sur ces campagnes autrefois si fertiles. Malheur à celui qui s'y attarde ou y passe la nuit. Le frisson le gagne, ses lèvres amincies et décolorées, son teint terreux, ses yeux éteints, sa prostration physique et morale, tout prouve qu'il est sous l'influence d'un miasme ou d'un poison. Ce miasme, ce poison, ce sont les matières végétales et animales dont l'humus de ces terrains est formé, et qui, pompées par les rayons du soleil, retombent la nuit sur le sol comme le froid linceul de la mort. La présence des matières albuminoïdes peut être rendue manifeste en faisant passer un courant d'acide chlorhydrique dans un tube contenant de l'air pris dans le marais. En abandonnant ces matières à elles-mêmes, il s'y forme des productions organisées microscopiques.

On connaît la fécondité des polders; c'est que l'air y est chargé de matières azotées; aussi, dès que la végétation commence, les fièvres intermittentes cessent.

Parmi les ferments palustres se range le ferment du choléra indien, dont l'apparition en Europe a été un des grands événements de notre époque. A ceux qui pourraient contester la nature paludéenne de ce terrible fléau, nous dirions que c'est au pied de l'Hymalâya, dans ces terrains marécageux qu'arrose le Gange, et qu'à certaines époques de l'année il couvre de ses eaux limoneuses, que c'est là qu'il faut apprécier la nature de cette maladie. Faut-il s'étonner de son intensité quand on sait que les couches d'alluvion s'étendent à des profondeurs de plusieurs milliers de pieds, et qu'un soleil ardent y concentre presque constamment ses rayons?

La fièvre n'a généralement qu'un stade, celui de froid, ou, si la réaction s'opère, elle est incomplète, impuissante. Tous ceux qui ont observé cette maladie ont pu s'assurer de ses analogies avec nos fièvres intermittentes pernicieuses [1].

Ferments typhiques.

Ainsi que nous l'avons fait remarquer, ces ferments donnent lieu à des symptômes ataxiques ou adynamiques, et à des lésions subséquentes, auxquels on a donné le nom de *fièvre typhoïde* et de *typhus*, la première représentant l'état dynamique, ou la lutte de l'organisme, le second l'état organique, ou les désordres résultant de l'altération des liquides et, consécutivement, des solides. Ce sont toujours des matières animales ou albuminoïdes qui donnent lieu à la fermentation ou au dédoublement des groupes moléculaires organiques, surtout là où ces groupes sont moins fixes, comme dans le sang. Il n'est donc pas étonnant que là se présentent les premiers désordres, et que les organes, ne recevant plus qu'un sang altéré, soient attaqués secondairement. Ces troubles sont surtout marqués au système nerveux ; de là, le délire et les soubresauts des tendons. Quant aux désordres or-

---

[1] Voir le *Choléra indien.*— Dans nos œuvres médico-chirurgicales.

ganiques, ils se localisent particulièrement dans les organes excrétoires, notamment dans les glandes sudorifères de l'intestin. On voit que la nature a tenté un effort suprême pour rejeter de l'économie l'agent toxique.

Ferments intérieurs.

C'est à ces ferments que sont dues les fièvres dites éruptives, espèces de bouillonnements qui portent les humeurs viciées à la périphérie, mais pouvant aussi les concentrer à l'intérieur et produire des altérations le plus souvent mortelles. Avant d'être à la peau, la maladie est dans le sang; de là, les symptômes prodromiques ou ce qu'on a appelé la période d'incubation, caractérisée par la lassitude, l'état prostratif général, le dérangement des voies gastriques, le larmoiement, la difficulté d'avaler, la toux, l'agitation nerveuse, l'anxiété respiratoire, selon l'espèce de fièvre qui se prépare. Vient ensuite la période d'éruption, souvent très-orageuse, où les symptômes de la première période montent à leur apogée, de sorte que l'agitation nerveuse devient du délire; la toux, de la bronchite et même de la pneumonie; la difficulté d'avaler, une angine soit couenneuse, soit gangreneuse. — Enfin la maladie entre dans sa troisième période, celle de desquamation ou bien de suppuration; elle perd successivement de son intensité, mais non sans faire courir de nouveaux dangers au malade, et sans laisser des traces souvent indélébiles.

Pour preuve que les fièvres éruptives sont le pro-

duit d'une fermentation, nous citerons la fièvre urticaire due à l'empoisonnement par les moules. Que ce
soit la moule elle-même, ou une étoile de mer qui donne
lieu à ces symptômes, peu importe; ce qui est constant, c'est que le ferment est une matière albuminoïde d'autant plus prompte à agir, qu'elle est elle-
même plus altérable. Par un effort suprême de la nature,
le malade est pris de vomissements, et le mal peut disparaître par le rejet de l'agent morbide. Mais le plus
souvent la fermentation a le temps de se faire; il se
déclare une fièvre avec enflure de tout le corps, au
point de le rendre méconnaissable, et avec des taches
pétéchiales qui annoncent une altération profonde du
sang. Aussi les symptômes dynamiques sont-ils graves:
tels que le délire, les mouvements convulsifs, la chute
du pouls, les transpirations froides, le coma, et enfin
la mort.

On a remarqué que ce sont surtout les moules prises
à l'embouchure des fleuves, c'est-à-dire dans une eau
alternativement douce et salée, qui donnent lieu aux
accidents que nous venons d'énumérer. Celles qui ont
été préalablement purgées n'exposent pas à ce danger,
parce qu'elles sont imprégnées de sel marin. De même
la moule cru donne plus souvent lieu à l'urticaire
que la moule bouillie et convenablement salée.

Parmi les ferments intérieurs, nous signalerons celui
de la variole, maladie qui ne semble pas avoir existé
de tout temps; puisque les médecins anciens, si bons
observateurs, n'en font pas mention, ou, du moins, que
leurs descriptions ne sont pas assez explicites pour en
conclure que c'est la variole et non telle ou telle autre

éruption, la miliaire, les boutons furonculaires ou an-
thracoïdes, etc. Un autre fait, — celui-là plus probant,
— c'est que chez les Grecs et les Romains il n'y avait
pas de grêlés; s'il y en avait eu, ils n'eussent pas manqué d'en garder le sobriquet : comme Marcus Tullius,
celui de *Cicero*, — de la petite verrue qu'il portait au
nez, — Ovidius *Naso*, Horatius *Cocles*, Lucius *Den-
tatus*, etc.

Ce fait historique a une certaine importance par
rapport à la nature innée de la maladie, c'est-à-dire à
la question de savoir si la variole est un mal naturel,
partant nécessaire au maintien ultérieur de la santé.
On sait que cette étrange thèse a été soutenue en
France et en Allemagne. Depuis quelque temps ces
vacciniphobes se tiennent cois, voyant l'inutilité de
leur propagande. Le public, à défaut de science, a
son bon sens qui lui dit qu'un mal si horrible et qui
laisse dans l'économie des traces si profondes, ne saurait être prévenu avec assez de soin, surtout quand,
pour s'en garantir on a le moyen simple et naturel
découvert par le génie de Jenner. — Si nous avions
à répondre ici à ces Érostrates de notre époque, —
puisqu'eux aussi ils veulent fonder leur immortalité sur
la destruction [1], — nous répéterions, page par page,
ce que nous avons dit à l'un d'eux dans un autre
écrit (le Vaccin vengé), auquel il n'a pas répondu pour
des motifs que nous comprenons; car si la parole est
d'argent, le silence est d'or quand la cause que l'on
défend est mauvaise.

[1] On sait qu'Érostrate, pour immortaliser son nom, mit le feu au
temple d'Éphèse.

A côté de la petite vérole, se place la scarlatine, sa rivale en violence et en dangers. Le mal se concentre ici à la gorge, qui se couvre de points grisâtres, dégénérant quelquefois en gangrène. L'éruption cutanée n'est pas sans analogie avec celle de l'empoisonnement par les moules, puisque, comme ce dernier, elle est accompagnée d'un prurit cuisant, et qu'il se forme des élevures papuleuses au visage et aux extrémités.

Parmi les éruptions moins dangereuses,—toutes le sont,—se rangent la roséole et la rougeole, caractérisées par de petites taches peu proéminentes, sans papules ni élevures. Cependant la fièvre, le coryza, le larmoiement, le mal de gorge, la toux indiquent qu'ici également il s'agit d'une fermentation. Il en est de même des produits excrétés, qui sont âcres et ammoniacaux.

La sujétion de l'enfance aux maladies éruptives aiguës a fait l'objet d'hypothèses que nous nous garderions de combattre si leurs auteurs ne s'étaient placés au point absolu des causes finales. Ainsi Rhazès, un des chefs de l'école arabe et le continuateur de Galien, a dit : « Le corps de l'homme, depuis l'instant de sa naissance, jusqu'à la vieillesse, tend toujours à la sécheresse. Le sang des enfants est plus abondant en humeurs que celui des jeunes gens ; le sang de ceux-ci plus abondant que celui des vieillards. C'est ce que Galien nous a déjà enseigné dans un de ses commentaires, où il dit : La chaleur chez les enfants surpasse en qualité celle des jeunes gens ; elle est d'une nature bien plus véhémente, c'est pourquoi le sang des enfants du premier âge ressemble à des sucs nouveaux qui n'ont pas encore éprouvé le mouvement de fermentation propre à leur donner une parfaite maturité : ils n'ont pas encore été travaillés. Mais le sang des jeunes gens est semblable à des sucs qui ont déjà fermenté, et qui se sont dépouillés de tout ce qu'ils avaient d'étranger, de toutes les humeurs surabondantes et superflues, comme un vin qui, ayant déjà fermenté, s'apaise et reste tranquille parce qu'il est fait. »

L'idée de comparer le sang au vin jeune est sans doute ingénieuse ; mais nous ne sommes pas précisément des cuves à macération. Dans l'état physiologique il n'y a pas, à proprement parler, de fermentations dans notre corps : ce sont de simples transmutations et non ces brusques désagrégations accompagnées de dégagement de chaleur et de gaz. Ainsi, dans la digestion stomacale, tout se passe de la manière la plus tranquille et à notre insu ; ce n'est pas comme la pâte qui fermente et se boursoufle, la pepsine, la gasterase, ce sont plutôt des antiferments. La transformation de l'amidon en dextrine, de celle-ci en sucre, et en acides lactique et butyrique, n'est également accompagnée d'aucun mouvement intestin. Au contraire, qu'à ces principes dissolvants se substitue un ferment, par exemple de la matière albuminoïde plus ou moins altérée, une substance animale putride, un miasme, du pus, le sérum du sang lui-même, aussitôt la fermentation commence, et il se produit des ébullitions, des décompositions qui n'attendent pas que la vie ait abandonné nos organes. N'est-ce pas ce qui a lieu dans les fièvres graves, ataxiques ou adynamiques ?

La doctrine des ferments morbides a trouvé un partisan convaincu dans un médecin italien, M. le docteur Giovanni Polli, qui, dans un mémoire lu à l'Institut Lombard, dans sa séance du 27 décembre 1860, — mémoire dont la presse médicale belge a rendu compte dans ses numéros des 9 juin et 2 février 1862,—a exposé ses idées sur la fermentation comme cause de maladies. Nous croyons devoir reproduire ici les points principaux de sa doctrine, qui, en ce moment, est l'objet de sérieuses recherches de la part des médecins.

Le savant professeur commence par définir la fermentation telle qu'on l'entend dans l'état actuel de la science, c'est-à-dire une simple action de contact, —catalyse,—qui dédouble ou modifie les groupes moléculaires organiques, de manière à donner lieu à des produits nouveaux, entièrement différents des produits immédiats qui leur ont donné naissance. Il passe ensuite en revue les diverses maladies dont la fermentation constitue, à ses yeux, l'acte morbide principal. M. Polli donne à ces maladies le nom de *catalytiques*, et dans ce nombre il range :

1° Les fièvres engendrées par le miasme paludéen, et dont les paroxysmes périodiques sont comparés à autant de mouvements de fermentation. — Leur curabilité par la quinine et par l'acide arsénieux, — substances dont la vertu antiseptique est presque identique,—donne du poids à cette opinion. — Les fièvres périodiques provenant d'une résorption purulente, ou de causes du même genre, reçoivent une explication analogue.

2° Les fièvres typhoïdes, dans lesquelles le ferment morbide a une tendance à dédoubler les matières amylacées et à provoquer la dissolution des principes organiques immédiats, et la suralcalisation du sang et des sécrétions.

3° Les fièvres rhumatismales, dues à l'absorption ou à la formation, dans l'organisme, de quelque principe fermentescible, après que certaines sécrétions sont suspendues.—Ces fièvres semblent devoir leurs symptômes principaux à la présence d'un excès d'acide lactique dans le sang.

4° La fièvre puerpérale, qui peut présenter deux formes bien distinctes : la forme typhoïde, si la fièvre est due à une absorption purulente, et la forme coagulante, accompagnée d'œdème aigu et d'éclampsie [1], lorsque le sucre de lait est transformé en acide lactique, après que la sécrétion des glandes mammaires a été supprimée.

5° Le diabète sucré [2], qui paraît être dû à l'exagération de la glycogénie hépatique normale et constituer une maladie catalytique, dans laquelle les matériaux albuminoïdes gras du sang sont convertis en glycose.

6° Les dartroses, c'est-à-dire les végétations et les sécrétions anormales de la peau et des membranes internes, sans fièvre, qui se succèdent, disparaissent

---

[1] On donne particulièrement ce nom aux convulsions dont sont prises les femmes pendant le travail de l'enfantement.

[2] Ou la présence d'une quantité anormale de sucre dans les urines. Nous disons une quantité anormale, parce que les urines saines renferment du sucre, mais en petite quantité.

pour se reproduire, et trahissent ainsi l'accumulation, dans le sang, d'impuretés qui ont une tendance à être éliminées par divers émonctoires.

Comme on le voit, on ne saurait être plus franchement humoral que M. Polli. Il n'y a pas de médecin de nos jours qui ne doive comprendre que c'est là qu'il faut aboutir pour peu qu'on observe la marche des symptômes. Nous l'avons fait voir à l'occasion de l'empoisonnement par les moules. Broussais disait : « C'est une irritation de l'estomac. » Évidemment cela ne voulait rien dire, car toute maladie est une irritation. La question est de définir cette irritation, c'est-à-dire d'en reconnaître la nature.

Antiferments.

Les antiferments sont toutes les substances qui peuvent arrêter la fermentation. Disons, tout d'abord, que la vie est l'antiferment par excellence, puisqu'elle s'oppose au dédoublement ou à la désagrégation des groupes moléculaires organiques. Mais la vie elle-même peut être attaquée, nous ne dirons pas dans son essence, — nous ne savons pas ce que c'est, — mais dans son action. Or, la plupart des miasmes produisent cet effet. Ces miasmes, nous savons déjà que ce sont des composés albuminoïdes, puisqu'on peut les précipiter, les recueillir. Ce sont quelquefois aussi des milieux dans lesquels des germes, latents jusque-là, se développent, car la vie renaît constamment de la mort. A chaque cadavre, ses larves, ses parasites, jusqu'à ce que ses éléments inertes fassent retour au sol et à l'air, ce vaste réservoir où la vie flotte, en quelque sorte, sous forme de monades. Ces monades, personne aussi ne les a vues ; faut-il pour cela en nier l'existence, ou bien les déclarer formées de toute pièce ? mais que deviendrait l'univers sous l'empire de ce hasard qu'on nomme la génération spontanée ?

Ainsi donc, il y a des antiferments. — Ici se rangent, en première ligne, les sels sous toutes les formes et à tous les degrés. — Pour M. Polli, dont nous venons d'exposer la doctrine, ce sont les sous-sels, notamment les sulfites de magnésie, de soude. Des chiens qu'on avait empoisonnés par l'introduction, dans les veines, de pus, de sang putréfié et d'ichor provenant de chevaux atteints de la morve, ont été soumis au traitement prophylactique ou curatif des sulfites, et des résultats de ces expériences, M. Polli a été conduit aux conclusions suivantes :

1° Un grand nombre de maladies reconnaissent pour cause une fermentation des principes du sang, déterminée, tantôt par des matières putrescibles, — du pus, des ferments venus du dehors, — tantôt par des altérations spontanées des matériaux mêmes du sang, ou engendrées par des influences particulières auxquelles l'organisme a été soumis.

2° Les moyens qui empêchent les fermentations organiques ou qui neutralisent l'action des ferments n'ont pas encore été appliqués, avec succès, dans la thérapeutique, parce qu'ils devraient modifier les propriétés du sang à tel point que la vie ne serait plus possible.

3° L'acide sulfureux a la propriété d'empêcher ou

d'arrêter toutes les fermentations des matières végétales ou animales, et même celles que l'acide arsénieux
et l'acide hydrocyanique sont incapables de prévenir
ou d'enrayer.

4° Les qualités antifermentatives de l'acide sulfureux sont parfaitement conservées dans les sulfites
alcalins et terreux, de même que ses propriétés déco-
lorantes sur les matières organiques. — Il empêche la
fermentation sans détruire les ferments ou les matières
fermentescibles, de la même manière qu'il altère les
couleurs sans les détruire.

Nous devons faire ici une remarque : l'acide sulfureux doit sa vertu antifermentative à son avidité pour
l'oxygène, l'agent, *sine qua non*, de toute fermentation ; c'est de la même manière qu'il détruit les couleurs. En soufrant la futaille, on empêche le vin de
fermenter : tel est, par exemple, le mode de préparation du vin blanc de Tours, — si estimé des dévots. —
Toutes les dames, tant soit peu au courant du ménage, savent que pour enlever les taches de fruit, —
cerises, groseilles, fraises, — il suffit de les mouiller et
de passer dessous une mèche de soufre allumée.
L'acide sulfureux décompose l'acide de la tache et fait
ainsi disparaître cette dernière.

5° Les sulfites sont parfaitement tolérés, non-seulement par les animaux, mais encore par l'homme, à
doses considérables (8 à 10 grammes et davantage
par jour et pendant longtemps), c'est-à-dire en quantité suffisante pour arrêter les fermentations morbides
sans empoisonner l'organisme. Ils sont doués d'une
action antifermentative plus énergique ou plus éten-

due que les poisons antiseptiques, — l'arsenic, le mercure, — sans être toxiques comme ces derniers.

6° Chez les animaux auxquels on administre une certaine quantité de sulfites et qu'on sacrifie ensuite, on constate que l'urine, le sang, les viscères et les muscles résistent à la putréfaction cadavérique plus longtemps que les animaux tués dans les mêmes circonstances, mais *non sulfités* au préalable.

7° Les animaux chez lesquels on a injecté dans les veines des matières putrides, — du pus, du sang corrompu — et chez lesquels on injecte en même temps ou immédiatement après une solution d'un sulfite alcalin, résistent à l'infection ou en guérissent au bout de peu de jours, tandis que les mêmes injections putrides faites chez d'autres animaux placés dans des conditions identiques, mais *non sulfités,* donnent lieu à une fièvre typhoïde ou occasionnent la mort.

8° Le même animal qui a supporté sans grand dommage une injection putride et en a été guéri en quelques jours lorsqu'il a été préparé ou traité par les sulfites, subit une maladie grave ou meurt lorsqu'il est soumis de nouveau à des injections d'une même dose de matière putride *sans avoir été sulfité*.

9° Chez les animaux inoculés avec le pus morveux, et traités antérieurement ou immédiatement après par les sulfites, on voit, il est vrai, la plaie offrir bientôt les signes caractéristiques de la maladie; mais cette plaie guérit peu à peu et se cicatrise, tandis que la même inoculation pratiquée sur d'autres animaux non sulfités, produit un phlegmon qui cause la mort en quelques heures, ou bien une infection avec abcès multiples, laquelle se termine d'ordinaire en quelques jours par la mort, ou, plus tard, par le marasme.

10° Les ferments putrides — du pus ou du sang corrompu — et les ferments contagieux — la matière de la morve, — peuvent être paralysés dans leur action sur l'organisme vivant et, par suite, on peut en conjurer ou en arrêter les conséquences morbides sans que les moyens employés dans ce but soient incompatibles avec la vie.

11° Les maladies dans lesquelles on a déjà constaté et où l'on peut prévoir l'action prophylactique ou curative des sulfites, sont toutes celles dans lesquelles un ferment pathologique fonctionne de quelque manière que ce soit (nous les avons nommées plus haut).

12° La parfaite innocuité et la tolérance du remède permettent d'en faire usage comme prophylactique dans beaucoup de circonstances, et, dans ce cas, le succès de la médication sera toujours plus complet que lorsqu'on l'emploiera dans le traitement d'une maladie déjà développée. En effet, son action se borne à neutraliser celle du ferment morbide et non à faire disparaître les altérations des humeurs ou des tissus, lesquelles sont le résultat des fermentations déjà accomplies.

13° L'innocuité des sulfites, qui permet de les donner à des doses très-considérables sans produire le moindre trouble fonctionnel dans les viscères, permet aussi de les administrer en vertu de leur action spécifique sur les ferments, comme moyen d'exploration dans les cas graves ou suspects.

14° Toutes les fois qu'on voit survenir, pendant le cours régulier d'une affection inflammatoire, l'ataxie des symptômes, le traitement par les sulfites est indiqué; il simplifiera la maladie en la débarrassant des complications fermentatives ou catalytiques, que l'efficacité du remède permettra même de constater.

15° L'action réductive ou désoxydante des sulfites et des hyposulfites dans l'organisme, en vertu de laquelle ils passent à un état d'oxydation toujours supérieur, ne doit pas non plus être négligée. Leurs effets antiphlogistiques doivent non-seulement encourager le médecin à en faire usage dans les affections catalytiques, même en présence d'une irritation ou d'une inflammation bien prononcée, mais encore ils doivent nous engager à y recourir comme à des remèdes doués d'une utilité directe dans les affections purement inflammatoires.

16° La rougeur, la sécheresse, les gerçures de la langue, de même que l'oxydation fibrineuse et l'enduit fuligineux des gencives ne contre-indiquent point l'emploi des sulfites, attendu que ces symptômes disparaissent à mesure que le remède arrête les fermentations morbides dont ils sont les conséquences.

17° Le sulfite de magnésie à l'état solide est préférable à tous les autres pour l'administration à l'intérieur, car il n'a pas d'odeur, n'a qu'une saveur très-faible, ne s'altère que très-difficilement à l'air, et, malgré ces propriétés, comparé à tous les autres sulfites, contient une proportion beaucoup plus grande d'acide sulfureux.

18° Le sulfite de soude, qui s'effleurit facilement à

l'air, a une saveur d'acide sulfureux très-prononcée et est très-soluble dans l'eau. Il convient mieux en solution récente, soit pour lavements, soit pour l'usage externe.

19° Le sulfite de potasse, qui a une saveur désagréable et se conserve difficilement à l'air, même à l'état solide; le sulfite d'ammoniaque, qui a un goût encore plus désagréable, joint à une grande altérabilité, ne conviennent nullement pour l'usage interne. Ils peuvent néanmoins recevoir d'utiles applications lorsqu'on les emploie en solution à l'extérieur, et particulièrement sur les plaies de mauvaise nature.

20° L'hyposulfite de soude peut, dans la plupart des cas, être substitué au sulfite de magnésie, car il a une saveur fort tolérable et une solubilité qui rend son usage très-commode. Sa vertu antifermentative est néanmoins inférieure à celle des sulfites, et, en tout cas, plus lente, car il ne peut manifester toute son action qu'après avoir été transformé en sulfite. En effet, il renferme une quantité de soufre double de celle que contient le sulfite, et sous l'influence des fonctions respiratoires, il peut fournir successivement, à l'intérieur de l'organisme même, une grande quantité de sulfite à l'état naissant.

21° L'hyposulfite de chaux est un sel dont la saveur est facilement tolérée et qui se conserve fort bien. Il peut trouver des indications spéciales précieuses dans la phthisie tuberculeuse à la troisième période, pour protéger l'organisme contre les effets de la résorption purulente.

Nous terminons ici l'analyse du mémoire de M. Giovanni Polli; chacun en comprendra l'importance. La voie dans laquelle la médecine entre en ce moment, est un retour aux doctrines anciennes, tant de fois attaquées et toujours debout, indestructibles, comme tout ce qui est basé sur l'observation de la nature. Nous avons la manie de nous moquer de ce qui est ancien, sans nous douter que les hommes passent et que les choses restent. Les *matières peccantes* ne sauraient plus être l'objet de nos railleries, depuis que la science les a expliquées. Les anciens n'avaient pas de moyens d'investigation ou d'analyse, mais ils y suppléaient par une espèce de préscience. On peut affirmer que toutes les grandes découvertes des temps modernes existent en germe dans leurs écrits. Ainsi, le principe vivifiant de l'air, avant d'être l'oxygène, était l'esprit vital. N'est-ce pas l'alchimie qui a préparé la chimie? La doctrine des ferments aura l'avantage de faire sortir la médecine du cercle nébuleux où l'avait lancée le vitalisme. Il était assez étrange, en effet, de voir un principe essentiellement conservateur, transformé en agent de maladies, tandis qu'au contraire il en est l'antagoniste le plus constant et le plus énergique. Au moins, par la doctrine que nous venons de faire connaître, on a un corps de délit, un agent matériel, et non une abstraction. La lutte des médecins contre des symptômes vitaux ressemble un peu au combat de Don Quichotte contre des moulins à vent. Il n'est pas étonnant que, comme le héros de Cervantès, ils n'aient pu aborder leurs adversaires sans être eux-mêmes notablement endommagés.

La doctrine des ferments est l'expression d'une

grande loi de la nature : la vie renaissant de la mort. Dès que les conditions vitales changent ou qu'elles sont prêtes à abandonner l'être vivant, des êtres nouveaux se produisent, auxquels ces conditions de milieu conviennent. On pourrait presque dire que la vie est partout et la mort nulle part. S'appliquer à retenir la première pour qu'elle n'entre pas dans des combinaisons nouvelles, voilà le but de la diététique.

QUATRIÈME PARTIE

LA POUDRE RAFRAICHISSANTE

I

NÉCESSITÉ DE MAINTENIR LA FRAICHEUR DU CORPS.

La santé est la fraîcheur du corps. — Charmes de la campagne. — Notre banc de galère et les prisonniers de Beethoven. — La propreté extérieure et la propreté intérieure. — Les sépulcres blanchis. — Comment nous entendons le rafraîchissement du corps. — Le renouvellement du sang. — L'homme vivant au grand air et l'homme vivant d'une vie renfermée. — Les exigences de la profession. — Les pilules de santé ou le bloc enfariné. — Le médicament et le poison. — L'homœopathie et l'allopathie. — Le pouvoir du rien-faire. — Action intime du médicament. — Pourquoi l'opium fait dormir. — Molière jugé. — Moyens naturels de rafraîchissement pour le corps. — Les eaux minérales naturelles et la poudre rafraîchissante. — L'eau de Sedlitz en poudre. — Manière de prendre la poudre rafraîchissante. — Effets immédiats de la poudre. — La torpeur matinale dissipée. — Règles d'hygiène relatives au réveil.

La vie, la nature, — qui est la vie universelle, — se résume en un mot et dans une chose : la fraîcheur. Voyez la plante revivre, — chaque printemps, plus jeune et plus belle. C'est à sa fraîcheur que l'enfant doit sa suavité; l'adolescent sa grâce; l'homme fait, sa force; le vieillard, ce charme qui, pour parler le lan-

15.

gage naïf de Montaigne, donne appétit de vieillir.

Nous avons cité la plante : comme elle, nous sommes exposés à mille causes de dépérissement; comme elle, c'est souvent à force de culture qu'on nous tue. La vie civilisée est une espèce de serre chaude : au-dessous, du fumier; au-dessus, un air lourd, désoxygéné, chargé de mille émanations impures; au dedans, des substances échauffantes et malfaisantes.

Voilà notre situation ; voilà pourquoi nous sommes presque constamment dans une agitation fébrile, que nous prenons pour de l'activité. — Quand il nous arrive de nous échapper momentanément de ce banc de galère qu'on nomme la profession, et de respirer l'air vif de la campagne, quel épanouissement ne se produit-il pas dans tout notre être? Quelle joie d'enfant à la vue de toutes ces merveilles qui sont faites pour nous et dont nous avons si peu occasion de jouir! Qui ne se souvient de ce chœur de Fidélio où Beethoven a trouvé de si sublimes accents pour peindre l'extase des prisonniers rendus à la liberté?

Ainsi que nous l'avons fait voir dans notre troisième Partie, la plupart de nos maladies sont dues à des échauffements, des fermentations : — c'est parce que l'air que nous respirons n'est ni assez riche, ni assez pur, — parce que nous ne savons pas imprimer à notre foyer respiratoire assez d'activité ; — parce que nous nous nourrissons d'aliments malsains ou trop peu réparateurs ; — parce que les grands émonctoires de l'économie ne fonctionnent pas suffisamment, que notre sang se charge de principes morbides, d'autant plus redoutables qu'ils ont été couvés plus longtemps.

On comprend par là comment nous entendons le rafraîchissement du corps. — Il ne s'agit pas de le tenir propre à la surface, — ce serait l'histoire des sépulcres blanchis auxquels le Christ compare les Phariséens, — il faut également qu'il soit nettoyé à l'intérieur et débarrassé des mille impuretés qui s'y amassent. — Qu'on ne rie pas de cette vieille médecine humorale : Hippocrate en parle sérieusement et son autorité vaut bien qu'on l'écoute. — Tous les médecins solidistes, même les plus exclusifs, sont obligés d'en venir là. Sangrado, avec ses saignées et son eau chaude, est sans doute une figure burlesque dont a pu s'égayer la plume spirituelle de Lesage ; mais pourquoi cette médication, si ce n'est pour renouveler le sang, pour le rajeunir, en quelque sorte, par une diète rafraîchissante ? — Il fut un temps où l'on croyait à la transfusion du sang pour éterniser la jeunesse. Nous n'en sommes plus à nous nourrir de pareilles illusions ; nous savons cependant qu'un sang qui n'est pas suffisamment renouvelé circule mal, congestionne les organes, produit des apoplexies et une nutrition vicieuse. — Prenez deux individus du même âge, de la même constitution, de la même prestance corporelle. L'un habite la campagne,—vivant au grand air, il ne ménage pas son corps, — ce n'est pas un esclave qu'il traîne à sa suite, toujours rechignant et tenté de rester en arrière ; — c'est le compagnon fidèle de son esprit; — aussi vous le rencontrez se parlant à lui-même, chantant, attentif au moindre phénomène, s'intéressant à une plante, à un insecte, s'extasiant devant les merveilles du ciel étoilé ; si l'histoire naturelle n'était connue, c'est lui qui l'eût découverte, car il la comprend, parce qu'il la sent. Même quand il se repose, « à l'ombre du hêtre, » comme dit le poëte, — son imagination s'envole au loin vers des mondes invisibles. — L'autre de nos deux individus habite la ville; il a le malheur d'avoir une aisance qui le dispense de toute activité, soit du corps, soit de l'esprit. — La seule peine qu'il ait prise en sa vie, c'est celle de naître, — aussi « la consumation ne répond pas à la consommation » (Hufeland); il devient lourd, apathique, obèse. A chaque instant il doit avoir recours au médecin; — excellente pratique si l'on veut, mais mauvais malade; car comment reconstituer cette machine qui s'est rouillée faute de mouvement?

Nous venons de nous placer aux deux extrêmes : cela ne veut pas dire qu'on ne puisse bien se porter qu'au milieu des champs. — Notre santé dépend de notre activité intellectuelle et physique. — On trouve aussi à la campagne des organisations torpides.

La vie sociale a ses exigences et ses dangers; nous devons subir les unes et tâcher d'éviter les autres; mais pour cela un peu d'aide est nécessaire. — Tous les jours on jette dans le public l'annonce de moyens dits « de santé. » En vain ces remèdes se cachent sous les noms les plus innocents; un homme prudent doit se dire :

> Ce bloc enfariné ne me dit rien qui vaille.
> (La Fontaine.)

Nous devons ici un mot d'explication.

Un médicament est toujours une triste nécessité

— Les Grecs lui ont donné le nom de *pharmacon,*
qui veut dire aussi *poison.* — Loin de rendre aux
organes leur jeu normal, il le trouble. — Le médecin
seul est juge de ces espèces d'oscillations qui doivent
ramener la santé, mais après une perturbation qui,
pour être momentanée, n'en est pas moins chose toujours grave. Dans l'état maladif cela s'explique : le
mal est chassé par le remède ;—c'est ce qu'on nomme
la médication ou l'action thérapeutique. — Ici se présentent deux doctrines ou plutôt deux malentendus :
l'*allopathie* et l'*homœopathie.* — Nous disons deux
malendus, parce que les moyens sont les mêmes ; la
dose seule diffère. Ce que les allopathes veulent obtenir
avec un grain, les homœopathes prétendent le produire
avec un millionième de la même dose. — Mais sait-on
où s'arrête la vertu d'un médicament? Dans le monde
extérieur, les phénomènes les plus extraordinaires ne
se produisent-ils pas par des quantités infinitésimales?
— La nature agit-elle comme matière ou comme force?
L'électricité, le calorique, la lumière sont-ce de la
matière? Un grain de musc remplit une vaste salle de
ses émanations, quand on le pèse ensuite a-t-il perdu
quelque chose de son poids? — Quoi qu'il en soit de
ces questions — peut-être un peu trop métaphysiques,
— on conviendra qu'il ne faut pas beaucoup de matière pour produire de grands résultats. — Il est vrai
que les homœopathes se retranchent derrière la dyna-
micité, — et peut-être ont-ils raison. — L'important,
c'est que l'effet produit soit le même. — Les allopathes
reprochent aux homœopathes de faire uniquement de
la médecine expectante ; mais eux-mêmes que font-

ils le plus souvent? — Et ce n'est pas ce qu'ils font de moins mal. — Un physiologiste célèbre, Magendie, disait : « Vous ne connaissez pas le pouvoir du rien-faire ! » — Il faut toujours que le médicament soit approprié au mal, ou plutôt au symptôme culminant, car, après la cause, souvent l'effet persiste. Maintenant, ajoutons que la plupart des remèdes héroïques agissent par homœopathie, c'est-à-dire en produisant des symptômes analogues à ceux contre lesquels le remède est dirigé, et que cette action médicale, thérapeutique, prévient ou tue l'action morbide. — Nous nous expliquons : Une quantité minime de belladone prévient la scarlatine naturelle en produisant une scarlatine artificielle. — L'opium peut tenir éveillé, tout comme il endort, sans que nous en sachions plus long là-dessus que Molière. — La noix vomique fait cesser les mouvements convulsifs, comme elle les provoque. — Est-ce par épuisement? nous n'en savons rien. Ce que nous savons, c'est que les fortes doses étouffent le mal plutôt qu'elles ne le guérissent. Mais que de dangers dans cette lutte entre le médicament et la maladie !

Conclusion : rien de plus dangereux que de prendre des médicaments sans motifs ; et c'est contre cette manie que Molière s'est élevé avec raison. Un médecin et en même temps un littérateur distingué, a cherché d'autres mobiles dans les attaques de l'auteur du *Malade imaginaire* : c'est que, se sachant atteint d'un mal incurable, il a voulu se venger de l'impuissance de l'art. « C'est un sentiment personnel et humain, tout à la fois, qu'il me semble retrouver dans le Malade

imaginaire ; c'est là l'œuvre d'un homme qui chérit
la vie, qui voit bien qu'elle lui échappe, qui voudrait
la retenir, qui se sent homme en un mot, et qui gémit
de sa faiblesse. Je ne sais, mais plus je relis cette dernière et prodigieuse invention de son génie, plus je
suis frappé de ce qu'elle a de profondément triste à
travers l'étourdissante gaieté qui y circule d'un bout à
l'autre. C'est à faire frémir : cette chambre de malade,
ces drogues amoncelées, ces médecins qui errent autour de leur *sujet*, comme des figures de revenants ou
comme des vampires guettant leur proie, cette femme
hypocrite et cupide qui compte déjà les écus de la
succession, il y a là je ne sais quoi de lugubre et
comme un avant-goût de la mort qui donne le frisson.
Et quand on songe que l'homme qui joue ce rôle de
moribond est déjà frappé et porte en lui le trait fatal,
on se prend à tressaillir ; on est saisi par tous les côtés
à la fois, on est partagé entre un invincible plaisir et
une profonde pitié [1] ! »

Ce n'est pas la première fois qu'on a présenté Molière comme ayant été son propre vengeur : de s'être
moqué des maris pour se consoler de ses mésaventu-
res matrimoniales ; d'avoir ridiculisé les marquis pour
se venger de leurs mépris ; enfin, d'avoir mis en
scène les médecins parce qu'ils ne pouvaient rien pour
lui. Molière a rempli une mission supérieure à ses misères personnelles. Il a vu dans les unions intéressées
une infraction à la sainteté du mariage, et il les a traî-
nées sur la claie ; dans la fatuité des gens de cour, une

[1] A. Reynaud, *les Médecins du temps de Molière.*

atteinte à la dignité humaine, et il l'a attaquée de front sans se préoccuper du danger; dans le pédantisme des médecins de son époque, un mépris d'un art presque divin, et il l'a attaqué sans s'inquiéter si lui-même était atteint d'un mal mortel ou non. De deux choses l'une, ou il croyait à la médecine, ou il n'y croyait pas: dans la première hypothèse, il n'avait pas de motif de penser que son mal fût incurable; dans la seconde, il n'avait pas à se venger; pourquoi donc aurait-il fait son Malade imaginaire s'il avait été guidé par un sentiment personnel? Au lieu de lui en vouloir, les médecins lui ont de grandes obligations, car il les a délivrés des formes baroques qui les écrasaient au lieu de leur donner de l'importance; il a mis à nu les jongleries qui leur faisaient tort dans l'opinion publique; en un mot, il a démasqué la fausse science, comme il avait fait de la fausse dévotion, et sans doute les vrais médecins de son époque n'avaient pas besoin d'être défendus d'allusions qui ne touchaient en rien, ni à leur science, ni à leur caractère.

Nous disons donc qu'aucun des moyens, dits de santé, ne remplissent leur but, qui est de rafraîchir le corps. L'aloës, la scammonée, la gomme-gutte irritent le canal intestinal, finissent par l'enflammer, et rendent ses fonctions complétement impossibles.— Nous avons eu occasion de parler des victimes du remède Leroy. — Pour qu'un moyen puisse être dit rafraîchissant, il faut qu'il agisse sur le sang en le débarrassant des principes échauffants, soit du dedans, soit du dehors; il faut qu'il agisse dans le sens physiologique: qu'il soit régularisateur, modérateur et non

perturbateur. Or, la nature nous fournit beaucoup de
ces moyens, notamment les eaux minérales naturelles, auxquelles les classes aisées vont demander le rétablissement de leur santé.

C'est qu'en effet il y en a pour tous les tempéraments, pour toutes les constitutions. Les unes, telles
que les eaux de *Balaruc*, de *Bourbonne-les-Bains*, de
Plombières, de *Chaudes-Aigues*, de *Sedlitz*, d'*Epsom*,
contiennent des chlorures de sodium, de potassium,
de manganésium, des carbonates de chaux, des sulfates de magnésie, de soude, de fer, du fer, de la silice.
D'autres sont acidulées et gazeuses, à cause de l'acide
carbonique qu'elles contiennent : telles sont les eaux
de *Seltz*, de *Scheidchutz*, de *Carlsbad*, de *Vals* (Ardè-
che); d'autres, alcalines gazeuzes : eaux de Vichy, du
Mont-d'Or, de Néris (Allier), de Bourbon-Archambault.
Il y en a enfin de ferrugineuses : eaux de *Cransac*, de
Passy, de *Provins*, de *Bussang* (Vosges), de *Spa,* de
Pyrmont, de *Contrexeville* (Vosges); d'autres sulfu-
reuses : eaux d'*Aix-la-Chapelle*, de *Baden*, de *Ba-
réges*, de *Cauterets*, de *Bagnères-de-Luchon*, de
St-Sauveur, d'*Enghien*.

Parmi ces différentes eaux, il y a un choix à faire
pour la diététique ou l'usage journalier. Il faut excepter
les eaux médicinales proprement dites, qui exigent certaines précautions dans leur administration,—comme
celles qui contiennent du soufre, de l'arsenic et qui
s'appliquent particulièrement aux maladies de peau,
— et s'attacher aux eaux riches en sels, — principalement le chlorure de sodium, le sulfate de magnésie,
— et qui peuvent agir ainsi avantageusement sur les

émonctoires. La plus usitée est l'eau de Sedlitz dont les vertus purgatives et dépuratives sont constatées depuis longtemps. Mais ces eaux doivent se prendre sous un grand volume et sont incommodes pour le transport. Nous avons donc pensé qu'en y substituant une poudre parfaitement anhydre, nous obtiendrions les mêmes effets sous un petit volume, sans déranger en rien la manière habituelle de vivre. Tels sont les mobiles qui ont déterminé notre choix d'une préparation dite *poudre rafraîchissante*, dont il nous reste maintenant à indiquer l'usage et les effets. Une expérience de plus de trente ans doit donner du poids à nos paroles. En médecine, la constance semble n'être pas une qualité que le public estime le plus. Varier, être de la mode, préconiser tel moyen aujourd'hui, demain tel autre, voilà ce qu'on demande. Comme ce n'est pas là notre opinion, nous n'éprouvons aucun embarras à confesser qu'ayant trouvé une combinaison répondant à nos vues, nous n'avons pas cherché à en changer. « Le mieux est souvent l'ennemi du bien. »

Manière de prendre la poudre rafraîchissante.

On en fait dissoudre la valeur d'une cuillerée à café tantôt rase, tantôt comble, dans un verre d'eau fraîche, pour prendre le matin en se réveillant. Il faut donc faire le mélange la veille. On peut corriger la légère amertume de la poudre en y ajoutant un morceau de sucre blanc et quelques gouttes de citron ; on a ainsi une limonade agréable et rafraîchissante. On reste encore quelque temps au lit, afin de donner à la poudre le temps d'être absorbée.

Effets immédiats de la poudre rafraîchissante.

A peine la poudre est-elle ingérée, que l'estomac se débarrasse des gaz restés de la digestion de la veille et qui occasionnent un état de malaise ou de mal de cœur. Le « brûlant » dont beaucoup de personnes se plaignent, disparaît après que le viscère s'est ainsi soulagé. Le sel traverse rapidement l'intestin, entraînant avec lui les gaz et les matières résiduelles. L'exonération est facile, sans coliques ni épreintes. Les papilles du canal intestinal, excitées par le sel et débarrassées de l'enduit muqueux qui les engluait, sont tout disposées à l'absorption ; aussi, la faim ou le besoin de prendre de la nourriture se fait-il sentir. S'il en est autrement, c'est-à-dire, si la bouche n'a pas le degré de fraîcheur convenable, on boit encore un ou deux verres d'eau avec adjonction d'une petite pincée de sel, afin de la rendre plus digestible. Le liquide étant promptement amené à la peau, qu'il couvre d'une légère moiteur, et aux reins, dont il active la sécrétion, on est rafraîchi pour toute la journée, et, hors des repas, on n'éprouve plus le besoin de boire. On comprend que cet arrosement du corps est tout aussi salutaire que celui de la plante.

D'ordinaire, en se levant, on se sent échauffé, la tête lourde, les mouvements indécis; on est dans cet état d'engourdissement que les anciens attribuaient

poétiquement aux pavots de Morphée. — La bouche est
pâteuse, amère; sur la langue, se dessinent deux stries
jaunâtres, étendues de la pointe à la base. On n'a nulle
envie de manger. Cet état physique réagit sur le moral :
on s'est, comme on dit, « mal levé, » et on se laisse aller
à sa mauvaise humeur sans motif aucun. Quelquefois,
on est gêné à la poitrine; on a des picotements aux
yeux, dans la gorge, et on est obligé de cracher et de
tousser. En regardant le blanc des yeux, on voit qu'il
est jaune; le teint présente la même nuance; les urines
sont foncées, troubles, ammoniacales. Il n'y a dans cet
ensemble de signes rien qui doive inquiéter; ce n'est
ni un état morbide, ni même un dérangement; c'est un
état de torpeur dû au sommeil tel que l'ont fait nos
habitudes sociales. Si, comme les campagnards, nous
nous couchions avec le jour et que nous nous levions
de même, si notre régime alimentaire était simple, —
ce qui n'empêcherait pas de le varier, — surtout si
nous vivions au grand air, nous n'éprouverions aucun
de ces malaises; nous serions, en nous levant, dispos
et pleins d'ardeur. Notre sommeil est le plus souvent lourd, c'est une espèce de léthargie pendant laquelle le sang, mal oxygéné, circule difficilement.
L'exhalation est suspendue et remplacée par l'inhalation, aussi est-on bien plus disposé alors à contracter
des fièvres contagieuses. Une respiration profonde,
lente, indique la gêne des poumons; — comment en
serait-il autrement dans cet air confiné, sous ces épais
rideaux, au fond de ces alcôves où nous couvons
notre sommeil? Nous nous renfermons comme dans
une boîte, de peur que les premiers rayons du jour ne

viennent nous réveiller : aussi, est-ce quand tout s'anime dans la nature que notre torpeur est la plus profonde. Que de bâillements, que de pandiculations, avant d'être dégourdis !

Pour empêcher cette torpeur, il faut se lever résolûment après le premier sommeil. — On peut s'en faire une habitude en se levant à la même heure. — Aussitôt, il faut ouvrir la fenêtre afin de prendre un bain d'air ; — cela fait, on procède à la toilette du matin. — Entre-temps la poudre a fait son effet et on peut déjeuner. — Quelque temps qu'il fasse, on sort pour opérer sa réaction, c'est-à-dire qu'on marche au pas gymnastique. — Pour ceux qui fument, c'est le moment d'allumer un cigare. — L'ouvrier, en allant à son travail, fume sa pipe et se croit aussi riche qu'un roi. — Et qu'importe, s'il est content de son sort ? — Y a-t-il beaucoup de grands qui puissent en dire autant ?

II

USAGE DE LA POUDRE RAFRAICHISSANTE POUR LES AGES ET LES SEXES.

Utilité de la poudre rafraîchissante dans l'enfance. — Les maladies de cet âge prévenues par l'emploi de la poudre. — Utilité de la poudre rafraîchissante dans l'adolescence. — Élimination des principes azotés. — Utilité de la poudre rafraîchissante dans l'âge viril. — L'époque d'invigoration et l'époque de pondération. — Pourquoi l'on prend du ventre. — Utilité de la poudre rafraîchissante dans la vieillesse. — La mort naturelle. — Moyen de la retarder. — Utilité de la poudre rafraîchissante pour la femme. — La femme aux différentes époques de son existence. — La virilité préparant la maternité. — La virago et la vierge. — La conception et la vie double. — L'âge de retour, le rayonnement de la fin d'un beau jour. — Règles d'hygiène relatives à la femme.

Utilité de la poudre rafraîchissante dans l'enfance.

L'âge amène de grands changements dans l'état de nos liquides et de nos solides; sans admettre ce qu'on a nommé les glaces de l'âge, on peut dire que nous tendons de plus en plus au repos, au refroidissement.

Nous avons eu occasion de citer l'ingénieux commentaire de Rhazès : « La chaleur, chez les enfants, surpasse en qualité, — Rhazès ne dit pas en quantité,

— la chaleur des jeunes gens, — elle est d'une nature bien plus véhémente. — Suit la comparaison du sang des enfants à des sucs nouveaux qui n'ont pas encore fermenté, — de celui des jeunes gens qui se dépouille de ce qu'il a d'étranger, de toutes les humeurs surabondantes et superflues, et qui, comme le vin qui a fermenté, reste enfin tranquille parce qu'il est fait. »

Ainsi l'enfance est la période de la vie où se développent les maladies éruptives, dues à des ferments ou à des matières albuminoïdes agissant comme tels. La cause de cette fréquence est dans l'activité du travail de composition, de sorte qu'il reste dans l'économie une grande quantité de produits azotés. Rien d'étonnant donc que la peau, — qui est le principal émonctoire à cet âge, — s'échauffe et se couvre d'éruptions. Ces produits morbides sont des matières albuminoïdes qui transmettent la contagion à toutes les périodes de la maladie, avant, pendant et après l'éruption. L'effort critique se porte également sur le tégument muqueux, puisque nous voyons se produire des éruptions internes, analogues aux externes. — Le produit d'exsudation est un poison très-violent, qui tend à annihiler la vitalité; de là, les symptômes d'ataxie dont ces maladies s'accompagnent quand elles revêtent un caractère épidémique : l'haleine fétide, la langue noire, les gencives fuligineuses, l'arrière-bouche couverte de plaques grisâtres ou noirâtres. A l'intérieur, les désordres ne sont pas moins graves, et s'étendent aux voies respiratoires et digestives. En vain voudrait-on voir dans ces lésions un mal local; s'il en était ainsi, on sauverait bien d'enfants qu'on perd parce que la nature est impuissante à seconder les efforts de l'art.

Parmi les maladies de l'enfance, la plus terrible sans doute, c'est le croup. Ici encore on a eu tort de voir dans l'affection un mal local, un obstacle mécanique à la respiration. Rarement la trachée-artère et les bronches sont bouchés assez hermétiquement par les fausses membranes pour que toute respiration soit impossible. Quand on ausculte la poitrine, on trouve toujours certaines parties des poumons perméables.

D'ailleurs, rien ne serait plus facile que de provoquer l'expulsion de ces produits. Ce qui distingue le croup véritable du faux croup, c'est l'empoisonnement par la matière croupale. De là, l'engorgement des ganglions environnants, marquant l'entrée de la matière toxique dans l'économie; de là, les intermittences, d'autant plus fallacieuses que, dans l'intervalle des accès, l'enfant joue comme s'il n'était pas malade; de là enfin, l'ataxie et la gangrène qui précèdent la mort. S'il s'agissait d'une irritation locale, d'une inflammation de l'arrière-bouche et du larynx, comment se ferait-il que les déplétions sanguines soient nuisibles, tandis qu'elles devraient avoir pour effet de dégorger la membrane muqueuse? Évidemment, il y a quelque chose de plus, un empoisonnement.

Ce que nous venons de dire du croup s'applique à toutes les maladies exsudatives auxquelles les enfants sont si sujets. — Rendons grâce au ciel : l'art est parvenu à diminuer les ravages de ces terribles fléaux. Il a trouvé dans le vaccin l'antiferment de la variole[1]; peut-être en trouvera-t-il un contre le croup.

L'enfant est fréquemment atteint de maladies des voies urinaires : la raison en est la même que pour les maladies éruptives ; c'est-à-dire, qu'il faut la chercher dans l'activité du mouvement de composition. — Notons ici les affections calculeuses — qui sont l'apanage de l'enfance comme de la vieillesse, mais par suite de motifs opposés, et donnant lieu à des calculs de nature différente. Ainsi, chez le vieillard, ce sont généralement des calculs terreux ; chez l'enfant, des calculs à base organique. Il n'est pas rare cependant de trouver chez l'enfant des calculs d'oxalate de chaux, — ainsi que nous en avons déjà fait la remarque, — dus à l'abus du sucre. Chez l'enfant, les excrétions doivent être surveillées avec le plus grand soin. En effet, la plupart des maladies de fermentation prennent leur source dans le ventre. — Autrefois, on purgeait les enfants à chaque saison, c'était une conduite sage.—La poudre rafraîchissante est très-utile sous ce rapport, puisqu'elle n'exige aucun changement dans le régime. On sait que les enfants supportent difficilement la diète.

---

[1] On a discuté, dans ces derniers temps, l'origine du vaccin. On s'est demandé si le cow-pox ne provient pas du cheval, et si cette transmission, cette pérégrination de la matière à travers ces divers organismes n'était pas nécessaire pour tempérer son action en arrivant à l'homme. Le fait est, qu'au commencement, la vaccination produisait des effets beaucoup plus violents qu'aujourd'hui, où le vaccin s'est atténué par un long usage, car il n'a été renouvelé que partiellement, au point qu'il y a encore du vaccin du temps de l'époque de Jenner.

Utilité de la poudre rafraîchissante dans l'adolescence.

Ce que nous venons de dire s'applique à la deuxième
enfance, — depuis le sevrage jusqu'à l'achèvement de
la première dentition. — A partir de cette époque,
commence l'adolescence. La force d'attraction sur les
principes alimentaires est plus grande que dans l'enfance, le sang ayant à fournir plus aux tissus, sans
que les excrétions fassent autant perdre au corps que
dans l'âge viril. De là, les rougeurs, les efflorescences,
les boutons. — C'est aussi l'époque où se fait sentir
l'aiguillon de la chair. — On aurait tort cependant de
croire qu'un régime peu animalisé prévienne la pré-
maturité. L'excitation sexuelle est plutôt morale que
physique. — Les individus faibles l'éprouvent davantage que les individus forts. Les enfants employés
dans les manufactures, quoique la plupart lymphatiques et mal nourris, sont précoces ; la puberté
avance de deux ou trois ans sur le cours naturel. — Il
est à notre connaissance qu'une jeune fille de quatorze
ans est devenue mère du fait d'un garçon à peu près
du même âge. — On sait combien les lectures éro-
tiques enflamment l'imagination. — Si les excitants
de la table sont nuisibles à l'adolescent, il lui faut cependant une alimentation substantielle, pour qu'il
puisse faire beaucoup d'exercice, seul moyen d'échapper au danger d'une vie molle. La vie renfermée rend
plus vifs les désirs sexuels : le premier cri de la chair
a plus de retentissement dans la solitude qu'au milieu

du monde, où tant d'objets divers font diversion à cette dangereuse excitation.

Comme dans l'enfance, le mouvement de composition, chez l'adolescent, l'emporte sur celui de décomposition, — c'est-à-dire, qu'il entre plus de matériaux dans le corps qu'il n'en sort. — On conçoit que les principes azotés, — principalement l'urée, — en s'accumulant dans le sang, produisent des mouvements fébriles, des inflammations, si fréquentes à cet âge. On peut dire que, sous ce rapport, l'adolescent ne fait que continuer la deuxième enfance. La poudre rafraîchissante lui est donc également utile.

Utilité de la poudre rafraîchissante dans l'âge viril.

L'âge viril comprend deux périodes : celle d'*invigoration* et celle de *pondération*. Dans la première, la croissance est terminée, — d'ordinaire vers vingt ans, — mais les organes se fortifient. Le cœur surtout, acquiert une grande énergie. C'est l'âge des passions généreuses : on s'enthousiasme pour le bien, on se révolte contre le mal. — Les grands émonctoires, le foie, les reins, la peau, sont en pleine activité et produisent l'équilibre entre les mouvements de composition et de décomposition. — Remarquons cependant que cet équilibre ne s'obtient qu'au prix d'une vie active. Malheureusement les nécessités sociales sont là. — Dans la période de pondération — de quarante à soixante ans — on prend du poids, physiquement et moralement. — A la maturité de l'esprit se joint la maturité du corps ; — l'effervescence du cœur se calme

en présence de la froideur de la tête. — L'inconvénient de cette période, c'est l'obésité. — « On gagne
du ventre : » — de là, le grand nombre de maladies
auxquelles on est exposé à cet âge. — Nous avons déjà
eu occasion de faire observer que l'obésité dépend
moins des aliments que de l'action du foie : c'est
donc sur ce dernier qu'il faut agir spécialement, en
prenant la poudre rafraîchissante.

Utilité de la poudre rafraîchissante dans la vieillesse.

Quand est-on vieux? — Question difficile à résoudre.
— On a dit que le cœur n'a pas d'âge, et voilà qu'un
académicien vient de démontrer que c'est précisément par là que nous vieillissons. — Il est vrai qu'il a
entendu parler du cœur physique, et non du cœur
moral. — Il est certain que lorsque le centre circulatoire reste froid, que rien ne le fait plus battre,
qu'aucune excitation ne monte au cerveau, nous
tombons, comme on dit, dans les glaces de l'âge.
— Mais si l'imagination s'éteint, la raison persiste.
— M. Flourens a admis deux vieillesses : — l'une de
soixante-dix à quatre-vingts ans, — l'autre, de quatre-
vingts à cent ans et au delà. — On voit des individus
arriver à 110 ans, et on en a vu de 150 ans. —
Nous avouons ne pas aimer ce mode d'évaluation de
l'existence humaine. — On dirait que lorsqu'une certaine heure a sonné à l'horloge de la vie, le mouvement doive s'arrêter. Il nous appartient, au contraire,
de le prolonger, et d'inscrire ainsi la première vieillesse
à l'actif de notre deuxième virilité, si par une bonne

hygiène nous savons entretenir l'activité du corps. — Il faut distinguer la vieillesse, suite de nos excès, de la vieillesse naturelle. — Celle-ci arrive tard, à tel point que peu d'individus ont le bonheur de l'atteindre. Buffon, et après lui tous les naturalistes, admettent que la décrépitude est le résultat de l'accumulation des matières terreuses dans nos tissus, et de la diminution graduelle de l'albumine soluble. — Ainsi le savant dont nous parlions tout à l'heure, a démontré, par l'analyse chimique, qu'un cœur de vieillard fournit à l'incinération deux fois plus de cendres qu'un cœur d'adolescent. Il veut donc qu'on donne au vieillard des aliments riches en matériaux organiques et contenant peu de substances terreuses. Sthal, qui était un médecin physiologiste, préconisait l'emploi du sel commun, ou le chlorure de sodium. La poudre rafraîchissante convient au même titre, en activant la digestion et en maintenant la liberté des émonctoires, surtout du foie et des reins, la peau ne fonctionnant presque plus.

Utilité de la poudre rafraîchissante pour la femme.

La femme, aux diverses époques de son existence, est dans des conditions exceptionnelles, comparativement à l'homme. — Au début de la vie, la différence — tant morale que physique — n'est pas considérable, les sexes n'étant pas encore tranchés. La petite fille est presque un garçon par sa pétulance.

La nubilité amène de grands changements : jusqu'ici, la femme, enfant, avait exhalé une quantité d'acide carbonique constamment croissante, preuve de l'activité du foyer respiratoire; aussi les mouvements violents lui plaisaient. Une fois nubile, l'accroissement de l'exhalation carbonique cesse et reste stationnaire; de là, la nécessité des menstrues. Il n'est donc pas étonnant que ce phénomène exerce une si grande influence sur l'état physique et moral de la femme. Les cercles brunâtres qui cernent ses yeux aux approches de la menstruation, indiquent un sang saturé de carbone. — On peut encore expliquer par ce défaut de décarbonisation du sang cette tranquillité de la jeune fille : elle gagne en douceur ce qu'elle a perdu en vivacité.

Dès que la femme a conçu, les menstrues cessent — du moins dans la généralité des cas—pour ne reparaître qu'après l'accouchement; mais l'exhalation de l'acide carbonique est augmentée. — La femme doit former du sang pour deux, aussi son foyer respiratoire est-il très-actif. Mais de là, les inflammations auxquelles elle est si sujette, surtout lors de l'accouchement. — L'état puerpéral est ainsi un véritable danger. — L'excès de matières albuminoïdes l'expose aux fermentations ou aux fièvres, d'autant plus que son impressionnabilité morbide est augmentée.

L'âge critique est l'époque des stases ou congestions veineuses; les règles sont définitivement supprimées, et avant que l'équilibre se soit établi, la femme a à passer par bien des péripéties. C'est également à cet âge que se développent les cancers du sein et de l'utérus. — Ce sont surtout les femmes d'un tempérament bilieux qui en sont atteintes, ce qui dénote un manque de dépuration du sang : car il en est du cancer comme des végétations qui s'attaquent aux arbres. L'agaric ronge le chêne le plus dur, comme le cancer les tissus les plus résistants : tels que les os.

En résumé, l'existence de la femme comprend quatre phases ou périodes : l'enfance, la nubilité, la maternité et l'âge de retour. Dans la première période, la nature prévoyante prépare la femme, par une espèce de virilité, à ses fonctions futures. Dans la période nubile, le sang est moins oxygéné, le tempérament se calme, le caractère s'adoucit. — Dans l'intérêt de l'association prochaine de deux êtres pour procréer un être nouveau, la virago eût moins convenu que la vierge.—Mais voici l'œuvre souveraine de la maternité, comme dit M. Michelet : le foyer respiratoire reprend une activité nouvelle ; la vie de la femme se double, en quelque sorte, c'est un grand cercle dans lequel est venu s'inscrire un petit. — Arrive l'âge de retour : la femme éprouve mille incommodités, par suite de la suppression des menstrues; mais bientôt sa constitution vivace prend le dessus, juste à l'époque où l'homme, désormais affaibli par l'âge et la lutte, réclame le plus ses soins.

Les conséquences hygiéniques de ce que nous venons de dire, quant aux différentes phases de l'existence de la femme, sont les suivantes : 1° Dans la première phase, aider au développement organique par une bonne alimentation et la gymnastique : — empêcher par là le système nerveux de prendre le dessus ; — surveiller les excrétions, comme pour l'enfance en général; 2° Dans la période de nubilité, veiller à la régularité des époques, les favoriser par une nourriture rafraîchissante et beaucoup d'exercice. La vie renfermée ne vaut rien pour la jeune fille; sous prétexte de cultiver son esprit, on débilite son corps, on exagère son impressionnabilité au point d'en faire une sensitive. Le mouvement actif, l'air vif du dehors lui sont d'autant plus nécessaires, que son sang est moins oxygéné. L'embonpoint auquel on a donné le nom de « *graisse de pension*, » est le résultat de ce défaut de décarbonisation. — Nous avons vu que, dans l'asphyxie, on remarque des gouttelettes de graisse sur le sang; or, qu'est-ce que la vie de pension, si ce n'est une espèce d'hybernation? 3° Dans la première moitié de la grossesse, donner des aliments qui fassent du sang; dans la deuxième moitié, des aliments qui préparent la formation du lait; — éviter les mouvements violents, mais maintenir une vie active; 4° Dans la période de retour, suppléer à la suppression des menstrues par un régime dépurateur, surtout agir sur le foie en favorisant son excrétion.

La poudre rafraîchissante trouve donc son emploi dans ces quatre périodes; dans la première, pour diminuer l'ardeur du sang et prévenir les inflammations exsudatives, comme nous l'avons dit pour l'enfance en général; — dans la deuxième période, pour parer au défaut de décarbonisation du sang et favoriser les menstrues;—dans la troisième, pour rafraîchir le sang et éviter les accidents des fausses couches; — enfin, dans la quatrième période pour rétablir l'équilibre rompu par la suppression définitive des menstrues.

Le point de vue auquel nous venons de nous placer

afin d'apprécier les divers états de la femme, est tout physiologique; on nous permettra de le rendre plus sensible par un exemple vulgaire, que nous emprunterons au foyer qui chauffe nos appartements. — Entre ce foyer et le foyer organique, il n'y a d'autre différence, — quant à l'effet physique s'entend, — sinon que le premier brûle en laissant échapper de l'acide carbonique mêlé à des matières fuligineuses, — ou la fumée proprement dite, — tandis que le second exhale de l'acide carbonique mêlé d'un peu de matières animales, les matières poisseuses étant rejetées avec la bile. — Si l'air extérieur est vif, si le feu tire bien, la flamme petille; il n'y a qu'à l'alimenter avec de bon combustible. Si l'air est lourd, le feu tire moins bien et souvent la fumée se rejette dans l'appartement. La suie s'attache aux parois de la cheminée et l'obstrue. — Il faut que le fumiste s'en mêle. — Telle est la situation de la femme : enfant, son foyer tire avec force, — nubile, ce tirage diminue et son sang se charge de matières hydro-carbonées; — mère, son foyer respiratoire reprend toute son activité et quelquefois s'échauffe outre mesure; — enfin, à l'époque de retour, nouveau ralentissement du tirage, malaise, abattement, jusqu'à ce qu'enfin un équilibre relatif s'établisse et que la femme recommence, en quelque sorte, une nouvelle vie.

Les conséquences morales sont également remarquables : enfant, la femme est autant garçon que fille, le contraire de ce qui a lieu souvent pour ce dernier. Il y a donc de l'avantage à faire la première éducation en commun, les qualités des unes compen-

sant ainsi les défauts des autres, et *vice versâ*. — Avec
la puberté, se révèlent les premiers sentiments de
pudeur, ce voile moral de la femme; est-ce le sang
devenu moins vif qui donne cette retenue au caractère, ou est-ce l'âme, au contraire, qui réagit sur le
corps? Ces deux causes tendent évidemment au même
but, celui de différencier les sexes. La femme n'est
donc pas faite pour la vie extérieure; sa place est au
foyer domestique. Ses formes gracieuses, le charme
répandu dans toute sa personne, son instinct de
plaire, lui rendent cette vie intérieure facile et agréable. — Il y a des femmes qui voudraient persuader
aux autres femmes qu'elles sont appelées à jouer un
rôle actif dans la société, à se mêler aux luttes politiques, aux travaux ardus de l'esprit. Ces instigatrices
d'un état de choses impossible et nullement à désirer
pour la femme, — sont des espèces de neutres qui, ne
pouvant être de leur sexe, aspirent à être de l'autre.
— Le sort de la femme n'est pas à plaindre, — quoi
qu'on en ait dit : — aux jeux de la jeune fille succèdent les joies ineffables de la mère, et quand elle a
payé son tribut à l'humanité, sa place est encore marquée dans la société, comme le rayonnement qui succède à l'éclat d'un beau jour.

III

UTILITÉ DE LA POUDRE RAFRAICHISSANTE DANS LES DIFFÉRENTES
SAISONS ET LES DIFFÉRENTS CLIMATS.

Le sommeil hybernal. — Différence, sous ce rapport, entre l'homme,
les plantes et les animaux hybernants.—Activité de la vie sociale et
physique pendant l'hiver. — *Far niente* des Italiens. — Pourquoi
les Grecs et les Italiens d'autrefois étaient plus actifs que ceux
d'aujourd'hui. — Influence des déboisements. — Influence de la
chaleur sur l'exhalation pulmonaire. — Du régime selon les climats. — Utilité de la poudre rafraîchissante l'été comme l'hiver.

Dans le règne végétal, il y a une époque d'activité
et une époque de repos. Au printemps, la plante se
réveille de son sommeil hybernal : une chaleur intrin-
sèque, indépendante de la température extérieure, se
développe ; aussi, malgré la variété du temps ou les
vicissitudes de l'atmosphère, la végétation commence, à une époque à peu près invariable. La séve
entre en mouvement, les bourgeons se gonflent, la
gomme se dissout, et la feuille apparaît suivie bientôt du bouton. Au rapide développement de la ver-
dure, on voit que la plante a soif d'air et de lumière,
car les feuilles sont ses poumons. Dans les pays tropicaux, les choses se passent de même, mais à un plus
court intervalle ; la feuille qui tombe est remplacée
par la feuille qui apparaît. Quelques plantes cependant ont un feuillage persistant.

Dans le règne animal, il y a également des périodes d'activité et de repos. Ce dernier, en se prolongeant pendant le temps où l'animal ne trouverait pas à se nourrir, constitue l'hybernation. Nous en avons un exemple dans les plantigrades — ours, blaireaux et même chez les oiseaux migrateurs, dans les pays où le froid arrive trop brusquement pour que l'animal puisse s'y soustraire par l'émigration. Ainsi, dans l'extrême nord, les hirondelles se réfugient dans les puits où elle se tiennent entrelacées, et s'engourdissent jusqu'au retour du printemps.

Chez l'homme, le même besoin ne se fait pas sentir, parce que son intelligence lui permet de se soustraire à la rigueur des climats: aussi est-il cosmopolite. Le Groenlandais, le Lapon, le Kamtschadale se construisent une demeure dans la neige; ils y font du feu, y dorment avec autant de sécurité que dans le palais le plus somptueux. Les récoltes de l'été leur servent d'approvisionnement pour l'hiver. Dans les pays civilisés, le comfort intérieur ôte à l'hiver ce qu'il a de triste et de pénible.

Il ne faut pas croire cependant que l'activité organique soit la même l'hiver que l'été. — Nous prenons ces deux saisons comme points extrêmes, l'automne et le printemps étant de simples transitions. — L'hiver, nous exhalons plus d'acide carbonique, surtout quand le temps est vif et sec; cela dépend de ce que, sous un même volume, l'air contient plus d'oxygène, étant plus dense. Aussi observe-t-on, dans les régions tropicales, une langueur due à l'insuffisance de la combustion respiratoire, — nous nous sommes déjà expliqué sur ce point à l'occasion des races humaines. La transpiration cutanée étant moindre, nous rejetons plus d'urée par les urines, qui sont plus abondantes l'hiver que l'été. Par contre, cette dernière saison est une époque d'activité extraordinaire pour le foie, parce que les matières grasses ou hydrocarbonées sont brûlées en moindre quantité.

Somme toute, le mouvement de composition est plus considérable l'hiver que l'été, aussi est-ce la saison des dîners et des réunions. L'été, l'atonie déterminée par la chaleur rend la digestion plus paresseuse ; après le repas, on éprouve le besoin de se reposer. Le *far niente* des Italiens du Midi s'explique ainsi : ce n'est pas tant la paresse qu'une nécessité physiologique. On comprend que l'activité de l'esprit doive également s'en ressentir. En comparant les Grecs et les Italiens d'autrefois à ceux de nos jours, on peut se demander comment ces peuples autrefois si avides du grand et du beau, qui ont vu naître tant de grands artistes, tant de grands poëtes, sont devenus si apathiques, au point d'avoir subi une véritable dégénérescence. La réponse à cette question nous semble devoir être cherchée dans les modifications que leur pays a subies, non par suite d'un changement de climat, mais à cause des déboisements. Il y avait là autrefois de frais ombrages ; les bois étaient placés sous la protection divine, tant on comprenait leur importance. Les anciens mettaient également un grand soin à la conduite des eaux, et leurs constructions les plus gigantesques sont encore leurs aqueducs. Aujourd'hui, tout cela a disparu : là où il y avait de fertiles

17

campagnes, s'étendent, à perte de vue, des marais malsains. A Épidaure, lieu de naissance du dieu de la médecine, et qui était un centre où les malades venaient chercher la santé, on ne voit plus que des collines arides où l'on cherche vainement l'ombre protectrice d'un arbre. Ainsi les pays les plus florissants sont devenus déserts et dangereux par la faute des hommes.

L'influence que le froid et la chaleur exercent sur la respiration et la nutrition explique la différence des régimes alimentaires chez les différents peuples. Aussi ce régime ne saurait être absolu : il doit être animal, végétal ou mixte selon les saisons et les climats. Les habitants des pays chauds se nourrissent presque exclusivement de légumes et de fruits ; il est vrai que la nature les a avantagés sous ce rapport. Les habitants des pays froids sont avides de chairs grasses et huileuses ; la rigueur du climat y est telle, qu'il faut une énorme quantité de calorique pour y résister. Aussi l'acclimatation ne peut se faire qu'à la condition d'adopter le régime des pays où l'on se trouve ; c'est l'inobservance de cette règle d'hygiène qui est cause de la grande mortalité des Anglais dans leurs colonies.

Nous concluons. Puisque l'hiver on se nourrit davantage que l'été ; que la transpiration cutanée est suspendue et, avec elle, l'excrétion des matières azotées ; que les reins sont soumis à un travail extraordinaire pour débarrasser l'organisme de ces matières sous forme d'acide urique et d'urée ; que par là nous sommes exposés à une foule de maladies, surtout à celles

des voies respiratoires ; pour tous ces motifs, la poudre
rafraîchissante est utile. L'été elle l'est plus encore que
l'hiver, puisque la décarbonisation du sang est moins
complète et que le foie doit y suppléer par une sécrétion plus abondante de bile. Il faut donc veiller
à l'excrétion de ce produit. Il en est de même des
urines, qui, quoique moins azotées, sont plus concen-
trées, et, par conséquent, donnent lieu à plus de
dépôts.

IV

Les batailles moissonnent moins de soldats que les maladies. — Statistique de l'armée anglaise en Crimée. — Mauvais régime hygiénique du soldat en campagne. — Fièvre d'échauffement. — Présence de l'ammoniaque dans le sang et les produits excrétoires. — Ce qui constitue un bon général. — Le maréchal Bugeaud et Caton l'Ancien. — Utilité qu'il y aurait d'introduire l'emploi de la poudre rafraîchissante dans les armées.

C'est un fait généralement reconnu qu'à la guerre, ce ne sont pas tant les champs de bataille qui moissonnent les soldats, que les maladies. Il résulte de la statistique générale donnée en Angleterre par le ministre de la guerre, lord Panmure, lors de la guerre de Crimée, que du 19 septembre 1854 au 28 septembre 1855, l'armée anglaise a eu 188 officiers et 1,775 soldats tués ; morts de leurs blessures, pendant cet espace de temps, 51 officiers et 1548 soldats ; morts du choléra 35 officiers et 4,244 soldats ; morts d'autres maladies, jusqu'au 31 décembre 1855, 26 officiers et 11,425 hommes. Depuis cette époque jusqu'au 31 mars 1856, il est mort de blessures et de maladies, 322 soldats. Total des officiers, 270, et des soldats 19,314. De plus, 2,873 soldats ont été congelés, ce qui fait un total général de 22,457 sur un effectif de 70,042, plus du tiers, dans lequel les malades ne comptent que pour 1704 soldats et 61 officiers. Il est vrai que l'armée a eu à lutter contre le choléra, mais ce fléau n'a eu que la petite part de mortalité ; 4,244 soldats et 35 officiers sur 22,457.

A quoi faut-il attribuer cette désolante mortalité ? Au régime hygiénique du soldat, à ses imprudences, à son intempérance, mais surtout à l'agglomération de tant d'individus dans la force du mouvement de composition et étant ainsi une cause incessante de contagion pour eux-mêmes. On sait quelle forte odeur un régiment en marche laisse après lui. Cette même odeur se remarque dans les casernes, et tous les moyens de ventilation ne sauraient la détruire. Ce sont les matières animales qui restent suspendues dans l'atmosphère et s'y décomposent en principes azotés ou ammoniacaux. Aussi le typhus est la maladie qui règne le plus fréquemment dans les camps. Des observations récentes ont fait voir que, dans la fièvre typhoïde et le typhus, on trouve toujours de l'ammoniaque dans les produits de la respiration (Richardson-Canstatt Jahres Bericht, 1860, tom. 11, page 95-96). Nous rappellerons ici que l'ammoniaque est une des transformations de l'urée.

Chez le soldat il y a donc surabondance de produits azotés due à un régime échauffant. A la première annonce de la guerre, son imagination est déjà vivement excitée, et il est enclin à se livrer aux excès. Vient le départ ; levé au point du jour, il a à peine le temps de prendre son premier repas et souvent doit faire une longue station sous les armes. N'étant pas encore fa-

miliarisé avec les étapes, il parcourt les premières avec
ardeur ; le soir, la fatigue et les excitations de la journée
ne lui permettent qu'un repos incomplet; le lendemain, c'est à recommencer. Il n'est donc pas étonnant
qu'il soit bientôt échauffé, surmené, d'autant plus qu'il
n'a eu que des évacuations irrégulières : la peau devient sèche et chaude, preuve que son exhalation est
suspendue; les urines sont rares et colorées; le plus
souvent, il y a constipation. A la fatigue se substitue
le brisement des membres ; la tête devient lourde, le
pouls accéléré et vif. Ce sont les premiers symptômes
de la fièvre typhoïde.

Le talent d'un général n'est pas tant de gagner des
batailles que de conserver son effectif intact. Pour cela,
il faut qu'il soit pénétré de cette vérité, que la science
principale pour une armée, c'est l'hygiène. Ce ne
sont pas tant les fourniments qu'il faut inspecter que
la santé du soldat. Feu le docteur Baudens, dans son
livre la *Guerre de Crimée*, nous donne des détails intéressants sur ce qu'il nomme la tradition du maréchal Bugeaud. C'était un grand homme de guerre,
comparable à Caton l'ancien ; — comme ce dernier,
s'occupant d'agronomie, d'hygiène, de toutes les
sciences utiles à l'homme, faisant la guerre vivement,
parce que c'est le moyen de la rendre moins désas-
treuse. Le maréchal Bugeaud apportait dans l'accomplissement de ses devoirs la sollicitude d'un père : il
évitait au soldat toutes les fatigues inutiles, surtout les
parades et les inspections sans objet. Un jour on l'en-
tendit crier à un jeune colonel qui, en arrivant aux
bivouacs, avait laissé pendant dix minutes son régi-

ment sous les armes avant de faire former les fais-
ceaux : « Colonel, on voit bien que vous n'avez
jamais porté le sac sur le dos! » Il écoutait les médecins de l'armée, tout en appréciant par lui-même l'état
de santé des soldats. On le voyait faire le tour du cam-
pement afin de s'assurer des déjections. Ce détail pourra
paraître vulgaire, et cependant à lui seul, il indique
combien le maréchal était physiologiste. En effet, on
juge par les excrétions de l'ensemble de la santé ;
c'est un témoignage qui ne saurait tromper et que le
médecin, trop souvent, a tort de négliger. — Pendant
la disette des Flandres, — par suite de la maladie des
pommes de terre, en 1846, — que de fois n'avons-nous
pas fait de tristes réflexions à la vue de ces déjections
qui, par leur masse et leur manque d'élaboration,
indiquaient, dans les aliments, une absence complète
de matériaux nutritifs ?

La preuve que les fièvres graves qui affectent le
soldat en campagne sont le résultat d'un mauvais régime, c'est que ces fièvres sont généralement précé-
dées d'un dérangement des voies digestives. « Les
deux tiers environ des fiévreux traités dans les hôpitaux de Constantinople, dit le docteur Baudens, étaient
atteints de diarrhée et de dyssenterie. Ces affections
étaient presque toujours le prélude de fièvres, soit
intermittentes, soit continues. Un évacuant, un éméto-
cathartique dissipaient presque toujours en peu de
temps l'embarras gastrique et prévenaient la fièvre. »
Mais l'émétique et le catharto-émétique exigent des
soins particuliers, incompatibles avec la vie des camps.
Quand le Barbier de Séville dans Bartholo dit à Figaro

de repasser, et que celui-ci lui répond : « Toute la garnison prend médecine demain, j'en ai obtenu l'entreprise par mes protections, » cela peut se concevoir à la rigueur; mais dans une armée en marche, comment introduire cette mesure? D'ailleurs, quand il y a nécessité d'administrer l'émétique ou le cartharto-émétique, c'est que déjà l'embarras gastrique existe, et on ne peut plus alors répondre de l'effet. La maladie couve, car le dérangement des premières voies est le prélude de la fièvre. L'agent morbide peut encore résider dans le canal, mais, le plus souvent, il a déjà pénétré dans le sang. Ce qu'il faut donc, c'est un moyen purement diététique, auquel le soldat puisse recourir dès qu'il se sentira échauffé. Ce moyen, nous pensons l'avoir démontré, c'est la poudre rafraîchissante. Le docteur Baudens, à qui nous avions fait connaître nos idées à ce sujet, ne voyait aucun inconvénient à ce qu'on en fît l'essai, et si la mort n'était venue le frapper, nous sommes persuadé qu'il eût fait adopter cette mesure préventive. En ce moment encore l'occasion s'en présente : les troupes françaises envoyées au Mexique souffrent des intempéries de ce climat meurtrier, où la fièvre jaune règne presque en permanence : or, nous avons vu que cette affection présente pour caractère essentiel, que les cellules du foie sont dissoutes par l'action alcaline de la bile. C'est surtout dans les terres basses que la fièvre règne endémiquement, comme le choléra dans le delta du Gange, la fièvre intermittente dans nos polders. Toujours mêmes causes, c'est-à-dire des miasmes produits par le détritus des matières végétales et animales. Or, comme c'est par le foie que ces agents toxiques sont éliminés, il n'est pas étonnant que des obstructions de bile s'y forment. Dans la fièvre jaune, ainsi que dans le choléra indien, les symptômes deviennent alarmants dès que les déjections cessent d'être bilieuses. Le foie n'agit plus alors, et il se déclare une asphyxie hépatique à laquelle le malade ne tarde pas de succomber. Nous avons traversé quatre épidémies de choléra ; nos fonctions nous appelant à l'amphithéâtre et à l'hôpital, nous étions plus exposé que d'autres à la contagion, — nous disons contagion, parce qu'il est avéré pour nous qu'il y a un ferment, — eh bien, nous n'avons pas cessé un seul jour de faire usage de la poudre rafraîchissante, et jamais nous n'avons eu même l'ombre d'une indisposition. Dans nos polders, la fièvre intermittente présente bien moins d'intensité et cède à une quantité moindre de sulfate de quinine lorsqu'il n'existe pas d'engorgements du foie et de la rate, engorgements qui rendent ces fièvres si rebelles, au point qu'un médecin distingué, M. Piorry, a pensé qu'elles étaient la cause et non l'effet de la fièvre.—En exposant la doctrine de M. Giovanni Polli sur la fermentation palustre, nous avons vu que ce médecin préconise le sulfite de magnésie comme antifermentatif, — bien entendu, préventivement ; car, quant à couper les accès, il n'y a que le quinquina et ses succédanés qui puissent le faire ; — mais le sulfite de magnésie est converti, en grande partie, en sulfate, de sorte que, sur ce point, nous sommes d'accord. Nos premiers essais avec la poudre rafraîchissante datent de plus de vingt ans, et depuis cette époque nous n'avons cessé de les faire sur nous-même. M. Polli, de son côté, a expérimenté avec le sulfite de magnésie, — sans que nous eussions connaissance l'un de l'autre, — et les résultats ont été identiques. Ce fait seul démontre combien nous sommes l'un et l'autre dans le vrai. Nous ne voulons nullement qu'on introduise la poudre rafraîchissante dans l'armée par ordonnance, encore moins par entreprise. C'est au bon sens du soldat qu'il faut s'adresser : il suffira, à cet égard, de mettre à sa disposition une première boîte, et, celle-ci épuisée, qu'il sache où il pourra s'en procurer d'autres. Les officiers peuvent beaucoup pour répandre les saines notions de l'hygiène dans l'armée ; aussi voudrions-nous qu'il y eût des récompenses honorifiques pour ceux qui auraient su maintenir leurs soldats en bon état de santé. L'hygiène est une science utile, plus utile même que la médecine, car là où cette dernière n'est pas certaine de guérir la maladie, l'hygiène la prévient; mais c'est à condition qu'elle sorte des livres pour entrer dans le domaine de la pratique. Un bon cours d'hygiène avec des instructions précises sur tous les points qui font l'objet de cette science, voilà ce qu'il faudrait aux officiers. Des chefs, cette science s'étendrait aux soldats, et l'on aurait moins de malades. — Nous avons cité plus haut le maréchal Bugeaud, — qu'en retour de ses soins les soldats surnommaient leur père : — au moment du combat, il trouvait toujours des troupes énergiques, pleines d'enthousiasme et d'ardeur belliqueuse, parce qu'elles étaient bien portantes. Il pouvait tout leur demander, parce qu'il faisait tout pour elles. Les généraux romains mettaient un soin infini à conserver la santé de leurs soldats : Caton l'Ancien était un excellent hygiéniste ; comme le maréchal Bugeaud, il était profondément versé en agronomie, sur laquelle il a écrit un traité encore estimé aujourd'hui. Il fut, à la fois, bon colonisateur et habile homme de guerre, faisant sortir un bien d'un mal, c'est-à-dire s'en servant comme d'un moyen de civilisation. Certes, la guerre est toujours une chose triste, et il faut des motifs bien graves pour la légitimer ; mais le mal est atténué par la manière dont elle est conduite. Autrefois, la guerre était sauvage ; elle s'avançait à travers le massacre et l'incendie ; une armée qui renouvellerait aujourd'hui ces horreurs, qui mettrait les villes à sac après avoir égorgé les femmes et les enfants, une pareille armée serait mise au ban des nations civilisées. Aimons la paix, mais sachons également nous tenir prêts pour la guerre : *Si vis pacem, para bellum.* Méfions-nous de ceux qui disent qu'il faut désarmer, et rappelons-nous la fable du lion qui se laisse couper les griffes et limer les dents. L'armée est, avant tout, une institution nationale ; les sommes qu'elle coûte n'ont rien de comparable aux services qu'elle rend. Un seul jour d'invasion coûterait davantage que tout le budget d'une année. C'est parce qu'elle se compose d'hommes qui veillent à la sécurité commune, qu'il faut l'entourer de plus de soins, surtout bien surveiller son hygiène.

V

UTILITÉ DE LA POUDRE RAFRAICHISSANTE POUR PRÉVENIR LA MORT SUBITE.

La mort considérée comme le couronnement d'une vie bien remplie. — Ce que l'idée d'une mort subite a de pénible. — Les embolies pulmonaires. — Mécanisme de leur formation. — Moyen de les prévenir. — Phénomènes de la coagulation du sang. — Le sel retardant cette coagulation. — La poudre rafraîchissante donnant lieu au même résultat.

La mort n'a rien qui doive effrayer quand elle est le couronnement d'une existence bien remplie. C'est, selon l'expression du poëte, « délier et non rompre les nœuds de la vie. »

> Mais c'est la mort surtout, dont les touchants tableaux
> Placent l'homme au-dessus de tous les animaux ;
> Là, dans tout l'intérêt de sa dernière scène,
> Paraît la dignité de la nature humaine.
> Dans leur stupide oubli, les animaux mourants
> Jettent sur le passé des yeux indifférents.
> Savent-ils s'ils ont eu des enfants, des ancêtres?
> S'ils laissent des regrets, s'ils sont chers à leurs maîtres?
> Gloire, amour, amitié, tout est fini pour eux.
> L'homme seul, plus instruit, est aussi plus heureux.
> Pour lui, loin d'une vie en orages féconde,
> Quand ce monde finit, commence un autre monde.
> Et du tombeau qui s'ouvre à sa fragilité,
> Part le premier rayon de l'immortalité.

Son âme se ranime et dans sa conscience
Auprès de la vertu retrouve l'espérance.
De loin il entrevoit le séjour du repos :
De ses parents en pleurs il entend les sanglots.
Il voit après sa mort, leur troupe désolée
D'un long rang de douleur border son mausolée.
Au sortir d'une vie où de maux et de biens
La fortune inégale a tissu ses liens,
Il reprend fil à fil cette trame si chère,
Dont la mort va couper la chaîne passagère.
Le souvenir lui peint ses travaux, ses succès,
La gloire qu'il obtint, les heureux qu'il a faits.
Ainsi sur les confins de la nuit sépulcrale,
L'affreuse mort, au fond de la coupe fatale,
Laisse encore pour lui quelques gouttes de miel.
Il touche encor la terre en montant vers le ciel.
Sur sa couche de mort, il vit pour sa famille,
Sent tomber sur son cœur les larmes de sa fille,
Prend son plus jeune enfant qui, sans prévoir son sort,
Egaye encor la vie et joue avec la mort ;
Recommande au plus jeune ses domaines champêtres,
Ses travaux imparfaits, l'honneur de ses ancêtres.
Laisse à tous en mourant le faible à secourir,
L'innocent à défendre et le pauvre à nourrir.
De ses vieux serviteurs récompense le zèle,
Jouit des pleurs touchants de l'amitié fidèle,
Reçoit son dernier vœu, lui fait son dernier don.
De ses ennemis même emporte le pardon,
Et dans l'embrassement d'une épouse chérie,
Délie et ne rompt pas les doux nœuds de la vie.

(DELILLE, Les Trois Règnes, c. VIII.)

La mort n'est donc pas l'anéantissement; ce n'est
pas même un sommeil. C'est une transfiguration où
l'âme, débarrassée de son enveloppe matérielle, pourra
accomplir définitivement sa destinée. Non qu'il faille

aspirer à mourir, mais il faut s'y préparer dignement
en étant utile ici-bas à ses semblables. Aussi rien de
terrible comme l'idée d'être saisi par une mort subite,
qui nous enlève à notre activité, nous arrache à tout
ce qui nous est cher, avant d'avoir accompli notre
tâche.

Embolies pulmonaires.

A chaque instant on voit se produire des morts subites sans que rien les eût annoncées. La médecine
elle-même était restée, jusqu'ici, impuissante à les expliquer. Les autopsies auraient dû conduire à dévoi-
ler ce mystère, si les lésions observées n'avaient été
envisagées comme des effets purement cadavériques.
Nous voulons parler des embolies pulmonaires[1]. On désigne ainsi les caillots fibrineux formés dans une veine
ou une artère, et qui étant entraînés dans le torrent
circulatoire, vont oblitérer des vaisseaux plus petits, à
la manière d'un piston, et deviennent ainsi cause de
mort subite. Ce fait, déjà observé au siècle dernier, a
été mis en rapport avec les données de la physiologie
par M. le professeur Virchow, de Berlin,— aussi ardent
patriote que savant anatomo-pathologiste.—Que l'embolie ou le *piston* se forme dans l'artère pulmonaire,
la mort subite en sera la conséquence, comme le prouvent les cas suivants communiqués à l'Académie impériale de médecine par M. Velpeau. — Un jeune
homme, convalescent après plusieurs abcès au bras,
suffoque subitement, appelle au secours et meurt

---

[1] De *embolon*, piston de pompe, ou *emballein*, pousser.

avant l'arrivée d'aucun médecin. — Une dame de haut rang (Madame la duchesse de Nemours) relevée d'une couche récente, et dont on célébrait le retour à la santé, est prise tout à coup d'étouffement et s'éteint en quelques minutes. — L'épouse d'un accoucheur célèbre (Madame Danyau) s'éveille en sursaut au milieu de la nuit et meurt au même instant.

Dans ces différents cas, — si frappants, — un embolie pulmonaire constaté par l'autopsie a été cause de la catastrophe. Comment ces obstructions se forment-elles? Quelquefois à la suite d'une inflammation des vaisseaux qui a donné lieu à la formation d'un caillot fibrineux ; mais souvent aussi par une coagulation spontanée du sang. Comme l'a dit M. Velpeau, ce n'est plus alors du sang vivifiant, mais du sang *mort*, un cadavre au sein de la vie, un corps inerte, un corps étranger dans l'un des courants vitaux de l'organisme. Si le caillot formé dans le sang reste immobile et n'est pas entraîné dans le torrent circulatoire, il n'en résultera que des perturbations légères ; mais dans le cas contraire, il y aura mort. La chose est tellement vraie, que la nature, pour tourner ces obstacles qu'elle ne peut vaincre, crée quelquefois des vaisseaux nouveaux. — Ainsi un fleuve sur le cours duquel s'est développé un barrage, se fraye un autre cours. — Mais ce résultat ne peut être obtenu que lorsque l'obstacle surgit en dehors de la circulation centrale, comme dans une des veines du bras, si souvent oblitérées par un caillot à la suite de la saignée. Si le caillot est assez volumineux pour obstruer tout à coup un vaisseau aussi importan que l'artère pulmonaire, le malade ne peut manquer de succomber à l'instant, comme foudroyé, l'hématose étant brusquement arrêtée.

La question maintenant est celle-ci : l'art possède-t-il des moyens pour prévenir ces dangereuses coagulations? car s'il est important de connaître pourquoi l'on meurt, à plus forte raison l'est-il de savoir comme on peut échapper à cette brusque interruption de la vie. Il faut se rappeler, à ce sujet, le phénomène de la coagulation. Après que le sang a été tiré de la veine, il se fige en un caillot qui prend d'abord la forme du vase dans lequel il a été reçu, mais qui se retire ensuite sur lui-même et exprime ainsi l'eau et le sérum dont il est imprégné, — comme une éponge. — Si c'est le sang d'un individu pléthorique, ou qui est sous l'influence d'une inflammation, une pleurésie ou une pneumonie, le caillot est résistant — comme un morceau de cuir bouilli. La rapidité avec laquelle il s'est formé n'a pas laissé aux globules et à la partie cruorique du sang de se mêler à lui, aussi les trouve-t-on au fond du vase sous forme d'une gelée ou d'une masse tremblotante sans consistance.

Il résulte de ce phénomène deux choses : d'abord que la coagulation du sang a lieu dès qu'il s'arrête, ensuite que cette coagulation est d'autant plus rapide que le sang est plus chargé de fibrine. C'est ce qui a lieu dans l'inflammation. Quel est maintenant le moyen de prévenir ces coagulations? L'expérience suivante répondra à cette question. En mêlant au sang tiré de la veine du sel commun ou chlorure de sodium, on le maintient fluide jusqu'à ce qu'il entre en décomposition. Le sel se combine avec la fibrine et la rend so-

luble. Il empêche en outre la désagrégation des globules rouges, qui conservent ainsi, pendant tout un
temps, la propriété d'absorber l'oxygène. Beaucoup
d'autres sels jouissent de la même propriété, entre
autres les sels d'arsenic, — l'arseniate de potasse,
par exemple. — Dans quelques parties de l'Autriche,
les jeunes filles, afin de conserver leurs couleurs vermeilles, — très en honneur dans ces pays, font usage
d'une poudre qu'elles achètent de colporteurs ou médecins ambulants, et qui renferme une préparation
d'arsenic. Depuis longtemps la matière médicale avait
constaté l'efficacité de l'arsenic dans les cachexies, —
surtout dans la cachexie palustre, caractérisée par un
appauvrissement du sang, — notamment de son élé-
ment globulaire. — Tous les sels neutres jouissent
d'une vertu antifermentative, aussi les emploie-t-on
fréquemment pour prévenir ou combattre les inflammations. La poudre rafraîchissante, entrant dans la
même catégorie de moyens, a des propriétés identiques. Une longue expérience nous a démontré combien
elle est utile pour maintenir la fluidité du sang et sa
rutilance. Les embolies pulmonaires peuvent donc être
prévenus par ce moyen, purement diététique et d'un
emploi aussi simple que commode.

VI

UTILITÉ DE LA POUDRE RAFRAICHISSANTE POUR PRÉVENIR LES APOPLEXIES.

Causes de l'apoplexie cérébrale. — Ses symptômes. — Apoplexies des poumons et du cœur. — Pourquoi elles sont plus immédiatement mortelles que l'apoplexie cérébrale. — Destruction partielle du cerveau chez les animaux. — Expériences de M. Flourens. — Utilité de la poudre rafraîchissante pour prévenir les apoplexies.

Apoplexie cérébrale.

Parmi les causes de mort instantanée, foudroyante, il faut placer l'apoplexie. — Dans son sens étymologique, *apoplexie* veut dire, frapper avec violence, abattre : *apoplettein*. — Les anciens l'avaient nommée *maladie par surprise*, par *sidération*. — Selon la cause, c'est tantôt une congestion active, tantôt une stase sanguine, avec ou sans rupture de vaisseaux : et épanchement sanguin dans les cavités ou à la surface du cerveau. L'apoplexie dite séreuse s'entend d'une brusque suffusion de sérosité se rattachant à un sang appauvri de ses éléments plastiques.

L'apoplexie cérébrale est fréquente chez l'homme à cause de la prépondérance du cerveau; moins chez la femme, parce que chez elle la vie intellectuelle est primée par la vie sensitive.

C'est un triste spectacle que celui d'un homme tombant foudroyé et ne présentant plus d'autre signe de vie qu'une respiration bruyante, stertoreuse. S'il revient de cet état, c'est au prix de ses facultés les plus précieuses. Il n'est plus que l'ombre de lui-même, en attendant qu'une nouvelle attaque l'entraîne.

Il résulte de ce que nous venons de dire, que l'apoplexie est tantôt artérielle, tantôt veineuse, tantôt séreuse. Dans le premier cas, elle est précédée d'une céphalalgie violente et subite, avec injection de la face et des yeux, bourdonnements dans les oreilles, accélération du pouls, tous signes indiquant une congestion brusque du sang vers la tête. Dans le deuxième cas, la face est bleuâtre, vultueuse, le pouls lent et dur, la respiration stertoreuse, avec tendance continuelle au sommeil. Ce sont d'ordinaire des individus replets, au cou large et court, aux lèvres épaisses ; grands mangeurs et dont la corpulence augmente l'apathie et les goûts sensuels. Dans l'apoplexie séreuse, les signes de l'apoplexie, c'est-à-dire la perte de sentiment et de mouvement, apparaissent sans prodromes, le plus souvent chez des personnes qui n'y paraissent nullement prédisposées, puisqu'elles sont maigres et pâles. Ce sont les chagrins ou bien les pertes matérielles de l'organisme qui la déterminent. La rupture des vaisseaux donne lieu à des désordres auxquels il est rare que les malades ne succombent point, surtout quand l'épanchement a lieu à l'intérieur du cerveau.

Apoplexies des poumons et du cœur.

Après le cerveau, ce sont les poumons et le cœur qui sont frappés le plus souvent d'apoplexie, produi-

sant la mort d'une manière plus subite, plus foudroyante que l'apoplexie cérébrale. Car, à moins que
ce dernier organe n'ait été atteint dans ses parties
vives ou ce qu'on nomme le nœud vital, la vie peut
continuer pendant tout un temps, restreinte à sa sphère
végétative, la sphère intellectuelle étant seule anéantie.
M. Flourens, par une série d'expériences extrêmement
curieuses, a fait voir qu'un animal, même assez haut
placé dans l'échelle, peut survivre à la perte d'une
grande partie du cerveau. Ainsi, il a enlevé à des
lapins, des pigeons, les deux lobes du cerveau, le cer-
velet, et a réduit ces animaux à l'état d'automates, mais
sans altérer en rien la vie. — Que d'hommes éprouvent le même sort! — Leur cerveau usé, ramolli,
perd toute action et ne leur laisse qu'une vie végétative qui les ravale même au-dessous de la brute. — Il
existe une foule d'exemples de lésions du cerveau sans
perte des facultés intellectuelles; ce qui se conçoit,
la destruction étant locale et non générale. On rapporte ainsi une anecdote plaisante. — Le fait se serait
passé lors des guerres de la Fronde. — Un jeune offi-
cier, à qui Mazarin refusait de l'avancement parce qu'il
ne lui trouvait pas, disait-il, assez de cervelle, eut le
crâne traversé par un coup de sabre. A chaque pansement on recueillait dans un vase une grande quantité
de substance cérébrale sortant de la blessure. Après
sa guérison, le chirurgien lui ayant fait voir ce qu'il
avait perdu de son cerveau : « Envoyez vite cela au
cardinal, dit le jeune espiègle, il verra que j'ai plus
de cervelle qu'il ne le croyait. » Nous ne savons ce qu'il
y a de vrai dans ce récit ; le fait est que les cas de ce

genre ne sont pas rares. Nous avons traité des blessés qui, à la suite de plaies de tête, perdirent une masse énorme de substance cérébrale et qui guérirent sans dérangement des facultés intellectuelles. Ce serait ici le cas de faire observer que le système de Gall reçoit des démentis presque continuels de la chirurgie. Le cerveau n'est qu'un instrument ; c'est comme la main qui, mutilée dans quelques-unes de ses parties, acquiert plus de précision dans celles qui sont restées intactes. — Mais cette digression nous entraînerait trop loin.

Nous disons donc que les apoplexies du cœur et des poumons sont plus instantanément mortelles que les apoplexies cérébrales. Toutes les impressions morales ont du retentissement dans le centre circulatoire ; voilà pourquoi, aux époques des grandes commotions politiques on a observé tant de maladies du cœur. La terrible épopée de 93 a fourni à deux médecins le sujet d'ouvrages immortels ; à Cabanis, qui a écrit son livre des rapports du physique et du moral, et à Corvisart celui des maladies du cœur, sous l'inspiration des événements tragiques qui se succédaient à chaque heure. Il faut remonter aux proscriptions de Sylla pour trouver des exemples de pareilles boucheries. Il n'y eut en 93 que l'appareil du docteur Guillotin en plus. Ce sont des époques terribles qui laissent de longues traces à leur suite, et on conçoit que Laënnec, pour composer son *Traité de l'Auscultation et des maladies des poumons et du cœur*, n'ait eu qu'à recueillir l'héritage de Cabanis et de Corvisart. Heureusement nous vivons à une époque plus calme ; on discute tout autant, mais la guillotine n'est plus là pour fournir l'argument final.

Les apoplexies du cœur et des poumons sont moins fréquentes que celles du cerveau. Mais, quelque rares qu'elles soient, il serait à désirer qu'on pût les supprimer complétement. C'est une chose si triste, en effet, qu'un homme enlevé à ses travaux, à ses affections, au moment où il s'y attend le moins! Pour arriver à ce résultat, il n'y a que, le *victus ratio,* la manière de vivre, c'est-à-dire la diététique.

Ce que nous avons dit de la poudre rafraîchissante comme moyen de prévenir les embolies, est applicable aux apoplexies. Entretenir la fluidité et la plasticité du sang, maintenir la circulation libre, empêcher surtout les stases abdominales, tels sont les résultats de l'emploi bien entendu de la poudre. Ce n'est ni un sacrifice, ni une privation, ni une sujétion, puisqu'on peut continuer à suivre son régime habituel. Agissant dans le sens physiologique des fonctions, n'amenant aucun des troubles propres aux médicaments, son emploi, même journalier, ne saurait être qu'utile. Ceux qui sont sujets aux congestions actives, dont le sang entre en effervescence à la moindre impression morale ou à la moindre excitation physique, et qui éprouvent de ce chef des embarras dans la circulation du cerveau ou de la poitrine, des céphalalgies, des vertiges, des insomnies, des étouffements, des difficultés de respirer, ceux-là se trouveront bien de l'emploi de la poudre. Ces personnes échapperont ainsi à la nécessité de se faire saigner à chaque instant. La saignée n'est pas un moyen banal auquel on puisse avoir recours impunément : tôt ou tard, on en subit les tristes conséquences. Immédiatement après, on éprouve du soulagement, mais au bout de quelque temps, la gêne reparaît et il faut recourir à une saignée nouvelle. Les parois des vaisseaux s'affaiblissent, le cours du sang est ralenti, des stases ou congestions passives se forment, de là nouveaux dangers contre lesquels on oppose le même moyen, tournant ainsi dans un cercle vicieux jusqu'à ce que le sang, appauvri de ses éléments plastiques, donne lieu aux infiltrations séreuses ou à l'hydropisie. La saignée se pratique moins aujourd'hui qu'autrefois : on pourrait croire que c'est parce que les constitutions sont affaiblies ; tout en admettant ce dernier fait, on peut dire que cet affaiblissement a pu prendre sa source dans l'abus de la saignée même.

VII

UTILITÉ DE LA POUDRE RAFRAICHISSANTE DANS LES MALADIES RHUMATISMALES ET LES DYSPEPSIES.

Nature, causes et formes du rhumatisme. — Alcalinisation et acidification du sang et des humeurs. — Utilité de la poudre rafraîchissante dans les mauvaises digestions. — Dyspepsie acide. — Dyspepsie bilieuse. — Dyspepsie flatulente. — Dyspepsie après la digestion stomacale. — Dyspepsie duodénale. — Dyspepsie iléojéjunale. — Obstructions abdominales.

Le rhumatisme est une de nos misères, puisqu'il nous rend infirmes bien avant l'âge. — Le mot rhumatisme vient de *reuma*, fluxion : c'est une de ces expressions banales, — comme celle de maladies nerveuses, — que l'on applique à une foule de douleurs différant essentiellement par leur siége, mais cependant identiques par leur nature. Ces douleurs prennent toutes les formes : névralgique, articulaire, musculaire, intestinale, cardiaque, pleurétique, lombaire, selon qu'elles s'attaquent à l'un ou l'autre de ces systèmes organiques. Dans sa forme aiguë, le rhumatisme est une affection essentiellement humorale; aussi a-t-il une grande tendance à se déplacer et à se généraliser. Tel est surtout le rhumatisme articulaire aigu, si dangereux, parce qu'il se porte rapidement sur le cœur. Les analyses chimiques ont permis de constater dans le sang et les urines des rhumatisés un excès de principes azotés, tantôt acides — acides urique, hippurique, etc. — tantôt alcalins, — phosphates, sulfates de soude ou de potasse.—La maladie puise donc sa source dans un défaut d'élimination de ces principes. C'est, ou bien une acidification, ou bien une alcalinisation du sang et des humeurs : aussi le rhumatisme s'observe-t-il dans les pays soumis à de brusques variations de l'atmosphère, notamment au froid humide. C'est la maladie des chasseurs passionnés et des militaires qui ont mené la vie des camps, des campagnards logés dans des demeures basses. La transpiration cutanée étant brusquement arrêtée, les principes azotés sont retenus dans l'économie, à moins que par une disposition spéciale, le plus souvent héréditaire, ou un régime particulier, les reins ne se chargent de cette élimination, auquel cas, nous voyons se produire d'autres affections, notamment la gravelle, soit acide, soit alcaline.

Le rhumatisme aigu n'est pas une inflammation franche : la preuve, c'est que la saignée ne parvient pas à l'extirper. Il faut d'autres moyens, parmi lesquels se rangent les antifermentatifs, comme le sulfate de quinine, le sulfate de soude ou de magnésie, préconisés par M. Polli.

La conclusion à laquelle nous arrivons, c'est que pour prévenir les affections rhumatismales ou, du moins, pour en atténuer les effets, — l'affection se rattachant souvent à des nécessités professionnelles,—il faut entretenir d'une manière constante l'action musculaire et l'élimination des principes azotés. C'est le résultat qu'on a cherché à atteindre par les sudorifiques, — gaïac, salsepareille ; — des diurétiques, — scille mari-

18

time ou oignon de mer, et quelques calmants, —
aconit, etc. — La poudre rafraîchissante trouve donc
ici une application utile et susceptible d'être généra-
lisée, puisqu'elle ne préjuge en rien la nature du rhumatisme, qu'il soit acide ou alcalin, son action sur la
peau et les reins étant constante et uniforme. Un autre
avantage, c'est de n'exiger aucun changement dans
le régime habituel.

Utilité de la poudre rafraîchissante dans les mauvaises digestions.

Nous ne parlons pas ici d'une mauvaise digestion
accidentelle, mais de la digestion pénible habituelle, de
la *dyspepsie* proprement dite. La chose est assez importante pour que nous y donnions toute notre attention. Bien manger est beaucoup sans doute, mais bien
digérer est plus important encore, puisque, lorsque
cette fonction se fait mal, tout l'organisme tombe dans
la prostration. — On connaît l'apologue de Mummius
Agrippa : les Membres insurgés contre l'Estomac.

De même que la digestion se compose d'actes pré-
paratoires, définitifs et consécutifs, de même nous ad-
mettrons une dyspepsie avant, pendant, et après la
digestion.

Dyspepsie avant la digestion.

Elle est caractérisée par un sentiment exagéré de
faim, — ou fausse faim, — dépassant les besoins du
corps ; par des tiraillements à l'épigastre ou au creux de
l'estomac ; des renvois acides ou bilieux, des borboryg-

mes, des flatulences, un gonflement tympanique de la
région de l'estomac. La dyspepsie avant la digestion
est donc acide, bilieuse, flatulente selon les phénomènes qui l'accompagnent.

Dyspepsie acide.

La dyspepsie acide est due à une acidification des
aliments. On éprouve un sentiment d'agacement
qui s'étend jusqu'aux dents. Il faut se rappeler ici
les phénomènes chimiques de la digestion. Au moment où la faim se fait sentir, la salive arrive en plus
grande quantité dans l'estomac : on a, comme on dit,
l'eau à la bouche; on mange en imagination. Or, c'est
la salive qui facilite la digestion. Indépendamment
qu'elle humecte le bol alimentaire et favorise son introduction dans l'estomac, elle agit sur les principes
féculents qu'elle transforme, d'abord en dextrine, puis
en glycose. C'est la ptyaline ou *diastase* salivaire qui
produit cet effet. — Disons ici, en passant, que la ptyaline est une matière organique azotée, découverte dans
la salive par Berzélius et analogue à la diastase qu'on
extrait de l'orge germée.

Viennent ensuite les sucs de l'estomac, produits sé-
crétoires de l'immense réseau glandulaire dont cet organe est tapissé. De même que la faim augmente la sécrétion salivaire, de même elle surexcite le travail des
glandules de l'estomac, qui sécrètent alors un liquide
contenant un principe dissolvant, — la pepsine — et
de l'acide lactique. M. Mialhe a appelé *albuminose* la
transformation par la pepsine des matières albuminoï-

des en une substance isomérique propre à être absorbée. Les digestions artificielles ont prouvé que la pepsine seule est impropre à la digestion et qu'elle doit être
associée à un acide libre, l'acide lactique, par exemple. — La pepsine n'exerce aucune action spéciale sur
les corps gras et sur les principes féculents; mais son
contact prolongé avec le sucre donne lieu à une fermentation avec production d'acide acétique et d'acide
lactique.

Arrêtons-nous à ces premiers phénomènes. Quand
la salive n'est pas de bonne qualité, qu'elle est pauvre
en ptyaline, que la pepsine est insuffisante ou mal élaborée, qu'il n'y a pas d'acide lactique libre, on peut
dire que la digestion sera mauvaise et que les aliments,
au lieu d'être convertis en chyme, s'acidifieront. C'est
ce que le vulgaire entend par aliments tournant au vinaigre. Les absorbants, tels que la craie, la magnésie,
sont de véritables palliatifs, puisqu'ils parent à l'effet,
mais laissent subsister la cause. On a eu également recours à la pepsine, afin de produire une digestion artificielle, mais ce moyen sera inefficace tant que les
sécrétions n'auront pas été rétablies dans leur état normal. Nous nous sommes quelquefois bien trouvé de
l'administration d'une poudre de sable blanc, avant le
repas, non que la silice ait une action spéciale, mais
parce qu'elle exerce sur l'estomac un frottement qui
active sa sécrétion. C'est, au reste, un fait d'instinct,
propre aux enfants, que de manger du sable. Il en est
de même pour beaucoup d'animaux, notamment les
gallinacés. — Mais ce moyen n'obvie pas encore à la
cause ; il faut donc des modificateurs spéciaux, par-

mi lesquels se rangent les sels neutres. Ainsi le sel de
cuisine est très-utile, puisqu'il améliore quantitative-
ment les sucs digestifs, surtout en augmentant la
ptyaline et la pepsine. Ce sel favorise, en outre, le mélange des matières grasses et l'albuminose. En Hollande, où les dyspepsies acides sont très-fréquentes, on
mange expressément beaucoup de sel ; car, sans ce
condiment, la digestion serait impossible. La poudre
rafraîchissante convient au même titre, puisque c'est
un composé de sels neutres. Elle a sur le sel de cuisine
l'avantage de rafraîchir la bouche au lieu de l'altérer,
et, en facilitant les garde-robes, d'évacuer les matières acides non digérées de la veille. En effet, c'est
surtout le matin que les malades sont tourmentés par
les acidités, jusqu'à ce qu'ils les aient rejetées par
vomissement ; opération pénible et écœurante.

Dyspepsie bilieuse.

Quoique le canal biliaire débouche, en deçà de l'estomac, dans la première portion de l'intestin grêle, il
arrive cependant que la bile reflue dans le viscère et
occasionne une sensation que le vulgaire nomme le
brûlant. On a la bouche amère ; la langue est jaune à
la base, des picotements ou graillons se font sentir
dans le gosier. On éprouve également une faim exagé-
rée ; la digestion est lente, pénible, parce que la bile, par
son alcalinité, neutralise les sucs gastriques. D'après cet
exposé, il est évident que le meilleur moyen consiste à
favoriser l'évacuation de la bile par en bas. Les vomi-
tifs, indépendamment qu'ils fatiguent beaucoup l'esto-

18.

mac, agissent dans le sens même de l'affection et, par conséquent, sont plutôt nuisibles qu'utiles. La poudre rafraîchissante est donc indiquée ici comme dans la dyspepsie acide.

Dyspepsie flatulente.

Cette dyspepsie est due au développement de gaz dans l'estomac. Ce sont des produits de sécrétion — ou pneumatoses — formés essentiellement d'acide carbonique et qu'on observe surtout chez les personnes nerveuses. La contraction des goulots de l'estomac emprisonne les gaz et provoque un glonflement tympanique accompagné de gargouillements, de gêne de la respiration, d'étouffements, de bâillements, de pandiculations et d'efforts comme pour se débarrasser d'un poids.

L'éther sulfurique alcoolisé ou les gouttes d'Hoffmann, produisent une détente en permettant aux gaz de s'échapper. Il ne faut pas confondre ces gaz dépourvus d'odeur et de saveur, avec ceux d'une indigestion et qui dégagent une odeur d'hydrogène sulfuré. La dyspepsie flatulente semble due à un déplacement de l'exhalation de l'acide carbonique ; on peut donc considérer l'estomac comme un succédané de la peau et des poumons. Nous avons eu occasion d'analyser les gaz contenus dans l'estomac d'un cheval à jeun, et nous y avons trouvé de l'oxygène, de l'azote et de l'acide carbonique. La proportion respective de ces gaz dénotait manifestement que c'était de l'air décomposé, plus, le produit de l'exhalation respiratrice, c'est-à-dire de l'acide carbonique. On conçoit que se

rattachant ainsi à une nécessité physiologique, la dyspepsie flatulente soit difficile à dissiper, tant qu'on
n'a pas rendu aux organes respiratoires normaux leur
activité. Aussi faut-il s'appliquer à fortifier la constitution par un air vif et beaucoup d'exercice actif. Le
séjour au bord de la mer convient principalement à
ces personnes nerveuses, pâles, chlorotiques, qu'on ne
saurait mieux comparer qu'à des plantes étiolées. Le
foie est également en défaut, et il faut le stimuler par
un régime fortement animalisé, de manière à lui rendre la conversion des principes alimentaires en sang la
moins laborieuse possible. Le sel est l'agent le plus actif de la digestion. Comme il y a d'ordinaire retard ou
irrégularité des évacuations, il importe de les favoriser
par l'emploi de la poudre rafraîchissante. Les vins généreux de Malaga, d'Alicante, de Madère, de Porto, de
Xérès, le vieux bordeaux, le café, le thé fort sont utiles
pour relever le viscère de son atonie. On aurait tort
de voir dans cette affection une irritation de l'estomac ou une gastrite, puisqu'un régime débilitant,
l'usage des viandes blanches, des boissons mucilagi-
neuses augmentent la gêne. Nous ne voulons pas dire
que les aliments doivent être grossiers : au contraire,
il n'y a pas de maladie qui exige une cuisine plus délicate. Ces malades se trouveront bien des bains de sel,
des bains de mer, des eaux minérales naturelles toniques, etc.

Dyspepsie pendant la digestion.

Les diverses espèces de dyspepsies que nous venons
de passer en revue précèdent la digestion et se cal-

ment pendant, parce que les causes qui les produisent sont momentanément neutralisées. Ainsi les acidités et la bile sont absorbées par les aliments, qui chassent également les gaz. La dyspepsie pendant la digestion est, au contraire, augmentée par la présence des aliments, parce qu'elle est due à une irritation ou gastrite : aussi est-elle aggravée par les excitants et calmée par les adoucissants, quelquefois par l'application de sangsues à l'épigastre ou à l'anus, selon l'âge et le sexe du malade, par les rubéfiants sur la peau, principalement les vésicatoires volants. On a reproché à Broussais d'avoir donné trop d'extension à sa théorie de la gastrite ; c'est cependant de cette époque que date la grande réforme qui s'est opérée dans la diététique et la thérapeutique : avant ce temps on bourrait littéralement les malades de drogues ; les plus incendiaires étaient celles qui obtenaient la préférence. Sous prétexte qu'il y avait prostration, abattement physique et moral, on épuisait toute la hiérarchie des stimulants et on éternisait le mal ; trop heureux le malade quand la gastrite ne dégénérait pas en désordre organique incurable.

Chaque fois donc qu'il y a des signes persistants d'une irritation de l'estomac, c'est-à-dire que l'épigastre est douloureux à la pression, qu'il y a soif, sécheresse de la bouche, rougeur des bords de la langue, —qui est en même temps effilée,—que la douleur augmente après avoir mangé, que la digestion est pénible et accompagnée d'une chaleur sèche à la peau, en un mot, qu'il y a réaction fébrile, il faut se garder de tout stimulant. La diète, dans ce cas, est le vrai tonique, dans ce sens qu'elle soulage et diminue l'état de prostration. La nature est ici un excellent guide, et on a tort de ne pas la suivre. Comme dans la dyspepsie par irritation, il y a généralement constipation ; les malades ont recours à toute espèce de moyens pour la lever. On leur vante, du reste, tant de panacées, qu'il leur est bien difficile de n'en pas faire l'essai. Les uns prennent la poudre de graine de moutarde, — un sinapisme ! — les autres de l'aloès, — un obstruant des vaisseaux hémorroïdaires ! — quelques-uns de la coloquinte ou quelqu'autre drastique ! Faut-il ajouter que tous ces moyens ne font qu'augmenter leurs maux ? Quant à la poudre rafraîchissante, nous croyons ne pas devoir la préconiser dans ce cas, parce que c'est au médecin seul qu'il appartient d'être juge de son administration. Notre intention a été seulement de mettre de pauvres malades en garde contre les embûches les plus déplorables, puisqu'il y va de leur vie.

Dyspepsie après la digestion stomacale.

DYSPEPSIE DUODÉNALE.

La dyspepsie après la digestion stomacale est celle qui se déclare trois ou quatre heures après l'ingestion des aliments, — et quelquefois plus longtemps, même le lendemain. — Cette dyspepsie appartient donc à la seconde digestion, c'est-à-dire à la digestion duodénale. — On nomme *duodenum* la portion de l'intestin qui succède à l'estomac et qui doit être considérée comme le second récipient digestif, puisqu'il reçoit la bile et le suc pancréatique. Cette variété de dyspepsie est caractérisée par une sensation de gêne et de lourdeur sous le foie, augmentée par la station debout, par la marche et les forts mouvements d'inspiration. Pour s'expliquer ces phénomènes, il faut se rappeler que le duodénum est placé derrière le foie, qui le couvre de son lobe gauche. Nous devrions examiner ici jusqu'à quel point la bile et le suc pancréatique contribuent à cette dyspepsie, mais ces considérations nous entraîneraient au delà des limites de notre travail. Nous rappellerons cependant que la dyspepsie duodénale présente les mêmes variétés que celles avant la digestion : c'est-à-dire, qu'elle est acide, bilieuse ou flatulente. La dyspepsie acide dépend évidemment d'un défaut de neutralisation du chyme, lequel, avons-nous dit (voir la Partie physiologique), est acide au sortir de l'estomac. Une bile trop peu alcalinisée peut donner lieu à ce résultat négatif : il convient donc d'en augmenter la soude par l'usage du sel. Voilà pourquoi cette substance rend la digestion si facile. Quant au suc pancréatique, son usage est tout aussi important. Un médecin distingué, héritier d'un nom illustre, M. Corvisart, par une série d'expériences qu'il a fait connaître en 1857 et 1860, est arrivé à cette conclusion que le suc pancréatique exerce sur les substances azotées une influence digestive tout aussi puissante que le suc gastrique. Suivant ce physiologiste, le pancréas serait, en quelque sorte, un organe supplémentaire dont le produit de sécrétion agirait sur la partie des matières albuminoïdes qui franchissent le pylore sans avoir été transformées par l'estomac.

Cette action du suc pancréatique serait due à l'intervention d'un ferment, ou *pancréatine*, analogue à la pepsine et qui, comme ce dernier agent, convertirait les substances azotées en peptone ou albuminose. M. Corvisart ajoute que la pepsine et la pancréatine s'entre-détruisent, et que le suc pancréatique et le suc gastrique, se rencontrant, se neutralisent l'un l'autre [1].

DYSPEPSIE JÉJUNO-ILÉALE OU INTESTINALE.

Cette dyspepsie est caractérisée par un malaise, une gêne, un sentiment de pesanteur ou de distension de la région du ventre au moment où s'effectue la digestion intestinale, c'est-à-dire deux ou trois heures après la digestion stomacale. Quelquefois des gargouillements et des coliques provoquent des garde-robes prématurées, de sorte que la nourriture ne profite pas au malade et qu'il maigrit à vue d'œil. Souvent les intestins sont d'une excitabilité extrême, au point qu'il survient des crampes et un sentiment de cuisson, de brûlure. Ces douleurs sont limitées à un point de l'abdomen, mais souvent elles se généralisent et s'étendent aux régions avoisinantes : les lombes, les parois thoraciques, les membres inférieurs. Il n'y a pas cependant de signes d'inflammation, à moins d'être provoqués par un écart de régime ou une médication incendiaire. La dyspepsie jéjuno-iléale présente les mêmes variétés que la dyspepsie gastrique,

[1] Mémoire sur une fonction peu connue du pancréas : la digestion des aliments azotés.

c'est-à-dire qu'elle est acide, flatulente, nerveuse ou inflammatoire. Pour l'intelligence de ces divers symptômes il faut se rappeler que le suc intestinal ou le produit sécrétoire des glandules dont l'intestin est tapissé, a des propriétés analogues à celles de la salive, c'est-à-dire qu'il transforme la fécule en dextrine et en glycose : il complète donc la digestion stomacale ; en outre il émulsionne les matières grasses et favorise ainsi leur absorption. (Voir deuxième Partie : — Hygiène. — Digestion des aliments.) On comprend que lorsque ce suc est mal élaboré, les matières féculentes et sucrées s'acidifient, accident très-fréquent chez les enfants, qui sont tourmentés alors de coliques fort vives et se marasment. La dyspepsie intestinale flatulente est due à une pneumatose ou exhalation d'acide carbonique : c'est surtout pendant la digestion abdominale que la quantité de gaz augmente, au point de distendre douloureusement le ventre.

La dyspepsie nerveuse ou entéralgique se montre avec différents degrés d'intensité, depuis de simples tiraillements, jusqu'à des douleurs aiguës. Comme toutes les douleurs nerveuses, elles sont inconstantes, variables, tantôt diminuant pendant la digestion, tantôt augmentant, et ne cessant que lorsque l'intestin s'est dégagé.

La dyspepsie inflammatoire constitue une véritable entérite ; elle est continue, avec réaction fébrile, surtout vers le soir : il y a soif, bouche pâteuse, resserrement du ventre, qui est douloureux à la pression.

Nous ne pouvons entrer dans l'examen des nombreux

traitements qu'on oppose à la dyspepsie jéjuno-iléale, notre intention étant de nous restreindre dans le domaine de la diététique. Nous ferons remarquer que la plupart des dyspeptiques ont la bouche et l'haleine mauvaises, surtout le matin ; que leur langue est sale et recouverte d'un enduit blanchâtre. Chez tous, la salive est plus abondante que de raison, épaisse, spumeuse, d'une saveur désagréable, collante, formant un enduit ou une espèce de liséré autour de l'isthme du gosier, et présentant une réaction acide. A ces signes on ne saurait méconnaître une perversion des produits sécrétés, aussi est-il urgent de ramener ces derniers à leur état normal. Parmi les moyens diététiques dont il faut faire usage dans ce but, se range en première ligne le sel commun. Ceux qui se sont habitués à l'emploi de ce condiment sont affectés rarement de dyspepsie : ils ont la bouche fraîche, la salive est sapide, légèrement alcaline, ce qu'elle doit à la soude du sel. Les personnes qui répugnent au contraire à l'emploi du sel et qui se nourrissent d'une manière fade présentent les symptômes que nous venons d'énumérer. Si l'on veut bien digérer, il faut donc assaisonner convenablement ses aliments de sel. Hippocrate a dit : *Quod sapit nutrit,* « ce qui est salé nourrit, » aphorisme d'une incontestable vérité. On ne s'étonnera donc pas que nous n'ayons rien de mieux à conseiller que l'usage de la poudre rafraîchissante. Bien entendu s'il n'y a pas irritation ou entérite.

19

Obstructions abdominales.

Le mot obstruction est vague ; afin d'en préciser le
sens, nous entendrons par là les engorgements veineux des viscères abdominaux, par suite d'une gêne,
d'un embarras dans la veine porte.

Nous nous sommes longuement étendu sur la disposition de cette *porte* des maladies, — *porta malorum*. — Son obstruction donne lieu à des malaises
qui ne se limitent pas au ventre, mais qui s'étendent
à la poitrine, à la tête, aux yeux, qu'elle congestionne
et qu'elle peut frapper d'apoplexie. Il y a deux sortes
d'obstructions du système porte : l'une, quantitative,
dépend d'une atonie, d'un engorgement passif, d'une
lenteur de la circulation. Les individus qui y sont sujets ont le ventre redondant, empâté, mangent copieu-
sement, font peu d'exercice ; leur face est vultueuse,
leurs lèvres grosses et bleuâtres, leur tête volumineuse,
lourde, peu propre au travail de l'intelligence. C'est
dans cette classe d'individus que se recrutent les apo-
plectiques. Le plus souvent on les voit succomber à
la suite d'un repas copieux ; leur existence, tout
animale, se termine de même.

Les individus de la deuxième catégorie, c'est-à-dire
chez lesquels le sang pèche qualitativement, sont maigres, secs, sujets aux névralgies, tantôt sur un point
tantôt sur un autre. Comme on les entend constamment se plaindre, on les traite d'imaginaires, et cependant, rien de plus réel que leur mal. Nous disons
que leur sang pèche qualitativement, c'est-à-dire qu'il

n'est pas assez dépuré. Ils sont dans le cas de la femme dont le sang est également chargé de matières hydro-carbonées; comme elle, ils ont une voie de dégagement, un flux hémorroïdaire. Si ce flux est régulier, ils sont bien portants, mais dès qu'il retarde ou disparaît, leur malaise augmente dans la même proportion. Les individus de ce tempérament sont très-sujets à la migraine ou aux névralgies : frontale, temporale, sus ou sous-orbitaires; ils ont des bouffées de chaleur, des tintements d'oreilles, des troubles divers de la vision, un obscurcissement momentané de l'esprit qui leur rend tout travail intellectuel pénible ou impossible; leur moral s'affecte, et ils voient tout en noir, — en bleu disent les Anglais : « Blue devils. » — Il n'est pas étonnant que le spleen, la folie, la tendance au suicide soient les conséquences de cette souffrance continuelle.

De même que le sang mal dépuré exerce une action délétère sur les organes en général, principalement sur le système nerveux, de même il produit cet état d'étiolement qu'on désigne sous le nom de chlorose. Ce sont les globules du sang qui font défaut, parce que le foie, qui en est le fabricateur, ne fonctionne plus. De là, cette teinte éburnée, cette langueur générale, ces palpitations de cœur, toute cette série enfin de troubles nerveux qui indique une altération profonde dans l'acte de la sanguification.

Parmi les phénomènes les plus curieux des obstructions abdominales, il faut ranger l'hystérie, sous toutes les formes : épileptique, cataleptique, magnétique. Nous touchons ici à une question délicate, car on a tant abusé du magnétisme animal, que rien qu'en parler est déjà une présomption de charlatanisme. Cependant des faits existent qui ne permettent aucune supercherie : mais, il faut bien le dire, ils sont tellement extraordinaires, que l'esprit se refuse à les admettre. — Souvent la science exclut la foi ; peu de savants ont le courage de dire avec le Père de l'Église : *Credo quia absurdum.* — Quoi de plus extraordinaire, en effet, qu'une créature vivante transformée en une sorte de statue ; gardant les positions les plus difficiles, les plus contraires aux lois de l'équilibre ? Quoi de plus étonnant que cette lucidité de l'esprit pour laquelle il n'y a plus d'obstacles matériels, comme si l'âme se dégageait tout à coup de son enveloppe ? que cette insensibilité physique, se combinant avec la perception morale et permettant au malade d'assister à sa propre mutilation ? Nous avons eu occasion d'être spectateur et acteur, tout à la fois, d'une de ces scènes étranges. Une dame, sujette à l'état magnétique par suite d'un trouble utérin, souffrait cruellement d'une dent gâtée. Craignant les convulsions épileptiformes, elle ne voulait pas la faire arracher. Le hasard nous avait fait découvrir que nous exercions sur elle un pouvoir magnétique : nous profitâmes de cette circonstance pour l'endormir physiquement, — car dans le sommeil magnétique l'âme veille et se trouve en communion avec l'esprit du magnétiseur, — et faire pratiquer l'opération sans qu'elle témoignât le moindre signe de douleur. Cet état d'anesthésie magnétique se rattachait à une obstruction de l'utérus, qui était levée par l'application de sangsues sur l'organe même, à l'insu de la malade. Ce fait d'insensibilité n'est pas unique dans la science : M. Jules Cloquet a communiqué à l'Académie de médecine de Paris un cas bien plus extraordinaire, puisqu'il s'est agi d'une amputation du sein pratiquée sur une malade pendant son sommeil magnétique. Un chirugien anglais a fait l'amputation de la cuisse à un individu dans des conditions identiques. Certes, on n'arguera pas ici de compérage. Ceux qui ont fait le plus de tort à l'étude du magnétisme animal sont les charlatans, avec ce qu'ils nomment leurs « sujets. » Quoique ne cherchant que le lucre, ils ont été vingt fois mis en position de le réaliser loyalement, mais, nouveaux Tantales, l'or semblait s'éloigner devant leur fourberie.

Ce que nous venons de dire des obstructions abdominales montre que, pour les lever, il ne faut pas tant évacuer les matières, qu'agir sur le sang et favoriser sa dépuration par le foie. Les préparations aloétiques dont on fait usage dans ce cas sont nuisibles, parce qu'elles congestionnent les vaisseaux hémorroïdaux. Le soulagement n'est que momentané et l'obstruction renaît au point de rendre les évacuations naturelles impossibles. Les sels neutres et les eaux minérales — telles que l'eau de Sedlitz, à cause du sulfate de magnésie et du chlorure de sodium, — remplissent le but sans trouble pour l'économie, surtout sans l'assujettir à une habitude fatigante. Tel est également l'effet de la poudre rafraîchissante, surtout à l'époque du flux hémorroïdaire.

VIII

UTILITÉ DE LA POUDRE RAFRAICHISSANTE POUR PRÉVENIR LA GOUTTE ET LA GRAVELLE.

Origine du mot *goutte*. — La goutte n'est pas une maladie locale. — La diathèse goutteuse acide. — Analyse des concrétions goutteuses. — Traitement de la goutte. — On ne supprime pas la goutte, on supprime le goutteux. — La gravelle est la goutte des reins. — Gravelle urique. — Gravelle oxalique. — Gravelle phosphatique. — La gravelle et les vieux péchés. — Ce bon M. Scribe. — Traitement de la gravelle. — Utilité de la poudre saline rafraîchissante.

Goutte.

Le mot *goutte* est fort ancien. Cette dénomination s'applique à une maladie humorale, le plus souvent héréditaire, s'attaquant aux articulations et aux gaînes des tendons, sur lesquelles elle tombe comme *une goutte d'une humeur âcre et brûlante*. Tout annonce un effort critique de la nature. « La goutte, dit Hufeland, dans un ouvrage célèbre où il a résumé cinquante années de sa pratique, la goutte procède de dedans en dehors ; c'est donc une maladie développée dans l'intérieur de l'organisme même, maladie que celui-ci élabore d'une manière critique, et que la nature rejette à l'extérieur, de sorte que les phénomènes connus sous le nom d'accès ou d'attaques de goutte, *doivent être considérés uniquement comme symptômes d'un état morbide enraciné dans les profon-*

deurs de l'organisme. — La goutte est toujours accompagnée d'une anomalie spéciale de la matière organique, de la production d'une matière morbifique ayant des caractères particuliers et qui se distingue surtout par sa tendance à engendrer des acides et des terres, à produire des épaississements ou des dépôts. »

Nous avons conservé à ce passage sa forme humorale et dogmatique parce que l'analyse chimique l'a pleinement confirmé. Il y a, en effet, dans les humeurs du goutteux, un excès d'acides et de bases, surtout de ces dernières, dont la quantité est plus grande qu'il n'en faut pour former des sels neutres. C'est, d'une part, l'acide urique, de l'autre, la soude, la chaux, les chlorures de sodium et de potassium, comme le démontrent les analyses suivantes faites par deux auteurs différents avec des résultats à peu près identiques.

ANALYSE DES CONCRÉTIONS GOUTTEUSES.	M. LONGIN.	M. WURZER.
Eau.........................	8.3	10.3
Matières animales..............	16.7	19.5
Acide urique.................	16.7	20
Soude......................	16.7	20
Chaux.....................	8.3	10
Chlorure de sodium...........	16.7	18
Chlorure de potassium..........	»	2.2

Les concrétions goutteuses ne renferment pas toujours des combinaisons de l'acide urique : déjà Fourcroy et Guiton de Morveau avaient fait remarquer que ces concrétions se composent quelquefois de phosphate de chaux. Frerichs, dans ce cas, trouva du phosphate de chaux à côté d'une faible quantité de carbonate de chaux et d'une matière animale indéterminée.

L'analyse chimique est sans doute impuissante à démontrer toutes les combinaisons organo-anorganiques dans lesquelles les éléments de la goutte peuvent se rencontrer, — car qui dit analyse, dit, par ce fait même, décomposition, désagrégation, — mais ce qui est constant, c'est l'existence de ces éléments dans les humeurs des goutteux et l'irritation qu'ils produisent dans leurs tissus d'élection, c'est-à-dire les articulations. La concentration de ces principes exigeant un certain temps, on conçoit que la goutte procède par accès ou intermittences, souvent assez longues. On conçoit également que ces principes ne se fixent pas toujours sur les articulations et que, restant à l'intérieur, ils produisent des irritations de la tête, de la poitrine, de l'estomac, des reins, donnant ainsi lieu à des symptômes qui font de l'affection un véritable Protée. C'est toujours le même mal, mais sous d'autres formes, telles que vertiges, céphalalgie, spasmes, convulsions, surdité ; la cécité même, la toux, l'asthme, la constriction de la poitrine, les douleurs néphrétiques, les obstructions du bas-ventre, etc. — On dit alors que la goutte est interne ou anomale.

Quelquefois aussi, la goutte, déjà déclarée, disparaît tout à coup et est remplacée par les symptômes que

nous venons d'énumérer ; le danger est plus grand
que dans le cas précédent, puisqu'il peut en résulter
l'apoplexie cérébrale ou pulmonaire, la suffocation ou
catarrhe suffocant. — C'est la goutte rentrée. — Pas-
sée à l'état chronique, la goutte donne lieu aux concrétions tophacées dont nous venons de donner l'analyse chimique. — C'est la goutte noueuse ou calcaire.

Enfin la goutte, au lieu de se développer d'une manière franche, oscille, ne pouvant sortir, — c'est la goutte
irrégulière ou atonique. — Les symptômes internes
sont également patents dans ce cas, mais moins inten-
ses que lorsqu'il y a rétrocession ou défaut d'éclosion.

Tout, donc, — la marche de l'affection, ses symptômes, l'analyse chimique — démontre une affection
humorale puisant sa source dans l'acte de la nutrition.
Quand la goutte n'est pas héréditaire, c'est un mal
que nous nous donnons à nous-mêmes par notre manière de vivre. Ce sont surtout les excès de table et la
vie torpide qui en est la conséquence, qui la produisent. La goutte, dans ce cas, est presque un mal nécessaire, puisque, quand elle ne se développe pas à son
temps, les symptômes ou les accidents intérieurs énumérés plus haut, se déclarent. — Remarquons, en
effet, que la présence presque constante de l'acide
urique dénote un excès de principes azotés ; quant à
l'excès de bases, on ne peut l'expliquer que par le régime exubérant auquel ces individus se soumettent.
Grands mangeurs, ils incorporent plus qu'ils ne sauraient digérer, tandis que, faute d'exercice actif, toutes
ces substances surabondantes restent dans l'économie.
Dans la goutte héréditaire les symptômes de réplétion

19.

n'existent pas toujours au même point, et même manquent souvent. Ce sont, dans ce dernier cas, des individus pâles, maigres, menant une vie sobre. Mais ici, s'il n'y a pas excès de production de matières azotées et de bases, il y a atonie, défaut d'élimination : la nutrition languit et est enrayée par un germe latent, car rarement nous héritons des qualités de nos parents, presque toujours de leurs vices.

Quel que soit le point de vue étiologique auquel on se place, on voit que la goutte est une affection de la nutrition ; aussi est-elle difficile à extirper. On tourne dans un cercle vicieux : la goutte, chez les individus qui se livrent au plaisir de la table, « a besoin de sortir, » il serait donc dangereux de leur interdire tout excitant; c'est une habitude, une seconde nature à laquelle ils sont obligés de payer leur tribut. Le défaut d'élimination est donc une nouvelle cause de production de principes goutteux. Quant à la goutte héréditaire, comme il s'agit d'une atonie, d'une langueur du mouvement nutritif, il faut encore avoir recours aux stimulants. L'expérience est d'accord sur ce point avec la théorie ; les goutteux ne supportent pas un régime affaiblissant : c'est prolonger les accès ou les empêcher de se produire.

Parmi les médications tentées jusqu'à ce jour, il faut compter les sudorifiques et les calmants, moyens inefficaces parce qu'ils débilitent. — Viennent ensuite les diurétiques dans l'espoir de faire écouler les principes goutteux; mais la diurèse prolongée finit par désorganiser les reins et, d'ailleurs, débilite l'économie comme toutes les sécrétions excrétoires exagérées. On a essayé des alcalins, des eaux minérales, mais, comme nous l'avons dit, les humeurs des goutteux renferment déjà un excès de bases; dès lors, c'est aller à l'encontre du but. — Que dire des médications spécifiques ou des prétendues antiarthritiques? Ces médications sont plus qu'un leurre, une déception, — c'est un danger dont tôt ou tard le goutteux subit les conséquences.

Qu'en conclure? c'est que le traitement de la goutte doit être plutôt diététique que médical. Il faut, par un bon choix d'aliments, mais surtout par beaucoup d'exercice actif, empêcher les principes goutteux de s'amasser dans les humeurs et, de là, dans les tissus. Le mouvement a surtout pour effet de maintenir la souplesse des articulations, de les fortifier, par conséquent, de diminuer leur susceptibilité morbide. Après un premier accès les pieds deviennent douillets, mais ce n'est pas un motif de les écouter. — Voit-on beaucoup de goutteux parmi les hommes de peine, les campagnards, les voyageurs? Comme moyens auxiliaires, les bains d'eau salée ou d'eau de mer sont très-salutaires.

On peut se borner à baigner les parties le plus ordinairement atteintes, c'est-à-dire les pieds. — C'est une erreur de croire que l'usage du sel avec les aliments puisse nuire; au contraire, les goutteux qui s'abstiennent de cet adjuvant de la digestion sont atteints plus fréquemment que ceux qui en font un large emploi. C'est que chez ces derniers les organes digestifs sont frappés d'atonie, et que comme nous l'avons déjà dit, la nutrition est atteinte à sa source.

Enfin les goutteux feront bien de recourir à la poudre rafraîchissante. Nous avons par-devers nous des faits nombreux qui prouvent que la goutte n'est jamais contrariée ainsi, et que ses accès diminuent en nombre et en durée, parce que l'élimination des principes goutteux est insensible. C'est un résultat assez avantageux pour ne pas chercher à aller au delà. On ne supprime pas la goutte, on supprime le goutteux.

Gravelle.

Ce que nous venons de dire de la goutte s'applique à la gravelle. La première, à proprement parler, est une gravelle articulaire, puisqu'il se forme dans les joints des dépôts, tantôt sous forme de sable, tantôt sous celle de concrétions. Ce sont ces dépôts qui rouillent les articulations et rendent les mouvement douloureux. Les symptômes inflammatoires sont accessoires et ne constituent en aucune façon la maladie. Dans la gravelle rénale, les souffrances sont quelquefois atroces, au point de ne laisser aucun répit au malade. Il est tourmenté de coliques néphrétiques irradiant dans toutes les directions du vaste plexus nerveux qui enlace les reins et leurs canaux excréteurs. Le dépôt est d'abord sable, puis gravelle, puis gravier, puis finalement calcul. Sa composition chimique diffère d'après les individus : il y a ainsi diverses espèces de gravelles, que nous allons passer brièvement en revue.

1° *Gravelle urique ou goutteuse*, formée presque uniquement d'acide urique pur. Ainsi que nous l'avons vu, cet acide existe dans le sang combiné avec la soude et l'ammoniaque. Le dépôt de la gravelle urique est jaune briqueté, jaune orangé ou brun, généralement assez dur et lourd. — Nous donnons ces caractères pour ceux qui les reconnaîtraient dans leurs urines. — La gravelle où prédomine l'urate d'ammoniaque est jaune nankin. Ce sel est le principal élément des sédiments pulvérulents des urines acides. Parmi les autres sédiments, il y a les urates de chaux, de potasse, de soude. Nous mentionnerons, seulement pour mémoire : — *a* la *cystine* parce qu'elle est plus rare : cependant on la rencontre surtout chez les enfants et les femmes, — les calculs qu'elle forme sont mous et friables. — *b* la *xanthine*, plus rare encore que la cystine.

2° *Gravelle oxalique.* Presque toujours formée d'oxalate d'ammoniaque, associé à l'acide urique ou à des urates. Les graviers ont une couleur foncée, semblable à celle d'un tabac un peu fort. A l'intérieur, ils sont nuancés de nombreuses petites veines plus claires, dues à des urates. Ces concrétions sont extrêmement dures et très-lourdes; nous avons eu occasion de dire que les calculs qu'elles forment sont presque inattaquables à l'instrument lithontripteur.

On remarque encore, mais plus rarement, la gravelle d'oxalate d'ammoniaque.

3° *Gravelle phosphatique.* — C'est la gravelle des urines alcalines. — Ce sont des dépôts blancs, d'un aspect crayeux. — L'alcalinité de l'urine dépend en général de la transformation de l'urée en carbonate d'ammoniaque. Cela s'observe surtout quand les évacuations sont rares et incomplètes, comme chez les personnes d'âge. Ces dépôts sont encore augmentés par l'irritation de la muqueuse, ainsi qu'on l'observe dans le catarrhe vésical chronique. Parmi les graviers phosphatiques, il y en a qui sont composés de phosphate calcaire, soluble sans effervescence dans l'acide chlorhydrique étendu, se précipitant de nouveau en poudre si l'on neutralise l'acide par l'ammoniaque ; — de biphosphate calcaire, soluble dans l'acide acétique ; — de phosphate de magnésie ; — de phosphate ammoniaco-magnésien, acide, neutre ou bibasique.

La gravelle est constitutionnelle ou accidentelle : dans ce dernier cas, elle se rattache à une cause locale et cesse avec elle. Ce sont quelquefois de vieux péchés, et comme a dit ce bon M. Scribe, qui a mis à s'enrichir l'ardeur qu'un autre mettrait à s'illustrer.

> Et l'on a pour s'en repentir
> Le temps où n'en peut commettre.
> (*Robert-le-Diable.*)

La gravelle constitutionnelle dépend de causes diverses ; soit héréditaires, soit acquises. Nous nous sommes expliqué sur la fréquence des calculs d'oxalate de chaux chez les enfants, par suite de l'abus du sucre. Un régime trop peu azoté tendra donc à produire la gravelle acide, tandis qu'un régime trop azoté produira la gravelle alcaline.

Les moyens à opposer à ces divers états ressortent de la diététique ou de la thérapeutique. Il appartient à la première de rendre la seconde inutile : en effet, il est évident que si l'on empêche les matériaux salins de s'accumuler dans le sang, ils ne passeront pas dans les reins, où, par la souffrance qu'ils occasionnent, ils donnent lieu à des précipitations nouvelles. La poudre saline rafraîchissante doit donc être considérée comme un des moyens prophylactiques les plus utiles. Il faut, en outre, que ces individus se soumettent à un régime opposé à l'espèce de gravelle dont ils souffrent : alcalin si elle est acide, acide si elle est alcaline; azoté dans le premier cas, hydro-carboné dans le second. Il faut surtout faire un bon choix dans l'emploi des vins. — Nous disons des vins, parce que ce sont, la plupart, des personnes aisées qui souffrent de ces affections. Les vins acides seraient aussi contraires à la gravelle acide, qu'ils sont favorables à la gravelle alcaline.

IX

UTILITÉ DE LA POUDRE RAFRAICHISSANTE POUR PRÉVENIR LES AFFECTIONS CATARRHALES.

Ce qui constitue le catarrhe. — Pourquoi on ne guérit pas le rhume. — Il ne faut pas laisser s'installer le rhume dans notre robe de chambre et nos pantoufles. — Traitement des catarrhes. — Utilité de la poudre rafraîchissante dans le rhume.

Le passage subit du chaud au froid, — surtout au froid humide, — donne lieu à ce qu'on a nommé les refroidissements. L'expression est-elle bien juste? et ne sont-ce pas plutôt des échauffements? La première impression est celle du froid, à cause de son action sur la peau, mais bientôt la réaction arrive et, avec elle, tous les signes d'une irritation du tégument interne ou gastro-pulmonaire. La vaste muqueuse qui s'étend à tout l'intérieur du corps, comme une peau rentrée, subit l'effet du brusque déplacement de l'activité cutanée. Ce sont des picotements, des grattements, une toux sèche, bientôt suivie d'une sécrétion augmentée de mucosités, d'abord claires comme de l'eau, puis muqueuses, couenneuses, lardacées même. Cette sécrétion est souvent âcre, corrosive, irritant les parties environnantes ou provoquant des éruptions fébriles; de là, les divers catarrhes : des yeux, des fosses nasales, de la gorge, du larynx, de la trachée-artère et des bronches, des plèvres et des poumons, et, quand le froid a agi profondément, des intestins, de la vessie, etc. L'irritation peut également se fixer sur le tissu cellulaire, les ganglions, les glandes, les nerfs, constituant ce qu'on est convenu d'appeler les fluxions.

Le mot fluxion rappelle une théorie aussi ancienne que la médecine elle-même et accréditée encore dans le public, parce que la science, à son berceau, touche aux croyances populaires. Ne prenons pas trop cette doctrine en pitié, puisqu'elle a pour représentant le père de la médecine. « Les fluxions, a dit Hippocrate, ce sont les humeurs froides qui circulent par tout le corps, et se portent à la tête, d'où elles descendent et s'écoulent par les yeux, les oreilles, les fosses nasales, la bouche, les intestins, la vessie. »

On ne considère pas le catarrhe comme une maladie, et cependant un rhume négligé peut avoir les plus graves conséquences, en tombant, comme on dit, sur les organes internes. Que de bronchites, de pleurésies, de pneumonies ont pour point de départ un rhume ! Ces affections sont alors d'autant plus rebelles, qu'il ne s'agit pas simplement d'une irritation des voies respiratoires, mais de la présence, dans le sang, des produits de la décomposition que la peau a cessé tout à coup de charrier au dehors. Les poumons engorgés et comme engoués, fonctionnent difficilement, l'hématose est incomplète, la tête est lourde, engourdie, l'appétit nul, la langue en général chargée d'un enduit jaunâtre ou blanc, selon que les premières ou les secondes voies sont engagées. Que fait-on alors ? Sous prétexte que l'indisposition est venue par un refroidis-

sement, on s'enferme hermétiquement et on augmente
ainsi l'engourdissement général des organes ; on relâche l'estomac par des tisanes chaudes et fades ; on
s'affaiblit par la diète et la transpiration ; bref, on augmente, en se douillettant, la susceptibilité morbide, et
on rend tout effort de la nature impossible.

Si vous ne voulez pas laisser le rhume s'installer
dans votre robe de chambre et vos pantoufles, traitez le
haut la main. Il faut donc, dès qu'on sent le refroidissement, ramener la chaleur par des ablutions fraîches
de la tête, des pieds, en ayant soin de les frotter rapidement et de les essuyer avec un essuie-mains rude
afin de provoquer la réaction. Il faut ensuite boire
beaucoup d'eau fraîche, fût-ce une carafe, et, pour la
rendre plus digestible, mêler, dans chaque verre, une
pincée de poudre saline rafraîchissante. Pour peu que
la bouche soit pâteuse, la langue jaune et striée de la
pointe à la base, on prendra une ou deux cuillerées de
café de la même poudre. — C'est ce que nous nommons
noyer le rhume. — On se gardera de tenir l'appartement ; on ira à l'air, en ayant soin de bien se vêtir et de
se donner beaucoup de mouvement. Par bien se vêtir,
nous n'entendons pas s'ensevelir dans des pelisses, des
fourrures, des cache-nez, mais s'habiller chaudement
et légèrement, afin d'avoir les mouvements libres. Les
Américains du Nord ont une excellente coutume : ils
mettent l'hiver deux chemises, dont une de coton ;
aussi ils ne disent pas : Le thermomètre marque tant
de degrés sous zéro, mais : « *Il gèle une, deux
chemises.* » Cette pratique est on ne peut plus ra-
tionnelle : la sensation du froid provient de la brus-

que soustraction du calorique intérieur qui tend à se mettre en équilibre avec le calorique extérieur : en empêchant cette soustraction au moyen d'une enveloppe mauvaise conductrice, mais n'arrêtant pas l'exhalation cutanée, on obtient ce résultat bien mieux que par des vêtements lourds, qui ont l'inconvénient de pousser à la transpiration. Ce que nous venons de dire s'applique au rhume débutant, et non aux inflammations dont il peut être cause. Si on a soin de tenir les émonctoires libres, d'entretenir la fluidité du sang, on court moins risque de prendre ces inflammations. Nous rappellerons ici ce que nous avons dit du régime selon les saisons. Par cela même que l'hiver on se nourrit plus que l'été, que le régime est plus échauffant, qu'on vit artificiellement étant privé de la lumière du soleil, les matériaux de la décomposition s'amassent dans l'économie malgré toute l'activité qu'y mettent les grands dépurateurs, surtout le foie et les reins. — La peau est hors de cause, puisque son action est plutôt diminuée. — Toutes ces inflammations ont un caractère bilieux, aussi ne saurait-on trop insister sur la décharge biliaire. Il en est de même de la sécrétion urinaire, surtout chez les personnes d'âge. Le catarrhe vésical est le fléau du vieillard ; des organisations robustes encore, sont minées par cette dangereuse affection ; or, il est évident que les urines, l'hiver, sont plus azotées, plus ammoniacales que l'été, bien que dans cette dernière saison elles soient moins abondantes. La poudre rafraîchissante est donc aussi utile dans la saison froide que dans la saison chaude, et nous ne saurions trop insister sur son emploi.

X

UTILITÉ DE LA POUDRE RAFRAICHISSANTE DANS LES ÉPIDÉMIES.

Les épidémies et les endémies. — Les premières peuvent être l'extension des secondes. — Pourquoi les épidémies étaient autrefois plus fréquentes qu'aujourd'hui. — Le choléra indien et les fièvres intermittentes pernicieuses. — Les épidémies provenant de la cherté du sel. — Les épizooties et les épidémies. — Opinion de Moïse, d'Homère et de Platon sur l'utilité du sel. — Les Symposiaques de Plutarque. — La beauté salée des femmes. — Utilité de la poudre saline en temps d'épidémie.

Les maladies dites *épidémiques* sont celles qui éclatent accidentellement dans une localité, attaquent un grand nombre d'individus, sans acception d'âge et de sexe, et disparaissent sans qu'on puisse rien prévoir quant à leur retour. — Les maladies dites *endémiques*, au contraire, règnent d'une manière habituelle dans la contrée où elles ont pris naissance. Elles sont moins meurtrières que les épidémies à cause de l'acclimatation. Une maladie endémique peut franchir ses limites topographiques et devenir épidémique : nous en trouvons la preuve dans le choléra asiatique, dont la marche, à chaque invasion, a pu être suivie au point de permettre d'indiquer l'époque de son arrivée dans telle ou telle localité. Il en est de même de la fièvre jaune dans les pays tropicaux, et, jusqu'à un certain point, des fièvres paludéennes dans nos contrées froides et humides.

Autrefois les épidémies étaient très-fréquentes, parce que les règles de l'hygiène étaient mal observées. Les marais qui couvraient de vastes étendues de terrains ont été livrés à l'agriculture, du moins dans les pays bien administrés et se préoccupant des choses de ce monde. Tel sol spongieux, formé de détritus végétaux et animaux et laissant exhaler des miasmes délétères, est couvert aujourd'hui de riches moissons. — C'est la vie superposée à la mort. — Nous avons vu que ces miasmes sont des matières albuminoïdes très-divisées et qui, étant absorbées, agissent comme des ferments.

On a invoqué pour expliquer l'action délétère des épidémies les changements atmosphériques, tels que la soustraction de l'électricité positive, le manque d'oxygène électrisé ou d'osone ; mais ces causes sont loin d'être constatées, tandis que les miasmes sont des faits palpables.

Nous avons cité le choléra indien ; eh bien ! dans les vastes contrées formées par les alluvions du Gange, et que ce fleuve couvre périodiquement de ses eaux limoneuses, il dépendrait d'une bonne administration de tarir ce foyer immense de miasmes. Il n'y aurait qu'à faire ce qu'on a fait dans le Delta du Nil : là aussi régnaient des endémies palustres que les sables du désert n'empêchaient pas de s'étendre. Nous citerons encore les terres basses du Mexique, la patrie de la fièvre jaune et du *vomito negro*. C'est sur ces terrains alternativement humides et desséchés, aux approches des savanes et sur les bords des marais immondes de Tabasco, que ces terribles maladies exercent leurs ravages. L'habitant de ces contrées est faible, sans énergie; ses chairs sont flasques, sa figure pâle et boursouflée, son ventre volumineux. « L'empoisonnement paludéen, dit M. Figuier, domine toute la pathologie du Mexicain qui habite cette contrée. Sur tous les pays limitrophes du golfe du Mexique, la fièvre jaune règne d'une manière endémique. Les épidémies s'exercent tant sur les indigènes que sur les passagers ou les résidents de fraîche date. » (*L'Année scientifique*, 1863.)

On a prétendu qu'il existait un certain antagonisme entre la fièvre jaune et la fièvre intermittente gastrique. — Ce fait, — s'il est réel, démontre l'analogie qu'il y a entre ces deux espèces de fièvres, comme entre toutes les affections palustres sans exception. Il n'y a de différences que dans l'intensité des symptômes due à l'intensité de la cause. Il est évident que les miasmes dégagés par les rayons d'un soleil torride sont plus concentrés et plus dangereux que ceux qui se développent lentement, sous l'influence d'une température élevée.

Il y a des épidémies dues à des causes sociales : ainsi, la disette engendre le typhus, le scorbut, la dyssenterie. Ces causes étaient autrefois très-fréquentes : c'était à ces époques d'incurie où les peuples n'étaient pas même des troupeaux qu'on eût intérêt à conserver.—S'il s'était agi de têtes de bétail, c'eût été autre chose.—Ces errements n'ont pas encore complétement disparu de nos jours, où l'on s'occupe tant de l'amélioration des races domestiques et si peu de l'amélioration de l'espèce humaine. Toutefois, on aurait mauvaise grâce de ne pas reconnaître qu'il y a progrès. L'hygiène est dans les congrès en attendant qu'elle soit dans la vie pratique. On s'occupe du sort des masses; il est vrai qu'on laisse subsister la loi inique de l'offre et de la demande relative au salaire de l'ouvrier. On fait des lois d'expropriation des demeures pour cause d'insalubrité, on institue des badigeonnages officiels; il est vrai qu'on néglige le nivellement et l'orientation des quartiers populeux. Mais à chaque chose son temps. Quand les exigences du luxe seront satisfaites, on ira plus loin. Ceci n'est pas à l'adresse de toutes les administrations; il y en a qui ne reculent point devant les devoirs sacrés de l'humanité et de leur propre dignité. A celles-là il faut rendre grâce de leur initiative.

Aucune épidémie ne dépend du hasard, à plus forte raison, de Dieu, l'auteur irresponsable mais souverainement juste de toutes choses. Toutes sont dues à l'incurie et à une mauvaise organisation sociale; à toutes, par conséquent, le remède est possible, si on en a la bonne volonté et le courage. Il est d'autant plus important de l'appliquer, que si on laisse marcher les épidémies, elles deviennent contagieuses. Ainsi, le malheureux typhisé par la faim transmet sa maladie à l'homme qui vit dans l'aisance. Ce n'est pas la peine du talion, mais un avis d'être charitable pour soi-même si on ne croit pas devoir l'être pour les autres. L'Orient nous envoyait périodiquement la peste dont il se laissait mourir lui-même par fatalisme; aujourd'hui que des idées plus saines commencent à se répandre dans ces pays, et que l'hygiène y reçoit un commencement d'application, les épidémies de peste sont moins fréquentes. Au moyen âge, les maladies de peau régnaient en souveraines; on leur avait ouvert des espèces de serres-chaudes, sous le nom de *Lépro-series*, où-le mal pouvait s'épanouir à l'aise, dans toute sa splendeur. S'agissait-il d'un membre de la société qu'on ne pût confondre avec le commun des lépreux, on le séquestrait, on l'ensevelissait vivant dans une cellule, où l'horreur de son mal suffisait pour le garder.

Les épidémies peuvent encore être le résultat de mauvaises mesures fiscales. La nature nous fournit des agents de conservation, et nous les imposons sans nous demander si ce que nous prélevons ainsi sur la santé publique, ne nous est pas enlevé par la maladie. L'impôt sur les foyers fait qu'on bouche ces ventilateurs, — les seuls que les architectes nous laissent, — et l'on est cause ainsi de beaucoup de maladies d'infection. Le sel est indispensable à la vie, la gabelle est venue l'atteindre, et, par une espèce de dérision, elle a imposé les populations non pour ce qu'elles consommaient, mais pour ce qu'elles étaient censées devoir consommer. Les mesures les plus vexatoires, les plus odieuses étaient dirigées contre ceux qui étaient soupçonnés de fraude. On traquait ces malheureux comme des malfaiteurs. Que disons-nous? les assassins exploitaient impunément les routes, mais les infracteurs aux lois de la gabelle étaient impitoyablement jetés en prison. — Sans doute nous n'en sommes plus là; le fisc a des procédés plus doux, mais l'odieux de l'impôt n'en existe pas moins. — Pour preuve de ce que nous avançons, qu'il nous

soit permis de rappeler le fait suivant cité dans notre
ouvrage : *L'Amélioration de l'espèce humaine.*

Vers la fin du siècle dernier, une mauvaise récolte,
jointe à une crise commerciale, avait réduit à la plus
profonde misère toute la population du cercle d'Erz-
gebirg, en Saxe, population de tout temps industrielle. La situation était telle, que la majorité des
habitants en était réduite à ne manger que des pommes de terre sans huile de lin — leur assaisonnement habituel, peu ragoûtant il est vrai, mais sup-
pléant à l'insuffisance de ce tubercule, — et même
sans sel, par suite du monopole de l'État. Une maladie étrange et terrible, ayant quelque analogie
avec le scorbut, ne tarda pas à se manifester et
fit des progrès si terribles dans les classes nécessi-
teuses, que le gouvernement alarmé ordonna une
enquête par des hommes spéciaux. — Dès lors on
constata un fait, — qu'il eût été aisé de prévoir, —
c'est que les ouvriers employés dans les mines, quoique réduits à la même misère que le reste de la population, étaient restés, eux et leurs familles, complétement exempts de la maladie. Or, l'alimentation de
ces mineurs ne se distinguait de celle des autres
ouvriers qu'en un seul point : appartenant à l'État,
ils en recevaient gratuitement une quantité de sel
suffisante pour leur nourriture. On essaya donc
l'emploi de ce condiment et d'aliments salés comme
moyen curatif, et ces essais eurent un plein succès.
Intervint une ordonnance du gouvernement qui
réduisit considérablement le prix du sel et le mit à
la portée du plus pauvre. La maladie disparut comme

par enchantement et n'a plus reparu depuis (Barral).

Ce ne sont pas cependant les mesures du fisc qui seules empêchent qu'il soit fait un usage suffisant du sel ; — à tout prendre on peut admettre que cet impôt est plutôt injuste moralement, car il ne devrait pas être permis de toucher aux sources de la vie. — Il y a encore les préjugés. Nous en avons déjà dit un mot. — Le sel liquéfie le sang, produit le scorbut, la dyssenterie, la fièvre, les éruptions de la peau, la chute des dents, voilà ce que des médecins, — en ayant le nom mais non le bon sens et le savoir, — répètent à tous les vents. Aussi le peuple fait-il peu usage de ce condiment : son manger est fade autant que peu réparateur : de là, le lymphatisme qui domine dans cette classe. Certes, si le fisc a des ennemis, ce sont ceux qui entretiennent ces funestes préjugés, car si le sel était reconnu nécessaire, il en serait fait plus usage et l'on pourrait l'imposer moins. — Les petits ruisseaux font les grandes rivières.

L'histoire du sel est, en quelque sorte, celle de l'humanité, comme de la nature entière. La plante l'extrait du sol pour la rendre aux animaux, et quand elle n'en a pas une quantité suffisante, on peut dire qu'il y a maladie, tant pour elle que pour ceux qui la mangent. Quand, par les temps froids et humides, des épizooties se déclarent, l'agronome éclairé sait qu'il peut en diminuer les ravages en arrosant les fourrages d'eau salée. — Le prix élevé du chlorure de sodium force souvent de recourir au sulfate de soude, qui est loin de le valoir. — Tous les animaux ont un goût instinctif pour le sel ; ceux qui vivent à l'état

sauvage savent le découvrir à d'immenses distances.
Dans les steppes de l'Amérique du Sud, il arrive souvent de voir des troupeaux de buffles à la recherche
des prairies salées. Quoique ces prairies soient à chaque
instant couvertes par les eaux de la mer, on n'y observe
pas de maladies palustres. Pour les colons, ces prairies sont une grande source de revenus. Dans les ménageries, le sel garantit les animaux du danger de la
vie renfermée. — M. Amédée de Latour nous a donné
l'histoire d'une troupe de singes que leur cornac pré-
servait de la phthisie pulmonaire en trempant leurs
aliments, — pain, carottes, etc., — dans de l'eau salée,
et il a été amené ainsi à appliquer le sel au traitement
de la tuberculose pulmonaire chez l'homme.

L'utilité du sel, sa sainteté, ont été reconnues par
les législateurs, les poëtes et les philosophes de l'antiquité : par Homère, Moïse, Platon. — Plutarque y a
vu l'excitant naturel de l'esprit. Une cervelle fade,
compacte, pèse sur l'intelligence. — Il a attribué
également au sel le piquant de la beauté de la femme
« qui n'est ni morne ni fade, ainsi remplie de
grâce. » — Ce n'est pas sans raison, dit-il qu'on a fait
naître Vénus Aphrodite de la mer. — On peut lire
dans une de ses Symposiaques une curieuse discussion sur la question de savoir pourquoi le sel était
interdit aux prêtres égyptiens. Ce sont là sans doute
des exagérations de poëte :

Multa licent musicis, pictoribus atque poetis,

mais dans lesquelles il y a cependant un grand fonds
de vérité. Nous renvoyons à l'ouvrage si plein de faits

de M. Barral : *Statique animale principalement relative à la question de l'emploi du sel.*

Le sel est donc une nécessité vitale, puisque sans lui la décomposition ne tarde pas à s'emparer de nos tissus. Son usage est surtout utile pour se garantir contre les maladies épidémiques. Parmi tous les moyens préventifs et, jusqu'à un certain point, curatifs du choléra indien, il n'y en a pas de plus efficace que le chlorure de sodium. Les paysans de la partie méridionale de la Russie, presque constamment atteints par le passage de ce fléau, font un grand emploi de sel, qu'ils mêlent jusqu'à leurs boissons : — lait, eau-de-vie, etc., — et ils s'en trouvent si bien, que le choléra a l'air de passer sur eux à pieds joints. Nous avons dit combien la poudre rafraîchissante nous a été utile et combien nous lui devons de reconnaissance sous ce rapport.

XI

UTILITÉ DE LA POUDRE RAFRAICHISSANTE POUR AMÉLIORER LES TEMPÉRAMENTS ET LES CONSTITUTIONS.

Les tempéraments et nos institutions politiques. — Hippocrate et le tempérament pondéré. — *Temperamentum ad pondus.* — Nous ne sommes pas bâtis de sable et de chaux. — Influence de l'éducation sur les tempéraments. — Les Grecs. — David et son tableau de Léonidas aux Thermopyles. — Les Girondins. — Les constitutions maladives ne sont pas innées, mais se transmettent par hérédité. — Les progrès du lymphatisme. — Le scrofuleux et le phthisique. — Le chantre de la chute des feuilles. — Les fleurs éphémères. — Danger d'une éducation hâtive. — Moyens d'extirper la scrofulose. — Les écoles de réforme. — Importance du régime salé.— Les vaches françaises et les vaches suisses.— Utilité de la poudre rafraîchissante. — Excès d'acides dans le sang. — Manque d'éléments salins. — Les scrofuleux ont besoin d'engrais et d'insolation.

Tempérament vient du mot latin *temperare :* c'est donc l'équilibre des fonctions, — cette pondération que nous cherchons à introduire dans l'ordre politique et que nous détruisons dans notre état hygiénique.

Il faudrait remonter bien haut pour retrouver ce tempérament type, — *temperamentum ad pondus,* — si bien décrit par le père de la médecine, et dont il fut un exemple vivant, puisqu'il mourut à l'âge de 110 ans, sans infirmités corporelles et dans toute la force de son génie. Sans doute ce ne fut pas seulement le résultat de ce qu'on est convenu d'appeler une forte constitution, — comme si l'homme était bâti de sable et de chaux. — Mais la manière de vivre d'Hippocrate, son observation constante des règles de l'hygiène, et surtout l'application à lui-même du précepte : « Connais-toi toi-même » ont puissamment contribué à amener cette longévité, — aujourd'hui un mythe.

C'est, qu'en effet, les tempéraments sont ce que l'éducation et le régime les font. — Voyez les Grecs des premiers temps. Chez eux, tout respirait le beau : leur climat, leurs monuments, leurs œuvres d'art. — Nous ne dirons pas leur poésie, car tout était poésie dans ce pays privilégié. — L'éducation était, à la fois, gymnastique, esthétique et philosophique. C'est cette beauté physique et morale que le grand peintre David a cherché à rendre dans sa magnifique toile de *Léonidas aux Thermopyles*. Malgré la sécheresse des contours et de la couleur, on ne saurait nier que ce ne soit une noble inspiration.

Évidemment, ce que l'artiste a voulu exprimer, ce sont des « tempéraments pondérés. » Membres bien proportionnés, muscles prononcés sans dureté, physionomies ouvertes, ne reflétant aucun instinct matériel, fronts élevés, chevelures ondoyantes, poitrines larges, abdomens effacés. — Ils sont là qui vont mourir pour leur pays ; cela dit toute leur âme. Léonidas plonge un regard profond dans le monde nouveau où il va entrer ; ses compagnons, plus jeunes, semblent plutôt se jouer avec la mort. — Ainsi devaient mourir, aux Thermopyles de la liberté, les Girondins ; mais quels changements les luttes politiques avaient produits dans ces hommes, la plupart jeunes et qu'on eût dit déjà vieux !

Sans prétendre à un tempérament parfait, il nous est cependant donné d'améliorer notre constitution, — car le tempérament vient de la nature, et la constitution de notre système d'éducation. — Si, sous ce rapport, nous faisions moins que pour les races domestiques, ce serait plus que de la négligence, ce serait une honte.

Les constitutions débiles, maladives ne sont pas innées, c'est-à-dire inhérentes à notre nature, elles tiennent à un mauvais régime ; mais, une fois développées, elles se transmettent par hérédité. C'est là leur danger. Tout le monde convient des effrayants progrès du lymphatisme, surtout dans les grands centres de population. C'est un appauvrissement, un manque d'élaboration du sang. Il y a pénurie de matériaux plastiques et excès d'éléments hydro-carbonés. Les globules rouges sont primés par les globules blancs ; souvent il se forme des acides dus à une combustion incomplète, surtout les acides butyrique, lactique, phosphorique, etc. L'albumine, grumelée, forme des dépôts, engorge les glandes, obstrue les vaisseaux, ramollit, tuméfie les tissus et produit cette variété de lymphatisme à laquelle on a donné le nom immonde de scrofule, — de *scrofa*, truie. — Or, cette maladie, cette tache originelle — bien autrement pénétrante que celle que nous ont transmise nos premiers parents, — est plus commune qu'on ne serait porté à le croire. Tous les scrofuleux n'ont pas

le teint blême, les traits épatés, les articulations
grosses, les membres grêles, le crâne pelé ou garni
d'une maigre chevelure, — comme la mousse sur
une roche humide. — Il y en a qui ont la peau
brune, les cheveux et les yeux noirs, les membres
secs. C'est que les scrofules sont de tous les pays, de
tous les climats et peuvent s'enter sur toutes les constitutions. Mais les affections scrofuleuses, telles que
nous les avons mentionnées, sont les mêmes partout.

Un résultat non moins triste du lymphatisme, c'est
la phthisie pulmonaire. L'intérêt qui s'attache à ces
victimes de notre état social est augmenté par leur
cachet de distinction qui fait contraste avec le scrofuleux aux traits grossiers, au nez gonflé, aux yeux
chassieux, exhalant une odeur aigre, comme s'il avait
du lait de beurre dans les veines. — Qui ne s'est
figuré le chantre de cette touchante élégie intitulée :
« La chute des feuilles » comme un jeune homme
au visage mélancolique, aux grands yeux bleus, —
comme incrustés dans une opale humide — et om-
bragés de longs cils recourbés, à la peau blanche et
délicate, aux mains élégantes, avec des doigts allongés
et garnis d'ongles teintés de bleu? Qui n'a été touché
de la fin précoce de ce génie plus précoce encore?
Hélas ! Ce sont les fleurs éphémères qui jettent le
plus d'éclat. — Au lieu de hâter cette floraison en-
fantine, qu'on la retarde; car le moindre souffle suffit
pour la flétrir.

Il en est de la scrofulose et de la phthisie pulmonaire comme de l'ivraie : à force de soins, on peut les
extirper. De même qu'il faut nettoyer le champ envahi,

lui donner un bon engrais et un bon labour, de même le lymphatisme exige qu'on amende la constitution par un bon régime. Il n'y a pas longtemps, on a eu l'heureuse idée de réunir dans des colonies agricoles de jeunes enfants que l'abandon ou la négligence de leurs parents avaient jetés dans le vagabondage. La plupart, — pour ne pas dire tous, — étaient scrofuleux. Nous en parlons *de visu*, ayant eu occasion de visiter, à son origine, le bel établissement que le gouvernement belge a fondé à Ruysselede, dans la Flandre occidentale, près de Bruges, à l'instar de la colonie de réforme de Mettray, en France. L'ophthalmie scrofuleuse y faisait de tels progrès qu'on put craindre un instant de voir l'établissement se changer en un hospice d'aveugles. Il en était de même de la teigne, des engorgements glandulaires, des caries, etc. Toutes ces maladies ont disparu, — ou à peu près, — grâce à un bon régime et au travail fortifiant de la terre. On a annexé à l'établissement une école de mousses, et le succès a été plus grand encore. On peut dire que la transformation a été complète ; il est impossible de reconnaître encore ces êtres malingres que l'abandon et la misère avaient jetés dans l'immoralité. Confondus dans les dépôts de mendicité avec les vagabonds de profession, ils étaient fatalement condamnés à la même existence ; grâce aux colonies agricoles, ce seront des citoyens utiles, et leurs enfants ne seront pas marqués du sceau originel. L'hérédité n'est donc pas un obstacle à l'extirpation de la scrofulose : en améliorant les générations entachées de ce vice, celui-ci disparaîtra comme tout autre vice dû à l'incurie.

Parmi les moyens diététiques propres à relever la vigueur des constitutions, il n'y en a pas de plus énergique que l'emploi bien ordonné du sel. Si nous revenons encore sur cette question, c'est qu'on ne saurait assez la discuter, surtout en présence de certaines doctrines en matière d'impôts. Nous citerons, à ce sujet, le fait suivant que nous prendrons encore dans l'ouvrage de M. Barral : *Statique chimique des animaux appliquée principalement à la question de l'emploi agricole du sel* (*Paris*, 1850). La chaîne du Jura, qui sert de ligne de démarcation entre la Franche-Comté et les cantons suisses de Neufchâtel et de Vaud, est couverte de riches pâturages, où paissent des milliers de vaches dont le lait sert à fabriquer des fromages de Gruyère ou de Mont-d'Or. Sur le versant helvétique, la vache déploie cette allure dégagée, ces formes sveltes qui en font la meilleure et la plus belle vache du monde. Sur le versant français, au contraire, le pelage, d'un fauve sale, toujours couvert de fiente, la corne terne, l'œil vitreux, les formes disgracieuses, tout révèle chez la vache de ce côté, le rachitisme et l'abandon de la misère. — Nous ferons observer qu'il y a ici une grave question d'économie rurale, puisque le cultivateur français est obligé de louer chaque année à la Suisse, moyennant 50 fr. par tête, quatre à cinq mille vaches. — A quoi faut-il attribuer cette infériorité de la vache française sur la vache suisse ? Sans doute ce ne sont pas les pâturages qui en sont cause, puisqu'ils appartiennent à la même chaîne ; ce ne sont pas également les soins, puisque tout l'été, le bétail reste dehors, il y a donc un autre motif. M. Jullien — qui rapporte le fait, — pense que c'est, pour la vache française, le manque de sel. — Le kilo de sel qui coûte en France 50 c., — avant la réduction de 10 c. par kilo votée par l'Assemblée nationale en 1848, — ne coûte en Suisse que 19 à 22 c. et demi; cela fait que la vache suisse reçoit une ration journalière de 150 grammes de sel, tandis que la vache française n'en reçoit pas du tout. Les mêmes causes, ajoute M. Jullien, produisent sur les deux versants des Pyrénées des effets parfaitement identiques. En Espagne on donne du sel à discrétion : hommes et bestiaux tous s'en ressentent, ils sont vigoureux, énergiques. Sur le versant français où l'on n'en donne pas, les races sont abâtardies.

Nous devrions revenir ici sur ce que nous avons dit à l'article *Sels du sang*, il nous suffira, pour la question qui nous occupe en ce moment, celle de l'amélioration des constitutions, de faire encore cette remarque, que le chlorure de sodium est surtout nécessaire aux scrofuleux pour neutraliser les acides de leurs humeurs, principalement l'acide butyrique. On comprendra donc l'utilité de la poudre saline dans ce cas. La poudre rafraîchissante saline leur convient donc, même avant l'emploi des médicaments respiratoires, tels que l'huile de poisson et les toniques dits anti-scrofuleux. Il est évident qu'il faut commencer par l'engrais; l'insolation fera son œuvre après.

XII

RÉSUMÉ.

Ce que nous avons voulu. — Le sang, c'est la vie. — Entretenir sa
pureté n'est pas seulement une nécessité individuelle, mais une
dette sociale. — Les maladies héréditaires sont une honte en même
temps qu'un malheur. — Pourquoi nous avons comparé la fabrication du sang à celle du gaz d'éclairage. — L'hématose et la nutrition. — Après le fleuve, les alluvions. — Le mouvement organique. — Reconstitution continuelle des corps organisés. — La
chimie animale. — Bien se porter n'est pas affaire du hasard. —
Banalité de la demande : Comment vous portez-vous ? — Influence
de la nutrition sur l'état physique et moral. — Le chat est toujours
tigre. — Parce qu'on est Anglais ou Italien, il ne faut pas toujours
se nourrir de *beef* ou de *polenta*. — L'organisme ne crée rien de
toute pièce. — Pour faire un civet il faut un lièvre. — La glyco-
génèse du foie est une simple transformation. — L'abus des fécules
et du sucre conduit au lymphatisme. — Les spiritueux. — Pourquoi nous n'avons pas voulu nous ériger en apôtre de la tempérance. — L'absinthe est un des fléaux de notre époque. — Pourquoi
nous avons tant insisté sur la gymnastique. — Les successeurs de
Phidias et d'Apelle. — Michel-Ange, Raphaël, Rubens et Van-
Dyck. — Les corps rabougris et les esprits biscornus. — Pourquoi
Dieu nous a jetés nus sur cette terre. — Affaiblissement des constitutions. — La civilisation ne saurait être le commencement de la
fin. — Pourquoi les sociétés anciennes sont tombées. — Rapprochement des peuples. — Agonie de l'esclavagisme. — Les fers
sont plus un embarras pour les bourreaux qu'un supplice pour les
victimes. — Autonomie des peuples et de l'humanité. — Avenir
de la société moderne. — Les masses rendues au sentiment de
leur dignité par l'instruction. — A quel point de vue nous avons
jugé les mariages consanguins. — Le tabac érigé en moyen d'éducation. — Les blasés de quinze ans. — Encore les matières peccantes.
— Les altérations des liquides et les lésions des solides. — Néces-

sité de prévenir les maladies. — Pourquoi nous avons pris le rôle de vulgarisateur. — Le temps des panacées est passé. — Pourquoi nous avons besoin de nous rafraîchir le sang. — Les chemins de fer et les horloges qui avancent. — Il ne s'agit pas de ralentir le mouvement vital. — Facétie d'un académicien. — Les âges anticipant les uns sur les autres. — Il n'y a plus de jeunes gens. — La décrépitude précoce. — Le vieillard type. — La somme de vie n'a pas diminué sur le globe. — Nous mangeons notre bien en herbe. — Rôle de la femme. — Mistriss Nightingale et la sœur André. — Les doctrines en médecine. — Ce qui me plaît en M. Fleurant. — Les empiriques et la médecine sacerdotale. — La dette accumulée. — Nous ne sommes que les usufruitiers de la santé.

Arrivé au terme de notre tâche, nous devons jeter un regard en arrière, afin de bien préciser le but que nous avons cherché à atteindre : La conservation de la santé et de la vie.

Le sang résume la vie ; c'est un fleuve laissant filtrer à travers ses digues, — les vaisseaux, — les sucs dont les organes s'abreuvent. Veiller à la pureté de notre sang n'est pas seulement une nécessité individuelle, mais une dette sociale. Le dépôt qui nous a été confié, nous devons le transmettre intact à nos enfants. — Les maladies héréditaires ne sont pas seulement un malheur, mais une honte, quand elles sont le résultat d'une coupable incurie ou d'une odieuse spéculation.

Afin de faire connaître la nature du sang, nous avons dû examiner son mode de fabrication : pour cela, nous nous sommes servi d'une comparaison, celle du gaz d'éclairage. Certes il n'y a pas de similitude quant aux facteurs, puisque les uns sont des organes vivants et les autres des appareils mécaniques ; mais

21

sous le rapport des opérations diverses auxquelles les deux fluides sont soumis, leurs modes de fabrication peuvent se servir mutuellement de démonstration.

Une doctrine ancienne avait dévolu l'hématose au foie ; cette doctrine fut abandonnée pour celle de Lavoisier, qui transporta cette fonction aux poumons. Mais comme il arrive souvent, la science a été vaincue par la prescience, et il s'est trouvé que la doctrine des anciens fut la vraie. Les poumons ont été réduits de nouveau au rôle de simples ventilateurs, et le foie a repris ses prérogatives. — Le mort est ressuscité. — L'humorisme n'est plus relégué dans les limbes de la scolastique. — On peut l'affirmer sans passer pour un mécréant ou une dupe.

Est venue ensuite la question si importante de la nutrition. — Après le fleuve, les alluvions. — L'idée de racines est la première qui s'est présentée, et, sous ce rapport, il y a unité non-seulement de composition, mais de fonctions pour les plantes et les animaux. — Boerhaave définissait ces derniers : Des *animaux retournés*, c'est-à-dire avec des racines intérieures. Un fait découvert une première fois, puis perdu de vue, puis découvert de nouveau, — car un fait se retrouve toujours, fût-ce dans les profondeurs de la terre ou dans l'immensité des cieux, — est venu jeter du jour sur la question de la nutrition. Ce fait est celui des doubles racines animales : les unes blanches, les chylifères ; les autres rouges, les veines abdominales. C'est parce qu'ils n'ont pas eu égard à cette double absorption nutritive, que les médecins se sont égarés dans un dédale d'hypothèses et de discussions dont on aurait tort de rendre la science responsable. Le public ne connaît guère la médecine que par Molière : — tout en nous inclinant devant ce grand réformateur de la société moderne, nous avons dû laver la science du reproche de promettre plus qu'elle ne peut tenir et de deviner plus qu'elle ne sait. Nous avons fait voir que la versatilité de ses doctrines n'est qu'apparente et dépend uniquement de la mobilité de l'agent qu'elle a à combattre : la maladie.

Les voies par lesquelles les matériaux nutritifs sont introduits dans l'économie, une fois constatées, restait à faire connaître comment ces matériaux sont mélangés, combinés, puis mis en œuvre. — Ici se présentait la double combustion, respiratoire et nutritive; c'est encore le foie qui joue le rôle principal. Nouveau retour aux idées des anciens : à ces *matières peccantes*, dont on s'est tant moqué, mais qui se vengent cruellement en produisant la plupart de nos maladies.

Après le foie, sont venus, dans l'ordre de leur importance, les deux émonctoires, la peau et les reins ; leur étude était pour nous d'autant plus importante, que c'est sur ces trois voies d'élimination que repose notre système de diététique.

Nous avons suivi le sang dans ses mystérieux méandres où s'accomplit la nutrition, échange continuel entre l'organisme vivant et le monde extérieur. — D'une part, le mouvement, — c'est-à-dire la vie, — de l'autre, l'immobilité, c'est-à-dire la matière attendant sa mise en œuvre. — Les corps vivants, avons-nous dit, ne se développent pas comme les corps bruts : les

masses qui forment l'écorce du globe sont toujours
les mêmes depuis que la chaleur primordiale qui les
tenait en fusion s'est éteinte, tandis que le monde
animal et végétal, — qui attendait ce moment, — se
compose et se décompose sans cesse. Ce n'est pas une
superposition ou stratification de couches, mais un
échange continuel de molécules nouvelles contre des
molécules anciennes, — espèce de rajeunissement
qu'il nous appartient d'entretenir en nous par une
bonne hygiène.

Ce que nous venons d'exposer forme la première
partie de notre travail, — ou la physiologie considérée
au point de vue de la nutrition, — car nous n'avons eu
ni la prétention ni le loisir d'embrasser cette science
dans son ensemble. — D'ailleurs, autant la physiologie est positive dans tout ce qui concerne la nutrition
ou la chimie animale proprement dite, autant elle présente d'obscurités en ce qui concerne les phénomènes
de l'innervation, c'est-à-dire les rapports de l'organisme avec lui-même et le monde extérieur, espèce de
télégraphie dont nous connaissons les fils conducteurs,
— les nerfs, — mais dont les facteurs nous sont incon-
nus. — Il y a là un voile épais dont il ne nous est pas
donné de soulever même un coin. — C'est le buisson
ardent d'où part la voix de l'Éternel, mais qui écraserait le téméraire qui voudrait y laisser pénétrer ses
regards.

La deuxième partie de notre travail est relative à
l'hygiène, cette science trop peu connue, parce qu'au
lieu d'être répandue dans le public, — à qui elle est
seule profitable, — elle est reléguée dans les traités

spéciaux que le médecin lui-même a peu le loisir de consulter au milieu de ses luttes incessantes avec la maladie.

Pourquoi sommes-nous assaillis de tant de maux que souffrir paraisse, en quelque sorte, notre destinée? C'est que nous croyons que la santé est une affaire de hasard. Chaque matin, on s'aborde, et l'on se demande l'un à l'autre, avec une certaine préoccupation : Comment vous portez-vous? comme si un jour passé constituait un danger de moins. — La maladie, avons-nous dit, n'est pas le fait de la nature, mais le nôtre. — Elle travaille pour la conservation, et nous pour la destruction. — Elle nous enveloppe d'une zone d'air vivifiant, qu'elle a soin de maintenir égale, — dans les plaines, au sommet des montagnes, dans les profondeurs du sol, — et nous, nous altérons cette source de vie en nous entassant dans des espaces étroits et mal ventilés, où l'air, en passant de bouche en bouche, se charge de mille impuretés. — La nature a créé les forêts comme des sources d'oxygénation, ainsi que pour nous abriter contre les effluves délétères, et nous, sous prétexte d'une plus-value, nous les dérodons. — La nature en nous jetant nus sur cette terre semble nous dire : Vêtissez-vous d'après les climats, les saisons, puisque vous êtes maîtres de vous établir partout. Eh bien! au lieu de faire du costume une question de bon sens, nous en avons fait une affaire de caprice ou de mode! — La nature nous a donné tout ce qu'il faut pour une alimentation saine, variée et abondante, et c'est sur les substances nuisibles que nous fixons notre choix. — En vain les a-t-elle enfouies dans la terre, un ani-

mal immonde nous sert, en quelque sorte, de pour-
voyeur.

Nous n'avons pas voulu cependant exagérer l'influence de l'alimentation sur l'état physique et moral
de l'homme. Ce n'est pas, avons-nous dit, à cause
d'un régime exclusivement végétal ou animal que nous
sommes doux ou cruels. L'animal n'a pas le choix de
son alimentation ; pour lui, c'est un fait d'organisation
et d'instinct. La domestication ne change pas sa nature, et on peut lui appliquer ce vers de Boileau :

> Chassez le naturel, il revient au galop.

Ainsi le chat est toujours tigre : sous sa patte de
velours se cache sa griffe acérée. Il est plus faux que
son prototype, parce qu'il est plus faible, voilà toute
la différence. L'homme, pour son alimentation comme
pour toutes choses, a le choix de ce qui lui convient le
mieux dans les conditions diverses où le place son activité sociale. Parce qu'il est Anglais ou Italien, il ne
doit pas se nourrir toujours et partout de beef ou de
polenta. La nature prévoyante a donné à chaque pays
ses produits pour que nous en usions pour notre plus
grande utilité.

Tel est le point de vue auquel nous nous sommes
placé dans cette question si importante du régime
alimentaire. L'organisme animal ne crée rien de toute
pièce ; pour elle, comme pour le cordon bleu le plus
habile, « pour faire un civet il faut un lièvre. » Les
matières alimentaires se transforment, mais ne se produisent pas *ipso facto*. La propriété glycogénique du

foie, ou sa propriété de produire du sucre, ne constitue qu'une transformation des substances féculentes et albuminoïdes. Un aliment, pour être complet, doit renfermer les matériaux de chacun de nos tissus et de nos liquides. Le manque de parties terreuses empêche les os d'acquérir le degré de solidité voulu, comme leur excès peut produire la cessation du mouvement organique ou la mort sénile. L'abus des fécules et des substances sucrées conduit au lymphatisme et à la scrofulose. Un aliment trop peu fibriné laisse nos chairs molles et sans vigueur. Le cerveau a besoin de graisses phosphorées pour rester actif. Présentée ainsi, la question de l'alimentation a une portée immense, non-seulement physiquement, mais moralement : elle laisse voir combien il y a à faire sous ce rapport, et combien la société serait coupable si, faute de bonnes mesures administratives, elle laissait les générations dépérir. Déjà l'intérêt des masses n'a été que trop sacrifié à celui de quelques rares privilégiés : il faut que la liberté des transactions, qui seule peut amener le progrès, vienne permettre à chacun de prendre sa part légitime du produit de son travail. S'il faut une exclusion, c'est pour les paresseux, parce que cela les forcera à suivre la loi de Dieu.

Dans l'examen des divers aliments tant solides que liquides nous avons été amené à nous occuper des liqueurs fortes, dont l'abus donne lieu aux plus déplorables résultats. Nous disons l'abus et non l'usage, car nous n'avons pas voulu nous ériger en apôtre de la tempérance. Les spiritueux, pris modérément, sont utiles et même nécessaires dans certaines conditions de la vie sociale. Malheureusement, c'est une pente rapide. Il y a là matière à une réforme morale plutôt qu'à une répression légale. A Lacédémone on mettait le peuple en garde contre l'ivrognerie par l'ivrogne même. Ce que nous avons voulu prévenir, c'est l'abus des prétendus stomachiques, surtout de l'absinthe, ce fléau de notre époque.

La partie de l'hygiène qui traite des *gesta*, ou de l'exercice du corps, et des *percepta*, ou de l'exercice de l'esprit, nous a fourni l'occasion de quelques considérations pratiques. Nous avons été amené ainsi à parler de la gymnastique chez les anciens Grecs, et nous avons fait voir combien ces exercices, que répudie notre précoce gravité, ont contribué à développer le sentiment du *beau* et du *bon*. De quels modèles nos artistes s'inspireraient-ils, étant la plupart, eux-mêmes, un déplorable exemple du manque d'éducation gymnastique? Dans ces hommes jeunes et déjà vieux, comment reconnaître les successeurs de Phidias et d'Apelles? Et cependant Michel-Ange était un type de vigueur physique, Raphaël de beauté suave, Rubens du vrai gentilhomme, Van Dyck du cavalier accompli. Le génie n'est pas comme la perle à qui il faut une coquille malade pour se développer. Le plus souvent le contenu ressemble au contenant; un esprit moulé dans un corps rabougri doit être lui-même biscornu. Nous ne prétendons pas généraliser cette thèse, mais pourquoi la difformité réclamerait-elle des prérogatives qu'on refuserait à la beauté? Il faut que l'homme, le roi de la création, en soit aussi l'être le plus parfait. On a raillé Dieu de nous avoir jetés

nus sur cette terre; mais c'est, au contraire, la preuve
de la place qu'il nous y a assignée : celle du génie.
Ces membres grêles, nous pouvons les fortifier et les
assouplir par l'exercice. Ce corps, comme planté sur un
compas, il nous appartient de l'équilibrer au point que
nul animal ne puisse nous le disputer en agilité et en
aplomb. Cette poitrine étroite, il nous est loisible de
l'élargir de manière à lui donner ce souffle puissant,
qui seul est un caractère de force. Le cerveau, qu'on
a dit pouvoir se suffire à lui-même et à la masse duquel on a voulu peser notre valeur morale, sans se
douter que, sous ce rapport, il y a des animaux, — et
des plus stupides, — qui l'emportent sur nous; le cerveau a besoin d'auxiliaires : il faut que l'appareil digestif
lui quintessencie, en quelque sorte, sa nourriture;
que le cœur lui envoie un sang vivifié et vivifiant; sans
cela il succomberait sous sa propre masse. Ce serait
toujours le haut baron du manoir, mais lourd et obtus.

La partie hygiénique de notre travail se termine par
quelques considérations sur l'affaiblissement physique
des constitutions. Ce serait un grand malheur et une
grande honte à la fois, si cet affaiblissement ne devait avoir des limites. La civilisation serait le commencement de la fin; un peu de bruit et puis le néant;
une fusée dans les ténèbres; un brillant météore plus
fait pour effrayer les imaginations que pour les exal-
ter. Il n'y aurait pour retremper cette société que la
barbarie, fatale, inexorable, mais rénovatrice par sa
sauvagerie même. Tel a été le sort des sociétés écou-
lées; sera-ce également le nôtre? Nous osons répondre :
Non, et en cela nous avons foi dans les progrès du

présent et dans ceux que l'avenir nous réserve. Ce qui a été une cause d'anéantissement, c'est l'antagonisme des peuples ; ce qui sera une cause de salut, c'est leur rapprochement. Nous assistons aux dernières luttes de l'esclavagisme : partout retentit la grande voix de l'autonomie des nations. Les fers sont encore plus un embarras pour les bourreaux qu'un supplice pour les victimes. Après cette autonomie viendra celle du genre humain, basée sur le respect des nationalités.

Parmi les causes de l'affaiblissement des constitutions nous avons placé la condensation des populations, le défaut de colonisation et de croisement. Quand toutes les barrières seront tombées, ces causes disparaîtront d'elles-mêmes. Les peuples ne seront plus parqués comme des troupeaux. L'univers est assez grand et assez riche pour fournir à chacun des moyens d'existence et de fortune. Le travail également réparti sera équitablement rémunéré ; la protection ne permettra plus à l'industrialisme de faire la loi. L'industrie reprendra son véritable caractère, celui de civilisateur ; on ne verra plus des enfants introduits prématurément dans les ateliers, rétrograder dans la vie par suite des excessives fatigues et d'une alimentation insuffisante. L'instruction rendra l'ouvrier au sentiment de sa dignité : au lieu de vivre dans le désordre et l'imprévoyance, il s'efforcera d'augmenter son bien-être domestique ; il ne rejettera pas sur sa femme, — aujourd'hui son compagnon en sueurs et en fatigues, — une partie de son fardeau ; de même, il aura moins recours à la bienfaisance publique. Mais pour cela il faut que nous l'y aidions. Mineur, il faut le traiter en bons tuteurs. — Au lieu d'approfondir le fleuve social, il faut l'élever et ne pas craindre qu'il déborde, car chaque fois qu'il sortira de son lit, ce sera pour apporter avec lui la vie. Le barrer serait le changer en torrent.

Parmi les causes de l'affaiblissement des constitutions il en est une extrêmement délicate, touchant au cœur même de la société : nous voulons parler des mariages consanguins. Ce serait sans doute ravaler la dignité humaine que vouloir assimiler ces unions aux accouplements de même nature ; toutefois la loi est une, universelle : Les espèces s'affaiblissent faute de croisement. Si pour les races animales il semble y avoir une exception, celle-ci est plus apparente que réelle. Les accouplements consanguins sont un moyen d'amélioration parce qu'on choisit les reproducteurs ; aussi pour épuiser cette vigueur native, il faut plusieurs générations. Mais les pur-sang dégénèrent si un sang nouveau n'est versé dans leurs veines. Chez l'homme il y a une cause de plus, — celle-là toute morale — nous voulons parler du défaut de sympathie, des inégalités d'âge, enfin des motifs d'intérêt ou de caste qui souvent déterminent les mariages consanguins. Est-il nécessaire d'insister sur les malheureuses conséquences de ces unions ? En vain voudrait-on arguer de l'inaltérabilité des germes ; la vie s'affaiblit quand elle est puisée constamment à la même source. Admettre les germes innés et dire qu'ils sont tous égaux devant la nature, c'est évidemment se retrancher derrière une subtilité métaphysique. D'ailleurs, la statistique est là : Scrofules, rachitisme, manie, épilepsie, convulsions, apoplexie, paralysie, surdi-mutité, phthisie pulmonaire, asthme, goutte, pierre, gravelle, cancer, voilà les tristes fruits de ces unions.

Parmi les causes de l'affaiblissement des constitutions nous avons dû placer le tabac, non à cause de son usage, mais de l'abus vraiment fabuleux qu'on en fait. Aussi quel n'a pas été l'étonnement général quand un homme sérieux, un médecin est venu, au sein d'un corps savant, en proposer l'introduction officielle dans les institutions et les lycées [1]? Cependant

---

[1] M. le docteur Demeaux, de Guy-l'Évêque, dans un mémoire adressé à l'Académie des sciences, en juillet 1862, a cherché à faire ressortir les bons effets du tabac au point de vue de l'hygiène publique. Dans le département du Lot, dont une grande partie est consacrée à la culture agricole du tabac, l'habitude de fumer et la consommation du tabac ont pris depuis douze ans une extension notable; or, M. Demeaux assure que, depuis la même époque, on a constaté une amélioration très-manifeste dans l'état général de santé de la population mâle de ce département. Cette remarque résulterait non-seulement de ses propres observations, mais encore des relevés des conseils de révision. Depuis douze ans, le nombre des jeunes gens reconnus bons pour le service militaire s'est graduellement augmenté. M. Demeaux avance, en même temps, avoir pu s'assurer que depuis le même intervalle de temps les habitudes vicieuses ont notablement perdu de leur fréquence dans les lycées et autres établissements d'instruction. L'Académie n'avait pas entendu, sans quelque surprise, émettre des propositions en opposition aussi formelle avec le sentiment public; elle s'était trouvée presque scandalisée de cette apologie du tabac; mais ce qui a provoqué une véritable tempête, ce qui a déchaîné un orage et fait sortir violemment la docte assemblée de ses habitudes de mesure et de retenue, c'est l'étrange conclusion que l'auteur a prétendu tirer de ses observations. Admettant que l'habitude du cigare ou de la pipe détourne les jeunes gens d'une autre habitude plus funeste, l'auteur demande tout net que l'usage du tabac soit introduit ouvertement, officiellement, pour ainsi dire, dans les institutions et les lycées. Tous les membres ont tenu à repousser cette

l'auteur de cette étrange proposition est parti d'un fait vrai. Le tabac est un bon excitant si on en fait usage avec mesure ; mais qu'est-il besoin de stimulation quand la vie commence à peine? D'ailleurs, il ne faut pas l'oublier, le tabac est un narcotique, et nous n'avons déjà que trop de blasés de quinze ans. Le fumeur invétéré est comme l'ivrogne de profession ; de même que ce dernier exhale l'alcool, de même le premier suc la nicotine et l'ammoniaque par tous ses pores ; son système nerveux est affaibli ; son intelligence obscurcie, triste conséquence d'une passion qui tient presque du délire!

La troisième partie de notre travail est relative à la diététique, c'est-à-dire à l'art de régler sa vie et d'éviter la maladie. Il est évident que nous n'avons pu avoir en vue les maladies accidentelles, mais celles dont la cause peut être en nous ou hors de nous, et qui se développent au moment qu'on s'y attend le moins. On dirait un ennemi blotti dans notre organisme, — comme l'araignée dans sa toile — toujours prêt à se jeter sur sa proie.

---

proposition. M. Velpeau, qui s'était fait le parrain de ce malencontreux mémoire, a surtout cherché à se défendre de toute solidarité avec les idées de l'auteur. Pour notre part, nous avons peine à comprendre cette susceptibilité d'un corps qui a été érigé pour tout entendre : erreur ou vérité. Son anathème ne fera pas qu'on ne fumera plus. Le plus sage, c'est de diriger une habitude qui dorénavant a pris racine dans notre état social. L'observation de M. Demeaux a quelque chose de fondé quant à l'onanisme, autrefois le fléau de nos écoles. Il est également vrai que dans les districts agricoles où l'on cultive le tabac, l'ivrognerie est moins répandue. Mais vouloir inscrire le cigare au programme des études, voilà ce qui a dû paraître, à bon droit, étrange.

Pour expliquer ces brusques explosions, les anciens avaient admis les *matières peccantes :* le nom a paru baroque, comme la chose inexpliquée, et on a eu recours à l'irritation. C'était l'humorisme faisant retour au solidisme; — la lésion des tissus substituée à l'altération des humeurs. — Ces dernières, n'ayant pas de vitalité, ne peuvent réagir. Qu'est-ce à dire? Les liquides ne sont-ils pas placés sous la dépendance de la vie? Leurs altérations ne sont-elles pas d'autant plus prochaines qu'il y a plus d'instabilité dans leurs éléments? Entre les altérations des solides et celles des liquides il y a une différence qui prouve que les premiers sont plus nécessaires à la vie que les seconds. Prenons le phénomène de l'inflammation. Tant qu'il n'y a que lésion des solides, l'organisme résiste même aux désordres les plus graves. Ainsi une pneumonie traumatique peut faire suppurer le poumon dans une grande partie de son étendue et le rendre impropre à respirer, et cependant le malade guérit. Mais qu'un ferment — du pus, par exemple, — vienne à s'introduire dans les vaisseaux, aussitôt le malade change comme à vue d'œil : sa face grippée et terreuse est marquée du cachet de la mort ; après deux ou trois accès fébriles, — dernières lueurs d'une lampe qui s'éteint, — il succombe, et l'autopsie ne révèle que des lésions presque insignifiantes si on les compare à celles de la pneumonie traumatique. Qu'y a-t-il donc eu en plus? Une altération du sang. On voit que l'humorisme et le solidisme concordent parfaitement pour expliquer les maladies, et que les matières peccantes, — les

ferments, — ne doivent pas être rejetées de cette in-
terprétation. Comment nous rendrions-nous compte,
sans cela, des fièvres dites essentielles, c'est-à-dire
sans siége déterminé ? On comprend la large place que
nous avons dû donner à la théorie de la fermentation :
au moins, avec cette doctrine, on va aux causes et on
ne se contente pas d'attaquer les effets, comme dans la
théorie de l'irritation. Dans toute fièvre essentielle il
y a toujours quelque organe qui souffre ; mais ce n'est
pas en s'attachant à cette souffrance qu'on guérira la
fièvre ; il faut l'antifermentatif consacré par l'expérience : ainsi, dans la fièvre intermittente, il faut le
quinquina ou son alcaloïde, la quinine. Ce ne sont pas
les saignées qui juguleront la fièvre typhoïde, etc.

On conçoit l'importance de ce retour à la médecine
ancienne. Tout est ferment en nous et hors de nous. —
L'exhalation pulmonaire n'est-elle pas assez active et
les matières animales s'amassent-elles ainsi dans le
sang ? — ferments. — De même quand nous respirons
un air vicié. — L'urée n'est-elle pas séparée du sang en
quantité convenable et se décompose-t-elle en carbonate d'ammoniaque ? — ferment. — On voit à combien
de fermentations nous sommes exposés, et cependant
la nature a fait tout ce qui était possible pour les empêcher : notre corps est mieux ventilé que quelque
appareil mécanique que ce soit ; c'est une sorte de
fumigatoire laissant échapper par tous ses pores les
matières nuisibles. Elle nous donne ensuite les antiferments, surtout le chlorure de sodium ou sel commun. — Commun en effet, quand on voit combien il est
répandu partout : dans la terre, dans la mer, dans les

plantes et les animaux dont nous nous nourrissons.—
Nous avons fait à cette occasion une remarque : c'est
que la force des populations peut se calculer par la quantité de sel consommée ; ainsi les Romains du temps de
la République, à en juger par les estimations de Caton
l'Ancien, consommaient trois fois autant de sel que
nous. Nous ne prétendons pas que ce fut là le motif
unique de leur vigueur, comme le contraire celui de
notre débilité ; mais c'en est un.—Dans la question du
régime alimentaire tout se lie. — Les sels métalliques
sont également d'énergiques antiferments : l'histoire
nous apprend que Mithridate, pour ne pas tomber vivant aux mains de ses ennemis, tenta de s'empoisonner
avec l'arsenic, mais qu'il ne put y parvenir à cause de
l'habitude qu'il avait contractée de ce poison. Il y a
peut-être une autre explication à donner de ce fait : la
Chersonèse était infectée par des fièvres intermittentes
pernicieuses ; or, l'arsenic est un puissant fébrifuge,
c'est donc probablement pour se garantir contre ces
fièvres que Mithridate faisait usage de ce remède. —
L'arsenic guérit les maladies invétérées de la peau,
telle que la lèpre ; on l'a même employé contre la rage.

Nous ne pouvions passer sous silence le mémoire
qu'un docteur lombard, M. Giovanni Polli, vient de
publier sur les ferments, mémoire qui attire en ce
moment l'attention des médecins ; aussi lui avons-
nous donné une large place dans notre travail.
M. Polli emploie comme antiferments les sulfites, notamment de magnésie et de soude. Il semblerait en
effet que l'acide sulfureux arrêtant la fermentation du
vin jeune doive produire le même effet dans les corps

vivants. Cependant là n'est pas son mode d'action : c'est une force de catalyse ou de simple contact. Les sulfites se changent, en partie, en sulfates ; ils enlèvent donc l'oxygène surabondant. Or, pour produire la fermentation, il faut de l'air, c'est-à-dire de l'oxygène, un ferment et un corps fermentescible. L'un de ces facteurs manquant, les autres sont sans effet ; c'est là-dessus qu'est basée la conservation des substances alimentaires. Bien antérieurement aux expériences de M. Polli, nous nous sommes occupé de l'action des sels neutres : nos fonctions nous exposant journellement aux miasmes, — soit dans les amphithéâtres, soit dans les hôpitaux, — c'est sur nous-même que nous avons expérimenté. Voilà plus de vingt ans que ces expériences durent sans que nous y ayons découvert jusqu'ici le moindre inconvénient.

Tels sont les motifs qui nous ont fait' aborder le rôle scabreux de vulgarisateur d'une méthode de diététique. Dans la préparation de la poudre rafraichissante nous nous sommes guidé d'après la composition de l'eau de Sedlitz : c'est donc un composé de sulfate neutre de magnésie efflorescé et de chlorure de sodium. Ce dernier, seul, est trop actif ; il produit la soif parce qu'il s'empare de l'eau du sang et des tissus, qu'il dessèche. S'il convient aux constitutions molles, lymphatiques, — qu'il draine en quelque sorte, — il ne serait pas supporté par les tempéraments secs. Le sulfate de magnésie corrige donc ce que le premier a de trop excitant. Grâce à cette combinaison, la poudre rafraîchissante convient à tous les âges et à toutes les constitutions. Cette poudre rafraîchit, parce qu'elle favorise l'action des émonctoires : du foie, de la peau, des reins ; elle empêche par là les matières azotées ou albuminoïdes de s'amasser dans l'économie. Ainsi, moins d'urée, moins d'acides organiques dans le sang, par conséquent, moins de danger de fermentations, moins de maladies éruptives, de fièvres, d'inflammations. Ce ne sont pas là des assertions à brûle-pourpoint, mais des faits basés sur la physiologie et l'hygiène. L'empirisme est un mauvais moyen en médecine ; c'est un guide infidèle, aussi les remèdes qu'il préconise tombent-ils bientôt dans l'oubli. Par cela même qu'on veut les appliquer à toutes les maladies, ils ne conviennent à aucune. Trop heureux s'ils ne nuisent pas. — L'époque de la médecine Leroy n'est pas tellement éloignée de nous qu'on n'en rencontre encore des victimes. — Heureusement le temps des panacées est passé. Paracelse promettait une jeunesse éternelle à ceux qui prendraient de son élixir, et il mourut à l'âge de quarante ans dans un cabaret, au milieu d'une débauche. C'est que sans une vie régulière il n'y a pas de santé possible ; nous n'entendons pas cependant qu'on pousse le rigorisme envers soi-même au point de l'auteur du Discours sur la sobriété, L. Cornaro, dont nous avons rappelé la mésaventure parce qu'un jour, sur l'instance de ses amis, il avait ajouté à son ordinaire une once d'aliments en plus. Le père de la médecine a été plus sage en conseillant de rompre, de temps en temps, la monotonie du régime habituel.

On pourrait objecter à l'usage de la poudre rafraîchissante que lorsqu'on se porte bien il n'est pas besoin de tant de précautions, et que la poudre, si elle n'est pas nécessaire, est un embarras. A cela nous avons répondu que la vie renfermée n'est pas celle au grand air. Dans les villes, nous manquons d'espace ; c'est, en quelque sorte, une vie artificielle où la nuit tient autant de place que le jour. Le foyer organique manque d'activité, et il ne faut pas s'étonner que le matin, — quand nous devrions être le plus dispos, — nous soyons lourds et engourdis. Jamais l'image des pavots de Morphée ne fut plus vraie. Notre sommeil nous narcotise plutôt qu'il ne nous restaure. Ajoutez à cela un régime échauffant, une consommation plus forte que la dépense, et l'on aura la raison de cette espèce d'hypnotisme — tant moral que physique — qui nous accable. C'est dans de pareilles conditions que la poudre rafraîchissante est utile.

Comme moyen de rafraîchissement la poudre saline convient à tous les âges, à celui surtout où la croissance est la plus active et exige le plus de réparation. L'enfant est sujet aux humeurs ; la moindre cause produit des écoulements qu'il serait dangereux de répercuter et dont il faut provoquer l'élimination insensible en les appelant sur une vaste surface, c'est-à-dire en agissant sur les téguments muqueux et cutanés. C'est également l'époque des fièvres éruptives et des inflammations exsudatives, telles que l'angine couenneuse, le croup. La plupart de ces affections, comme l'a fait observer Hufeland, se préparent dans le ventre : c'est parce que les organes digestifs n'ont pas encore toute leur force d'élaboration que les humeurs s'amassent.

Ainsi les matières albuminoïdes ne sont pas complètement assimilées et produisent des ferments dont tant d'enfants deviennent victimes.

Dans la jeunesse il y a un autre motif d'insister sur l'usage de la poudre saline : c'est la fréquence des inflammations. A cet âge, il y a une plénitude de vie qui, pour être un avantage est également un danger. Il est vrai que notre système d'éducation y a pourvu : ne pouvant se concilier avec cette exubérance de tempérament, elle amollit et énerve le corps par le travail précoce de l'esprit. Mais, comme pour tout arbre qui porte des fleurs avant le temps, le fruit arrive rarement à maturité. Sans cela que de prodiges, que de rares génies n'aurions-nous pas à enregistrer!

Dans l'âge viril nous avons fait voir qu'il existe deux époques : celle d'invigoration et celle de pondération. La première ne fait que continuer la jeunesse, et il y a lieu à prendre les mêmes précautions pour prévenir les inflammations. Dans la deuxième période, il s'opère un changement profond dans la constitution : le sang s'artérialise moins et se charge de matières hydrocarbonées; de là, l'obésité et les hémorroïdes. On fait du ventre au moment où l'imagination s'éteint et où la satisfaction des besoins matériels prend le plus d'empire. C'est une espèce d'âge critique ou de retour dû au défaut de décarbonisation du sang. De là encore, cette forme grave, compassée, qui, chez beaucoup d'hommes passe pour de la profondeur. C'est également l'époque des stases sanguines et des apoplexies.

Avons-nous besoin de rappeler les tristes conséquences de ces coups de sang qui sont plutôt des coups de massue? Ce n'est pas la saignée qui les prévient ; mais une vie active, un régime modéré, — ce qui n'exclut pas cet appétit des sens, si nécessaire à l'activité du corps et même à l'activité de l'âme. — Il faut surtout tenir les émonctoires libres, car c'est par eux que notre machine s'obstrue et se désorganise. Voilà pourquoi nous avons recommandé encore l'emploi de la poudre saline, dût-on nous accuser de parti pris ou d'esprit de système. Dans l'étude de la vieillesse, nous avons distingué la vieillesse anticipée de la vieillesse naturelle. Hélas! c'est la première qui est la règle, la seconde, l'exception. — Quoique la vie moyenne augmente, la vie individuelle diminue : il y avait plus de centenaires autrefois qu'aujourd'hui ; il est vrai qu'il n'y avait que les forts qui résistassent aux causes de destruction qu'amenait l'absence de toute organisation sociale. Les trois fléaux de Dieu, — comme on les nommait, — la faim, la guerre, la peste, étaient en permanence. Aujourd'hui ces causes n'existent plus qu'exceptionnellement, et cependant la vie individuelle va constamment en diminuant. Comment expliquer ce fait? Par cette espèce d'anticipation d'un âge sur l'autre : il n'y a plus de jeunes gens, parce qu'il n'y a plus d'enfants ; plus de vieillards, parce qu'il n'y a plus d'hommes véritablement virils. — On dirait un chemin de fer sur lequel toutes les horloges avancent ; on court, on se précipite, et on arrive haletant, exténué. Les anciens ont eu une singulière idée : c'était de ralentir le mouvement vital en graissant le corps, — comme une machine qu'on met au repos, —

et en prenant de l'opium. Un philosophe du dix-huitième siècle, — Maupertuis, — a renchéri sur cette idée
en conseillant de couvrir le corps d'une couche rési-
neuse. Mais ce sont là des facéties qu'on se permet
même quand on est académicien[1]. Si nous avons dit
que les âges anticipent les uns sur les autres, c'est so-
cialement qu'il faut l'entendre, car le mouvement organique est plutôt ralenti. Nous n'en voulons pour
preuve que cette diminution de la taille et du poids
du corps. — On n'a qu'à consulter les tableaux sta-
tistiques du savant directeur de l'Observatoire royal
de Bruxelles, M. A. Quetelet.

C'est surtout aux approches de la vieillesse qu'il faut
redoubler d'activité : une machine se détériore plus en
ne travaillant pas qu'en étant en mouvement. — En
Angleterre on voit des hommes d'État se maintenir
à la tête des affaires à un âge où dans d'autres pays ils
passeraient pour décrépits. — La décrépitude, avons-
nous dit, consiste dans l'accumulation des substances
terreuses dans la fibre organique, ou dans une espèce
de pétrification. Ce sont les émonctoires qui sont frappés d'inertie : aussi le vieillard est-il sujet aux maladies
du foie, de la peau, des organes urinaires : à la cyr-
rhose, au prurigo, au catarrhe vésical, aux calculs urinaires. Pour prévenir ces infirmités, il n'y a certes pas
de meilleur moyen que la poudre saline. Nous avons
fait voir que Stahl ne prescrivait aux vieillards autre
chose que, de temps en temps, quelques grains de sel
dans un verre d'eau. On a tort de croire qu'à cet âge de

---

[1] Maupertuis était président de l'Académie des sciences de Berlin.

la vie on n'a plus besoin de réparation ; il faut, au contraire, activer autant que possible le mouvement de la nutrition, si l'on veut que le corps se renouvelle. Nous avons cité les paroles de Leibnitz : « Notre corps est un flux perpétuel, et des parties y entrent et en sortent continuellement, » et celles de G. Cuvier : « C'est se faire une idée fausse de la vie que de la considérer comme un simple lien qui retiendrait ensemble les éléments du corps vivant, tandis qu'elle est au contraire un ressort qui les meut et les transporte sans cesse. »

Il nous appartient donc de prolonger ce mouvement et d'empêcher ainsi la décrépitude. Nous citerons ici l'exemple suivant, qui, au moment même où nous écrivons ces lignes, est venu en quelque sorte poser devant nous. — Nous faisions exécuter quelques travaux de jardinage. Parmi les ouvriers il y en avait un qui, quoique vieux, — il avait 73 ans, — était plein de vigueur et ne ressentait pas la fatigue. Sa journée terminée, il faisait deux lieues pour rentrer chez lui ; mais, comme il le disait, cette marche le défatiguait. Il n'était jamais malade, et, cependant, il ne vivait pas en cénobite. Sa nourriture était simple, mais substantielle : du pain mêlé, un morceau de lard au gros sel, des pommes de terre, du laitage. A l'occasion, il ne se refusait pas le petit verre et fumait du tabac de sa culture. — Il n'avait pas besoin de poudre saline ; mais il avait mieux que cela : le travail au grand air, la sobriété, la paix intérieure et le calme de l'âme. C'était dans de telles conditions que les patriarches atteignaient leur longue existence. Comme M. Flourens l'a démontré, ce n'est pas la somme de vie qui a diminué sur le globe ; c'est nous qui, au lieu de la ménager, la mangeons par anticipation, intérêt et capital.

En traitant de l'utilité de la poudre saline pour les sexes, nous avons été conduit à suivre la femme dans les différentes phases de son existence, au double point de vue de l'influence morale et physique, et *vice versâ*. Nous avons vu que la femme, enfant, ne se distingue pas par des aptitudes déterminées : elle est vive, pétulante comme un garçon et exhale une quantité considérable d'acide carbonique, preuve de l'activité du foyer respiratoire. C'est de ce moment qu'il faut profiter pour former la mère future, fortifier sa constitution et empêcher la suprématie du système nerveux. Il lui faut donc un régime substantiel, de l'air, du mouvement, toutes choses qu'on lui refuse sous prétexte de la faiblesse de son sexe. Cette éducation *efféminée* réagit sur toute la carrière de la femme, et quand le moment est venu d'accomplir ses devoirs de mère, elle a le chagrin de devoir confier son enfant aux mains d'une mercenaire qui, elle du moins, a le bénéfice du dur régime auquel elle a été soumise dans son enfance. Nous avons cherché à expliquer l'espèce de refroidissement qui survient à l'époque de la nubilité : le foyer respiratoire ralentit son activité, et il se fait une exhalation moindre d'acide carbonique ; mais la nature y supplée par les menstrues. Pourquoi ce temps d'arrêt, tandis que chez l'homme la vivacité de tempérament ne fait qu'augmenter ? Évidemment, chacun est dans son rôle : la femme, pour attirer par sa douceur ; l'homme, pour dominer par son énergie. Nous avons combattu l'erreur de ceux qui rêvent pour la femme une existence militante à l'égal de l'homme. Ce n'est pas qu'elle soit son inférieur, mais son attribut n'est pas la force. Évidemment elle y perdrait. Chez les peuplades sauvages, la femme est condamnée aux plus rudes travaux, de même que l'ouvrier voit dans sa femme son compagnon de fatigues plutôt que la mère de ses enfants. Il est vrai qu'une existence de privations donne à la femme une énergie que n'ont pas toujours les hommes. La conclusion à laquelle nous avons voulu arriver, c'est que, pour déterminer le rôle de la femme, il faut avoir égard à ses conditions physiologiques et non à des illusions théoriques. Soulever la question de la compétence intellectuelle de la femme est déjà une injure pour cette dernière. Elle sent plus vivement que nous ; pourquoi n'aimerait-elle pas les arts, la littérature, la science, surtout quand elle peut lui fournir des applications utiles à son ménage ou à l'éducation de ses enfants ? Généralement la nature a refusé aux femmes trop..... savantes, le bonheur de la maternité : c'est la remarque que faisait d'une manière un peu brusque, Napoléon Ier à l'auteur de Corinne et des Lettres sur l'Allemagne. — On dirait deux pôles se repoussant l'un l'autre : le cerveau et la matrice. — Que la femme ne cherche donc pas à sortir de son sexe pour entrer dans le nôtre, où elle serait moins heureuse.

Parmi les conditions de la vie où la poudre saline peut être utile, nous avons cité celle du voyageur et du soldat en campagne. L'un et l'autre ont à affronter les dangers des climats et du changement de régime. Le soldat surtout puise dans les fatigues auxquelles il est soumis des germes de destruction bien autrement actifs

22

que les vicissitudes de la guerre. Et cependant on peut
dire que les luttes sanglantes ne sont plus ce qu'elles
étaient autrefois, c'est-à-dire des assauts de barbarie,
de hideuses représailles sans autre but que de tuer.
Aujourd'hui on fait la guerre pour des idées, des principes : c'est toujours tuer, mais avec la haine en moins.
—On la fait également pour défendre sa nationalité, et
alors elle est un devoir sacré.—La guerre a pu être autrefois un moyen de civilisation ; maintenant que le progrès s'étend partout, on peut espérer qu'elle deviendra
sans objet. Quoi qu'il en soit, ce n'est pas au soldat qu'il
faut s'en prendre des maux de la guerre, dont il est
une des premières victimes; il mérite, au contraire,
toutes nos sympathies. — Comment, en effet, ne pas
s'intéresser à ces hommes, jeunes, à qui la patrie demande l'impôt du sang, et qui abandonnent tout ce qui
leur est cher, pour se jeter au-devant de dangers où ils
peuvent rencontrer une mort obscure. Car tous les
morts ne sont pas sur le champ de bataille : les hôpitaux en absorbent une large part. Nous avons cité les
relevés faits en Angleterre, par le ministre de la guerre,
accusant l'énorme mortalité dans les hôpitaux de la
Crimée et de Constantinople. Nous avons eu également
l'occasion de faire de nombreux emprunts au docteur
Baudens — dans sa *Guerre de Crimée.* — Partout nous
avons vu le typhus, la dyssenterie, le scorbut, le choléra, suivre les armées comme des vautours affamés.
Et cependant que de soins l'Administration n'avait-
elle pas pris pour éviter ces maladies, du moins,
pour les rendre moins meurtrières? On eût dit que
dans cette autre Colchide un autre Calchas attendait

ses victimes. Certes, ce ne sont pas les vivres qui ont manqué au soldat; on pourrait presque affirmer que le régime a été trop substantiel: La viande abondait, mais les légumes frais étaient rares. Un chou se vendait jusqu'à dix francs! — C'est toujours le docteur Baudens qui nous l'apprend. — Ce ne sont pas également les médecins qui ont manqué de dévouement et de talent : la plupart sont morts à leur poste. Et à cette occasion qu'il nous soit permis de rappeler ce que nous avons dit dans un autre ouvrage, comme une marque de la profonde admiration que nous avons pour ces hommes qui, parmi ceux qu'ils préservent de la mort, n'oublient qu'eux-mêmes! — La lutte a cessé. Un vaste linceul couvre le champ de carnage. Çà et là une voix lamentable sort de ces horribles monceaux qui furent des hommes. Çà et là quelque chose remue au milieu de ce pêle-mêle de chairs hachées et de membres brisés. C'est un blessé, un mourant. — Déjà la nuit est venue : le soldat rentré au bivouac songe-t-il aux compagnons qu'il a laissés derrière lui? — Tandis que tout est enivrement au camp, que les chefs félicitent ceux que le hasard a permis de distinguer dans les tourbillons de fumée, et leur font entrevoir le bonheur d'une récompense nationale, tandis que la grande voix de l'enthousiasme empêche les gémissements du champ de mort de venir jusqu'à eux, le médecin achève sa journée. Il recueille les blessés, et quand il en a formé un lugubre cortége, il s'enferme avec eux dans ce lieu indescriptible qu'on nomme un hôpital de campagne. Si sa position a été périlleuse sur le champ de bataille, elle l'est mille fois plus ici. Là, du moins, il avait de l'air, de l'espace ; ici il se trouve resserré au milieu des miasmes les plus délétères. Ses vêtements, son corps entier en sont imprégnés. — Il sue la pourriture. — Bientôt sa force est vaincue : l'âme a conservé sa constance, le cœur son énergie, mais la mort a pénétré en lui par le sang. — Une fièvre mortelle l'étreint et le consume, cependant il résiste encore. Déjà cadavre anticipé, le visage livide, on le voit se traîner le long des lits. Mais enfin il cède..... ; il meurt, et sa dernière pensée est encore pour ses pauvres blessés ! (*Nouvelle macrobiotique.*)

Oui, aucun dévouement n'a manqué au soldat dans cette guerre digne d'être chantée par un autre Homère, — moins pour les exploits qui y furent accomplis, que pour les actes d'abnégation dont elle fut témoin. — Ce poëte, s'il s'en trouve, n'oubliera pas ces saintes femmes qui, sans acception de culte, ne voyaient dans les blessés que des frères à secourir. Nous connaissons le nom de l'une d'elles, Mme Nightingale[1], mais les autres, comment se nommaient-elles ? Une cependant a échappé à l'oubli, grâce au docteur Baudens. Celle-là disait en expirant : « La seule grâce que je demande, c'est d'être enterrée avec les soldats, ils s'ennuiraient sans moi. » Douce et touchante philosophie ! Son vœu fut exécuté.

Eh bien, malgré ces dévouements, malgré cette lutte héroïque contre la mort, celle-ci était partout. « Il mourait deux cents soldats par jour entre la Crimée et Constantinople. Les matelots tombaient victimes de la contagion et entraient aux hôpitaux avec les malades qu'ils

---

[1] Voir son livre *Des soins à donner aux malades*, avec introduction de M. le docteur Daremberg, etc. 1 vol. in-12, Didier.

amenaient. De Constantinople, le mal qui infectait les navires était passé à Marseille; il pouvait croître indéfiniment. Nous étions menacés d'un véritable et affreux désastre. C'était l'heure d'aviser, d'agir promptement sous peine d'être bientôt réduits à l'impuissance. Il y allait du salut de l'armée.

L'activité déployée dans ces tristes circonstances par le docteur Baudens fut prodigieuse et ses mesures admirables. Qu'il nous soit permis de les rappeler ici. La guerre de Crimée est déjà loin de nous, tant les événements se précipitent, mais du moins qu'elle nous fasse profiter du bénéfice du passé. « Je partis pour Sébastopol le 9 mars 1856. Au moment de m'embarquer, je reçus la visite du directeur des bateaux-poste et messageries impériales, M. Girette. Le typhus, me dit-il, exerce tant de ravages sur les navires de la compagnie, infectés par de continuels transports de malades, que le service des courriers va se trouver forcément interrompu dans peu de jours sur toute la ligne de Sébastopol à Marseille. Beaucoup de matelots, de chauffeurs, d'officiers commandant ces navires, étaient morts du typhus, d'autres étaient malades, et on ne trouvait pas à les remplacer. A peine arrivé en Crimée, je parcourus une partie des camps et des ambulances, et le 15 mars, sans plus attendre, je fis connaître au maréchal Pélissier l'état sanitaire de l'armée. La première question que je m'étais posée était celle-ci : Le typhus règne-t-il seulement dans les ambulances, sévit-il également dans les régiments? Je me convainquis que le second cas n'était que trop réel, et je demandai qu'on veillât scrupuleusement à

22.

ne laisser sous la tente et même dans les infirmeries aucun homme atteint de typhus ; quiconque en offrirait les symptômes devait être envoyé aux ambulances. Le miasme humain ne devenant contagieux qu'après quelques jours de maladie et surtout à la période des sueurs critiques, cette recommandation était de la plus haute importance. Je demandai aussi qu'on changeât l'assiette de tous les camps dont le sol était profondément imprégné d'humidité ; que toutes les fois que le temps le permettrait, on déployât les tentes; ou au moins qu'on en relevât le rideau circulaire à une hauteur d'environ 80 centimètres. On empêcherait ainsi les soldats de se blottir une grande partie du jour sous des abris qu'ils tenaient hermétiquement fermés, même par le plus beau temps. Le sol des tentes une fois sec, devait recevoir une couche de lait de chaux renouvelable, qui l'assainirait et le durcirait. Les couvertures et les effets d'habillement devaient être étalés au soleil le plus longtemps possible. Les objets de couchage ayant servi à des hommes atteints de typhus devaient être soumis à des fumigations chlorurées pendant plusieurs heures avant d'être employés. Bon nombre d'infirmeries régimentaires avaient une installation vicieuse : au lieu de deux baraques, plusieurs n'en avaient qu'une seule ; le sol n'était pas toujours protégé contre l'humidité par un lit de camp ou au moins par quelques planches. Il fallait faire blanchir intérieurement les baraques à la chaux, soumettre à de fréquentes fumigations sol et parois. Quant à l'alimentation, on devait augmenter d'un sixième la ration de viande conservée, et distribuer une ration quotidienne supplémentaire de vin, pour que le soldat pût opposer une plus grande résistance aux atteintes du mal. Je conseillai encore comme d'excellents auxiliaires d'une bonne hygiène les exercices, dans une sage proportion, quand le temps serait beau ; rien de si pernicieux que le repos absolu : *l'oisiveté amollit le corps et l'âme.* »

Deux heures après l'envoi de ce rapport, le maréchal répondait les mots suivants, qui témoignent de toute sa sollicitude pour ses soldats. — Un homme de guerre est souvent exposé à une réputation de dureté ; c'est par ses actes administratifs qu'il faut le juger.

« Je donne des ordres pour que toutes vos prescriptions soient immédiatement exécutées.» En même temps, de puissants encouragements étaient donnés au docteur Baudens : — « Dites à vos camarades du service de santé, lui écrivait le ministre de la guerre, que je les remercie ; ce mot dit tout. L'empereur connaît les nouvelles preuves de leur zèle, de leur courage, de leur abnégation ; il a toujours compté sur les officiers de santé ; mais sa foi en leur dévouement s'est accrue depuis qu'il sait toute l'énergie qu'ils montrent en ce moment. » Toutes les mesures proposées par le docteur Baudens furent exécutées : les typhisés furent évacués sur Constantinople et, de là, répartis sur les points les plus salubres. Cependant, malgré cette observance sévère des règles de l'hygiène, le mal ne fut pas éteint. C'est que, comme nous l'avons dit, chaque soldat portait en lui le germe de la contagion. — *Contagium per se.* — C'est dès le départ de l'armée que le typhus et le choléra ont commencé à sé-

vir; il ne s'agissait donc encore ni d'ambulances en-
combrées, ni de campements mal établis, ni de fatigues
excessives. Le docteur Baudens fait remarquer l'odeur
qu'un régiment en marche laisse après lui; ces *miasmes humains*, comme il les appelle, sont les matières
azotées, albuminoïdes, exhalées, quand le corps est en
transpiration, et retenues, quand il se refroidit. Ce sont
surtout les alternatives du froid et du chaud qu'il faut
craindre. « Malte est séparé de Smyrne par deux jours
de navigation : le choléra persistait à bord, l'alarme
commençait à se répandre. Tous les jeunes soldats qui
encombraient le pont du navire n'avaient d'autre abri
que le ciel, et leurs vêtements étaient imprégnés de
l'humidité que des nuits froides et chargées de vapeurs faisaient succéder aux chaleurs tropicales du
jour. » (Loc. cit.) Remarquons encore que sur le pla-
teau de la Crimée, les conditions hygiéniques extérieures étaient relativement bonnes. « Les vents y
règnent en permanence; sans cette circonstance le
sol serait resté constamment boueux, faute d'écoule-
ment. Ce sont ces courants qui renouvelaient l'air dans
les camps et chassaient les gaz méphitiques dont les
vêtements étaient imprégnés ; ce sont eux qui empor-
taient les miasmes des cadavres d'hommes ou d'animaux qu'on enterrait par milliers, et qui ne pouvaient,
malgré cette précaution, se décomposer impunément.
Si le vent ne nous a pas préservés du typhus, il en a
certainement ralenti les développements et diminué
les effets. Peut-être lui devons-nous d'avoir été exempts
de la peste. » (Loc cit.) Ce sont donc les foyers humains qu'il faut assainir ; les matières animales qu'il

faut empêcher de s'accumuler et de fermenter. Cependant le soldat en campagne doit avoir un régime fortement animalisé, car sans cela il ne résisterait pas à la fatigue. Le foyer organique, constamment en effervescence, rejette d'impurs bouillons à la surface : voilà, pensons-nous, assez de motifs pour légitimer la proposition d'introduire, à titre d'essai, la poudre saline dans l'armée. Son emploi serait d'autant plus facile, qu'il s'accommoderait avec les mesures contre la contagion du dehors.

Nous avons consacré un paragraphe aux morts subites sur lesquelles M. Velpeau, dans une communication faite à l'Académie de médecine de Paris, vient d'attirer l'attention de ses collègues. Il s'agit de l'obstruction des vaisseaux pulmonaires par des embolies ou caillots fibrineux dus, la plupart, à des inflammations, — mais pouvant aussi se former spontanément — et donnant lieu à des morts subites d'autant plus frappantes, qu'elles sont plus inattendues. Qu'on ne se monte pas cependant l'imagination : ces accidents seront toujours rares, et c'est pour ce motif qu'on a pu les compter jusqu'ici. Si nous en avons parlé, c'est qu'il nous a paru que le moyen le plus simple de les éviter, c'est l'emploi de la poudre saline. Le fait est facile à constater : Le sel mêlé au sang l'empêche de se coaguler ; dans le traitement de l'inflammation, les sels neutres sont d'un grand secours, au point qu'on les considère comme réfrigérants. C'est, qu'en effet, ils agissent sur les émonctoires du corps, notamment les reins et la peau, et donnent lieu ainsi à une grande déperdition de calorique interne.

Nous avons ensuite examiné quelles sont les maladies qui peuvent être prévenues par la poudre saline: D'abord les maladies miasmatiques, soit endémiques, soit épidémiques : nous avons dit qu'entre ces deux affections il n'y a de différence que quant à l'étendue de leur sphère d'action : tantôt limitée au pays qui leur a donné naissance, tantôt étendue aux contrées avoisinantes et même éloignées. Le choléra indien nous en a offert un exemple remarquable. Entre ce terrible fléau et nos fièvres intermittentes pernicieuses, nous avons fait voir qu'il y a la plus grande analogie, tant sous le rapport de la nature des symptômes, que sous celui de la rapidité de la marche et de la terminaison. — Un seul accès peut être mortel, ou bien les accès se succèdent avec tant de rapidité qu'ils semblent se confondre en un accès unique. —Toutes les maladies endémiques et épidémiques, avons-nous ajouté, ont une origine commune : le miasme végétal et animal ; il est donc important d'agir sur les émonctoires, afin d'empêcher leur concentration dans l'économie, notamment dans le foie. Tous les médecins qui pratiquent dans les contrées palustres diront combien les préparations salines sont utiles. Au commencement de ce siècle, un médecin anglais d'un grand renom, a publié un traité sur l'utilité des purgatifs dans un grand nombre de maladies[1] : peut-être a-t-il poussé son système à l'excès ; peut-être aussi, ce système ne saurait-il réussir qu'en Angleterre, pays de brumes et de forts mangeurs.

---

[1] Observations on the utility and administration of purgative medecines in several diseases. Edimburg, 1809.

De toutes les névroses, ce sont celles du tube intestinal qui exercent le plus d'influence sur le système nerveux général. C'est de l'intérieur du corps que partent ces fils télégraphiques par lesquels les organes sont reliés entre eux. Il y a ainsi en nous plusieurs points de concentration : tantôt c'est du cœur, tantôt de l'estomac, tantôt de l'utérus que partent les avis, — et ces avis sont des ordres.—La colique intestinale donne lieu aux crampes, puis à la paralysie des muscles, — de la nuque, du cou, des extrémités supérieures ou inférieures. — Dans le choléra asiatique, ce qu'il y a de plus pénible, ce sont ces contractions spasmodiques. — La colique plombagine, — qui affecte ceux qui travaillent le plomb, — détermine la paralysie des intestins et des muscles des extrémités supérieures, principalement des extenseurs.— Nous avons vu un individu offrir tous les symptômes de l'hydrophobie, y succomber, et l'autopsie révéler l'existence de vers lombrics qui étaient remontés dans l'œsophage dont ils avaient agacé les nerfs au point de donner lieu aux phénomènes hystériques qui ont amené la mort. Chez les jeunes enfants, les vers produisent, tantôt des convulsions, tantôt des paralysies. Les chairs jusque-là fermes deviennent flasques, et l'enfant qui a déjà commencé à marcher, ne peut plus se tenir sur ses petites jambes, décharnées et ridées comme celles d'un vieillard. Si on examine le ventre, on le trouve dur, douloureux à la moindre pression ; la face grippée porte l'expression d'une souffrance continue : c'est la décrépitude de l'enfance, la vie frappée à sa source, le *carreau*, comme l'ont nommé les anciens pathologues. —Mais de

tous les symptômes, les plus bizarres, les plus mystérieux, qui confondent l'esprit et l'imagination, ce sont
ceux des affections utérines. Nous avons eu occasion
d'en rappeler quelques-uns, principalement les phénomènes magnétiques dont le charlatanisme s'est emparé avec une audace qui a fait reculer les médecins
les moins crédules et leur a fait admettre que ces phénomènes sont de pures supercheries. Que des femmes
capricieuses feignent d'avoir des spasmes et des vapeurs
pour mettre plus facilement les hommes à leurs pieds,
nous l'admettons, et, la fraude découverte, nous voudrions qu'on leur appliquât le remède du roulier de
la *Famille improvisée* de M. A. Monnier; — mais que
des femmes maladives exagèrent leurs maux au point
de friser les maisons d'aliénés, quelle apparence
qu'elles en imposent? Comment d'ailleurs expliquer
le phénomène de l'insensibilité physique dont elles
donnent si souvent des preuves irrécusables?

D'après ce que nous avons eu occasion de dire, il
n'est pas étonnant que le docteur Hamilton ait préco-
nisé les purgatifs dans la plupart des maladies du système nerveux : dans la manie hystérique ou hypo-
condriaque, dans les crampes de l'estomac ou des
membres, dans les palpitations, dans l'hydrophobie qui
n'est pas l'effet d'une contagion spécifique, dans la
colique et la *passion* iliaque, dans la chorée, dans la
colique plombagine, etc.

On dira que c'est vouloir ramener les beaux jours
des Fleurant et des Purgon; mais le ridicule est-il une
arme tellement formidable qu'il doive nous détourner
d'une vérité utile? — Depuis quand Molière ferait-il

autorité en médecine? — Que les médecins aient dû et peut-être devraient encore être corrigés de certains travers, nous le voulons bien, nous le désirons de toute notre âme; mais permettre de toucher à ce que la science a de traditionnel, sacrifier impitoyablement Hippocrate et Galien aux risées, même d'un grand génie, voilà ce que nous ne saurions admettre.

Pour en revenir aux sels neutres, nous avons établi qu'ils ne donnent lieu à aucune irritation, mais à une simple exsudation des intestins, des reins et de la peau. Ils peuvent donc être employés sans inconvénients, ni dangers. Tandis que les purgatifs affaiblissent, les sels tonifient, parce qu'ils réclament une forte réparation; aussi, conviennent-ils dans les affections miasmatiques. Les fièvres dues à ces sortes d'intoxication diminuent l'action péristaltique des intestins, les engouent. Il en est de même des grands parenchymes : le foie, la rate ; de là, des ballonnements, des obstructions, auxquels on opposerait en vain les sangsues. Les fièvres typhoïdes, avons-nous dit, exigent qu'on agisse sur l'intestin, étant dues à un empoisonnement. Depuis Hippocrate, les médecins en sont encore à rester spectateurs de ses périodes, qu'ils comptent par septenaires : c'est un effort de la nature plutôt qu'une lutte de l'art. Selon que les crises sont plus ou moins déterminantes, l'effort est déclaré puissant ou impuissant. Mais le mal n'éclate jamais comme la foudre : il a ses prodromes, et nous sommes persuadé que si les malades consultaient en temps, les trois quarts des typhus pourraient être prévenus. Voilà pourquoi les mesures prophylactiques sont les seules efficaces.

23

Principiis obsta, sero medicina paratur
Cum mala per longas invaluere moras.

Cette maxime n'est pas neuve, mais elle est rassurante.

Il n'y a donc nul doute que la poudre saline ne soit utile en temps d'épidémie. Nous avons cité notre propre exemple, aux différentes invasions du choléra indien que nous avons traversées. On s'étonnait de nous voir prendre du sel tandis qu'on conseillait tout ce qui peut resserrer le corps ; mais, à notre tour, nous demandions si ce n'était pas renfermer le loup dans la bergerie. Les excrétions cholériques sont bilieuses d'abord, puis, elles prennent un caractère acide, au point de ramollir la muqueuse intestinale ; il n'y a donc nulle opportunité à les arrêter. Le sel corrige cette dyspepsie acide, voilà pourquoi les paysans russes n'emploient d'autres moyens contre les atteintes de leur terrible visiteur que du lait fortement salé. — On sait que c'est toujours par la Russie que le choléra a commencé ses pérégrinations hors de son pays natal.

Parmi les affections sporadiques ou isolées que la poudre saline peut prévenir, nous avons cité le rhumatisme, la goutte, la gravelle, les catarrhes, les dyspepsies ou mauvaises digestions, et nous sommes entré à leur sujet dans des détails que nous avons tâché de mettre à la portée du public. Dans ces maladies, il y a une disposition manifestement humorale : c'est, le plus souvent, une acidification des humeurs, à laquelle il faut opposer les alcalins, surtout les eaux alcalines naturelles.

La formation des acides dans l'économie doit être considérée à un double point de vue : celui de la digestion et celui de la combustion, soit respiratoire, soit nutritive. Dans la première, les acides lactique, chlorhydrique n'existent que pendant l'élaboration des aliments ou la chymification ; après quoi, ils sont neutralisés par l'alcali de la bile et du suc pancréatique, et la pâte redevient neutre ou légèrement alcaline. Ainsi que nous l'avons fait voir, l'excès de ces acides donne lieu aux dérangements ou *dyspepsies acides*, si communes chez les personnes faibles et nerveuses. Les acides de la combustion, avons-nous dit, sont très-variés : ainsi les substances grasses ou hydro-carbonées, en se combinant avec l'oxygène introduit dans le corps par la respiration, sont rejetées sous forme d'acide carbonique. — Des expériences ont fait voir que l'énergie vitale est en raison directe de cette exhalation, comme un foyer doit son activité à la manière complète et rapide dont le combustible est brûlé. Les acides de la combustion nutritive sont formés principalement aux dépens des matières azotées ; que ces acides viennent à prédominer, il se produit différentes affections des organes spécialement chargés de les éliminer. Ainsi de la gravelle, de la goutte, du rhumatisme, tous enfants d'une même mère.

Comme on le voit, nous sommes en pleines humeurs peccantes : si nous n'avons pas reculé devant le ridicule qui s'attache encore à cette doctrine, c'est parce qu'il nous a paru qu'aucune autre n'explique, d'une manière aussi complète, la nature du plus grand nombre de nos maladies. — On peut dire que les lésions des solides ne sont rien à côté des altérations des liquides. Nous avons cité l'exemple d'un individu ayant reçu une plaie grave ou subi une opération majeure : tant que le sang reste pur, il n'y a pas à douter de sa guérison, le traitement dût-il se prolonger. Mais qu'un ferment s'y développe, ou y soit introduit du dehors, — du pus, par exemple, — aussitôt la scène change, et, en peu d'heures, se déclarent les symptômes les plus redoutables, précurseurs d'une mort plus rapide encore. Cependant la nature fait tout ce qu'elle peut pour éliminer le ferment ; mais ses efforts sont impuissants et elle est obligée de les suspendre par intervalles. De là, la périodicité propre à ces fièvres. Les accès de la fièvre intermittente pernicieuse s'expliquent de la même manière. Si on ne parvient pas à les couper, le malade succombe souvent au deuxième ou au troisième accès. De même la phthisie pulmonaire n'entre dans sa période galopante que lorsque les foyers purulents sont formés et que le pus a pu s'introduire dans la circulation. Nous aurions pu multiplier ces exemples.

L'humorisme n'exclut pas le vitalisme : le premier représente l'agent destructeur ; le second l'agent conservateur. Une des propriétés des corps vivants, c'est l'instabilité de leurs éléments ; or, cette instabilité serait bien plus grande, sans la vie. Dès que celle-ci a cessé d'agir, les éléments organiques se désagrégent, et cette désagrégation est d'autant plus rapide que la vie elle-même a été plus profondément atteinte. Dans les maladies ataxiques ou adynamiques, la décomposition du corps n'attend même pas la mort. — Le malade est déjà un cadavre anticipé. — Il ne saurait donc

y avoir en médecine ni humorisme, ni solidisme abso-
lus, pas plus que le vitalisme seul n'est en possession
d'expliquer tous les phénomènes du mouvement organique. — Reportons-nous, par la pensée, à une époque
dont chacun a gardé le souvenir, tant fut puissant le
génie qui sembla, pendant quelque temps, devoir en-
traîner l'art de guérir dans son orbite. — Nous voulons
parler de Broussais et de sa doctrine de l'irritation. —
Il est vrai que ce grand réformateur succédait à une
période de polypharmacie, et ce fut contre cette dernière qu'il s'insurgea. — S'il fit un fréquent emploi de
sangsues, c'est qu'en effet, dans toute maladie d'irritation, il y a appel des fluides, congestion. — *Ubi
stimulus, ibi affluxus.*

Qu'il y ait des altérations des solides et des altérations des liquides, qui en douterait? La question est
de savoir si ces altérations sont primitives ou con-
sécutives. Voyez l'anémie, ou un appauvrissement
quelconque du sang par des pertes que ne répare
point une nourriture suffisante, par exemple, chez
une femme qui allaite son enfant trop longtemps : il se
déclare de la toux, avec gêne de la respiration, lassitude des membres, douleurs dans le dos, etc. Ces
symptômes peuvent même dégénérer en phthisie.
C'est de l'irritation, mais une irritation par faiblesse,
une asthénie, comme disent les médecins. La preuve,
c'est que les sangsues l'augmentent, et que les forti-
fiants la dissipent.

Voyez encore la chlorose ou pâles couleurs. Ce sont
les globules rouges du sang qui manquent ; — c'est,
comme disent les pathologues allemands, une *leucié-*

mie. — Mais ce défaut d'élaboration peut dépendre de ce que les matériaux nutritifs sont insuffisants ou de mauvaise qualité, ou bien d'un défaut d'activité des organes chargés de cette élaboration : du foie ou des poumons. La chlorose est donc primitive ou consécutive.

Mais il faut encore tenir compte des influences morales. Sans doute, comme l'a dit un médecin spirituel, M. Trousseau, « l'âme n'a pas le temps de s'occuper du pot-au-feu de l'économie, » mais les organes chargés de cet office n'en subissent pas moins son influence et *vice versa.* La colère produit la jaunisse ; le chagrin, la phthisie ; les engorgements du ventre conduisent à l'hypocondrie et à la manie, etc. — Nous en avons cité des exemples.

On le voit, avec un être aussi complexe que l'homme, l'exclusivisme en médecine ne saurait exister ; et pour résumer cette question, nous rappellerons ici le débat intéressant qui a eu lieu au sein de l'Académie impériale de médecine ; débat où, vitalistes, organiciens, dynamistes, rationalistes, empiristes, sont descendus dans l'arène, — chacun, bien entendu, pourra faire prévaloir ses idées, — et qui a abouti à une transaction, comme il devait arriver dans une pareille question, et avec des esprits si élevés.

« Je crois, a dit à cette occasion M. Trousseau, qu'il n'y a chez l'animal vivant aucune manifestation qui ne suppose un substratum, c'est-à-dire un tissu ou un organe ; donc, je suis organicien. Je crois, avec Descartes, que chez l'homme et les animaux il y a un principe immatériel libre qui ne se mêle pas du pot-au-feu de l'écono-

mie; donc, je suis animiste. Je crois que la matière vivante a des manifestations qui lui sont propres, qui
n'appartiennent qu'à elle; je les appelle *forces vitales*
ou *propriétés vitales;* donc je suis vitaliste. » Rien de
plus vrai que ces propositions; mais M. Malgaigne a été
trop loin quand, s'adressant aux physiologistes chimistes, il a prétendu démontrer le vide de leurs théories. « M. Poggiale, a-t-il dit, ne demande que quelques siècles pour produire par synthèse chimique tous
les corps organiques, et moi je leur donnerai, à ces *fa-
briqueurs* de produits organiques, du pain, de l'eau,
de la viande; qu'ils mettent tout cela dans leurs cor-
nues, et ils ne feront pas même... de la matière fé-
cale [1]. » M. Poggiale, mis si brusquement en cause, a
protesté, avec raison, contre les ultra-vitalistes qui
voudraient voir une incompatibilité ou un antagonisme entre les lois physiques et chimiques et les phénomènes vitaux. Il a également protesté contre l'in-
terprétation donnée à ses idées. Il n'admet pas plus
que tout autre, que les manifestations vitales soient
uniquement des phénomènes physiques et chimiques,
et il a demandé si on voudrait le classer parmi les vitalistes purs parce qu'il admet la sensibilité, la moti-
lité? « Si l'on devient vitaliste à si bon compte, a-t-il
dit, je ne demande pas mieux. » Il est impossible, en
effet, que les substances de l'organisme vivant soient
soustraites aux lois générales de la matière : ce sont

[1] « Ce qui me plaît de M. Fleurant, c'est que ses parties sont
toujours fort civiles. »

(MOLIÈRE. — *Le Malade imaginaire.*)

les mêmes lois que pour la matière brute, ce sont d'autres appareils, mais les opérations sont les mêmes. Ainsi les réactions chimiques ne se font pas autrement dans le corps que dans un laboratoire ; seulement, les moyens sont, en général, plus simples et les résultats plus variés et plus parfaits. Mais la chimie n'a pas dit son dernier mot : cette science est presque encore à son enfance ; attendons qu'elle soit faite, et au lieu de lui créer des obstacles en lui interdisant l'étude des phénomènes organiques, disons-lui, au contraire, de baser ses observations sur cette étude ; car là est la fin et le moyen de toute science. Quant à la vie, inclinons-nous devant son mystère et ne cherchons pas à soulever le voile qui la couvre.

Nous le répétons, pas d'exclusivisme. Soyons vitalistes, puisque dans l'univers organisé tout se fait dans un but déterminé et en dehors du hasard ; soyons organiciens, puisque sans organes il n'y a point de fonctions ; soyons dynamistes, puisque tout organe fonctionnant suppose une force ; soyons chimistes, puisqu'il s'opère constamment dans le corps vivant des combinaisons, des transformations, des mutations, — à moins de prétendre que pour produire du calorique il n'est pas nécessaire d'oxygène et d'une matière combustible ; — soyons rationalistes surtout, puisque toute chose a sa raison d'être ; soyons empiristes même, puisque, quoi que nous fassions, il restera toujours en médecine un certain nombre de questions insolubles, pour lesquelles il faudra invoquer plutôt le fait que la raison. Envisagée ainsi, la médecine sera toujours la science philosophique par excellence.

Nous venons de formuler notre système de diététique. Nous l'avons fait en toute assurance, parce que nous avons pour nous la science et, ce qui vaut mieux peut-être, une longue expérience. Bien se porter, n'est pas, comme nous l'avons dit, l'affaire du hasard : les lois qui régissent la vie sont simples et à la portée de toutes les intelligences. Ce ne sont pas ces problèmes ardus que le médecin est appelé à résoudre dans cette lutte incessante qu'il engage avec la maladie ; ce sont des phénomènes aussi calmes, aussi réguliers que ceux de la plante la plus simple. Pourquoi ne s'occuperait-on pas de sa santé quand les moyens de la conserver sont d'une application si facile ?

Il nous reste une remarque à faire. Nous étant uniquement occupé d'hygiène, nous avons pu nous adresser à un genre de lecteurs pour lesquels la médecine doit rester un mystère. Rien de plus dangereux que ces soi-disant médecines domestiques où l'on trouve des recettes pour toutes les maladies. Ce sont, a-t-on dit, des moyens inoffensifs ; nous repoussons ce prétexte. Le danger consiste dans le temps que ces remèdes ont fait perdre. — Qu'il éclate une de ces inflammations qui, en peu d'heures, peuvent être mortelles : dira-t-on qu'on n'a pu nuire au malade parce qu'on n'a employé qu'un moyen innocent ? Non, on lui aura nui, — que disons-nous, — on l'aura tué par le retard apporté à la visite du médecin, seul capable de reconnaître le mal et de le combattre. Pense-t-on qu'une science qui a mis des siècles à se faire et pour laquelle suffit à peine l'existence entière d'hommes dévoués qui, faisant abnégation de leur intérêt per-

23.

sonnel consacrent leurs plus belles années à une étude pleine de difficultés et de déboires, et qui, l'âge venu, sacrifient encore à leurs malades leur repos et leurs continuelles méditations ; pense-t-on que cette science soit accessible à la plus vulgaire intelligence? Cette science, il est vrai, est souvent parodiée ; des empiriques et, — ce qui est pire, — de faux savants s'en emparent dans un esprit de lucre : mais cela infirmet-il en quoi que ce soit la confiance que la vraie médecine, la médecine *sacerdotale* doit inspirer? Afin de démasquer le charlatanisme, il faut faire pénétrer la lumière partout. Voilà pourquoi nous pensons qu'il est une partie des sciences médicales qu'il importe de faire connaître au public, sinon dans ses détails, du moins dans les faits généraux : nous voulons parler de la physiologie, cette véritable science de l'homme. Quoi! nous serions doués de l'organisation la plus admirable, la plus complète, et nous serions tellement ignorants de son mécanisme, que si quelque chose venait à y manquer nous ne pourrions pas même nous en apercevoir afin de réclamer le remède en temps! Que le philosophe s'occupe de nos destinées futures, quoi de plus noble! — Que l'homme d'État veille à la gestion des affaires politiques, quoi de plus méritant! — Que le père de famille travaille à sa fortune, qui est celle de ses enfants, quoi de plus légitime! — Que tous nous cherchions à nous rendre utiles ici-bas, quoi de plus nécessaire! Mais pour accomplir ces devoirs, il est une condition première, c'est de bien se porter. — Sans doute il est consolant de se dire: Tout ne mourra pas avec moi : mes enfants,

mes amis, mes concitoyens garderont mon souvenir ;
mon existence aura été un sillon que d'autres féconde-
ront après moi. Mais ces paroles touchantes, pourquoi
ne pas tâcher qu'elles se prononcent le plus tard possible ? La dette de la reconnaissance sera-t-elle moindre
parce qu'elle se sera accumulée ? Oui, il est un trésor
que Dieu nous a donné pour que nous en jouissions
le plus longtemps possible. Ce trésor ou plutôt ce dépôt, c'est la santé.

XIII

COMPLÉMENT. — MALADIES DE LA PEAU.

Les maladies de la peau au moyen âge. — Cérémonies de l'Église. — La science d'aujourd'hui. — Causes humorales des maladies de la peau. — Action dépurative de la poudre rafraîchissante. — Parasites de la peau. — La gale. — Moyen simple de s'en débarrasser.

Dartroses.

On connaît le luxe d'efflorescences de ce qu'on a nommé notre tégument commun, — triste parterre où s'épanouissent les productions les plus étranges ! — Alibert en a tracé le saisissant tableau, mais bien incomplet, si on le rapproche de la réalité.

C'est au moyen âge qu'il faut remonter, — époque de fanatisme où l'on voyait partout la main de Dieu ; — époque d'ignorance où la foi ne trouvait d'autre appui que la terreur. — C'est là qu'il faut se transporter en esprit, pour se faire une idée de ces hideuses maladies qui se résumaient dans un mot : — la *lèpre*, — et dans un être souffrant : — *le lépreux*. — Là, où la science se montrait impuissante, l'Église séquestrait. L'Europe se couvrit de léproseries. — Ce n'était pas une maladie, mais cent, mais mille, toutes d'un aspect différent, et attribuées à la même cause : la colère divine. — Les dartroses acquises et les dartroses constitutionnelles, celles qui étaient le triste fruit de la débauche et celles que les enfants reçoivent en héritage de leurs parents, étaient confondues dans un même anathème. — Qui ne connaît le récit touchant de de Maistre? Qui n'a compati au malheureux sort du lépreux séquestré de tout ce qui lui était cher? Mais la fiction est moins triste que la réalité. Le récit suivant le démontrera.

LE LÉPREUX

ÉPITRE DU FRÈRE JEHAN, CORDELIER DE TOURS, AU FRÈRE ANDRÉ, CORDELIER DE TOULOUSE.

« On ne veut pas le croire; cependant presque toujours l'événement le prouve : les unions mal assorties finissent toujours malheureusement.

« Malgré la disproportion d'état, la jeune fille d'un gradué consentit à épouser le fils d'un riche marchand. — Bien que tout le monde jetât de hauts cris, ce mariage ne s'en fit pas moins, et comme il fut d'abord heureux, l'on se tut.

« Mais, au bout de quelque temps, cette belle fleur de santé qui brillait sur la figure du jeune homme s'est peu à peu fanée. Des démangeaisons, des excoriations ont annoncé l'affreuse maladie partie du pays où l'on a fait périr le Christ.

« Longtemps les parents ont voulu s'étourdir; mais enfin les symptômes sont devenus si manifestes, qu'il a fallu appeler les clercs en médecine. Ceux-ci ont prononcé, et il n'a plus été possible de différer l'intervention de l'Église.

« Comme le gradué est avocat du couvent, je n'ai pu m'empêcher de l'assister, lui et sa famille. Oh ! mon Dieu ! que j'ai été frappé en voyant son jeune gendre dans cet horrible état ! Ses joues si fraîches, ses sourcils blonds avaient été dévorés par le *scabie*, dont les ravages sur un beau corps peignent parfaitement les souillures du péché sur une âme pure.

« Vers l'heure de none, — à cette époque, on comptait les heures du jour par prime, tierce, sexte, none, — tout le monde étant arrivé, la cérémonie pour retrancher du milieu du. peuple cet infortuné jeune homme, a commencé.

« Le lépreux, revêtu d'un drap mortuaire, attendait au bas de l'escalier. — Le clergé de sa paroisse est venu en procession le prendre et l'a conduit à l'église. — Là était préparée une chapelle ardente dans laquelle il a été placé. — On lui a chanté la prière des morts ; — on lui a fait les aspersions et les encensements ordinaires.

« Le lépreux a été mené ensuite, par le pont Saint-Ladre, hors de la ville, — il y avait toujours un pont auquel on donnait ce nom, — à la maisonnette qu'il devait occuper.

« Arrivé à la porte au-dessus de laquelle était pendue une petite cloche surmontée d'une croix, le lépreux, ayant dépouillé son habit, s'est mis à genoux. — Le curé lui a fait un discours touchant, lui a rappelé les tribulations de Jésus-Christ ; lui a montré au-dessus de sa tête, prêt à le recevoir, le Ciel, séjour de ceux qui sont affligés sur la terre, où ne seront ni malades, ni lépreux, où tous seront éternellement

sains, éternellement purs, éternellement heureux.
— Ensuite ce jeune homme infortuné a mis sa taren-
telle de lépreux et sa cliquette, pour qu'à l'avenir tout
le monde eût à fuir devant lui.

« Alors le curé, d'une voix forte, a prononcé en ces
termes les défenses prescrites par le rituel.

« Je te défends de sortir nu-pieds.

« Je te défends de passer par les ruelles étroites.

« Je te défends de parler à quelqu'un lorsqu'il sera
sous le vent.

« Je te défends d'aller à aucune église, dans aucun
marché, dans aucune réunion d'hommes quelconque.

« Je te défends de boire, de laver tes mains, soit
dans une fontaine, soit dans une rivière.

« Je te défends de toucher les enfants.

« Je te défends de leur rien donner.

« Je te défends enfin d'habiter avec toute autre
femme qu'avec la tienne.

« Le prêtre lui a donné ensuite son pied à baiser,
lui a jeté une pelletée de terre sur la tête, et après
avoir fermé la porte, l'a recommandé aux prières des
assistants. — Tout le monde s'est ensuite retiré. »

« Ce qui, dans cette cérémonie, faisait fendre le
cœur, c'était la jeune épouse noyée dans les larmes,
à chaque instant, sur le point d'étouffer en sanglots.
Elle n'a pas encore dix-neuf ans; cependant, quelques instances qu'on lui ait faites, elle n'a voulu jamais abandonner son époux. — Elle répondait : S'il
est un objet d'horreur pour les autres, il ne doit pas
l'être pour moi. — Maintenant qui l'aimerait? qui le
nourrirait? qui le servirait? qui le consolerait? — Je

prendrai la lèpre; je ne serai pas ensevelie en terre sainte, mais la main de Dieu saura bien réveiller ma poussière. — Dans d'autres moments, elle ajoutait : Dieu est-il moins puissant qu'autrefois ? N'a-t-il pas guéri Job, le lépreux de l'Évangile ? Ah! je le prierai tant, ce Dieu bon, qu'il m'accordera la guérison de mon époux!

« Tous ceux qui se trouvaient à cette horrible cérémonie pleuraient sur le sort de cette jeune femme, aujourd'hui si belle et peut-être qui sera dans quelques jours couverte d'une plaie universelle.

La peur du mal est telle, qu'on disait que la vigne, le verger, la vache, les brebis, donnés au lépreux, n'avaient nullement besoin d'être gardés. Y aurait-il eu famine, qu'on n'y toucherait pas; car il semble que le lépreux, sa terre et tout ce qu'elle porte soient frappés d'une même plaie.

« O mon frère! ne cessons pas d'exhorter les gens riches, les hommes pieux, lorsqu'ils feront leurs dernières dispositions, de se souvenir des chrétiens affligés de cet horrible mal. »

Nous n'avons pu transcrire sans une vive émotion la douloureuse épître qu'on vient de lire. — Que les temps sont changés! — Aujourd'hui la science rend à la famille, à la société ceux qu'une malheureuse nécessité forçait d'en bannir autrefois. — Il n'est pas de mal si immonde qui ne trouve secours et guérison. — L'art s'installe au chevet du malade, où veille aussi une femme, — un ange sur la terre, quand elle sait se pénétrer de la sublimité de sa mission.

Ne soyons pas injustes envers l'Église. Il lui a fallu

bien' de fermeté pour prendre en main la sauvegarde de la santé publique sur laquelle aucune autorité laïque ne veillait encore. Les léproseries d'alors n'étaient pas pires que les lazarets d'aujourd'hui. Les premiers ont disparu, grâce aux progrès de l'hygiène publique; les seconds finiront eux-mêmes par être une précaution inutile.

Les dartroses constituent des maladies d'autant plus fâcheuses, qu'il y a moins moyen de les dissimuler, et qu'elles inspirent plus de dégoût ou d'effroi que de pitié. La peau est une sorte de carte d'échantillon sur la vue de laquelle s'opèrent les transactions sociales. Une belle jeune fille qui accepterait sans trop de répugnance un bossu pour mari, en aurait une invincible s'il s'agissait d'un dartreux. Malheureusement le mal, une fois invétéré, ne se détruit pas facilement. Il y a d'ailleurs des éruptions qu'il serait dangereux de faire disparaître tout à coup, cela tient à leur nature même. La conséquence de ceci, c'est que dans les dartroses il faut agir d'une manière continue sur les émonctoires, et c'est à ce titre que l'usage journalier de la poudre rafraîchissante est très-utile.

Les maladies de la peau sont dues, tantôt à des causes externes, tantôt à des causes internes. On comprend que ces dernières représentent l'état humoral de l'organisme. La solidarité qui existe entre les fonctions rénales et cutanées explique l'analogie de leurs affections. Comme la gravelle et la goutte, les dartroses sont, la plupart, de nature azotée; elles sont sèches ou humides, alcalines ou acides, d'après les constitutions.

Ce que nous avons dit de la gravelle est donc applicable en tous points aux dartroses. Nous n'avons donc pas à y revenir.

La peau a ses parasites, notamment l'acare, ou le sarcopte de la gale. Nous dirons quelques mots ici de cette maladie, à cause de la simplification dont son traitement est susceptible.

On sait aujourd'hui que la gale est due à un insecte qui se loge dans la peau. Le petit animal commence par faire une ou plusieurs piqûres à l'épiderme avec les dards ou scies dont sa bouche est armée, et y dépose une gouttelette imperceptible d'une humeur âcre, qui fait lever des vésicules. C'est le phénomène de la vésication en petit. L'acare, une fois entré dans la place, pourvoit à sa sécurité : à cet effet, il creuse une galerie souterraine au fond de laquelle il se blottit. Si cette première installation n'est ni assez commode, ni assez sûre, il se déplace, se creuse d'autres terriers jusqu'à ce qu'il en ait un à sa convenance. Alors il se tient tranquille, et il n'y a d'autre signe de sa présence que la démangeaison qu'il occasionne. Quant aux vésicules qui sont à l'entrée du terrier, elles peuvent dégénérer en boutons par suite de l'irritation : c'est ce qu'on nomme la grosse gale.

Chose remarquable, avant que la science eût reconnu l'existence de l'insecte, le vulgaire avait su déjà le découvrir et le détruire, en déterrant l'animal au fond de son terrier avec la pointe d'une aiguille. C'est ce que font les habitants des îles et du littoral de la Méditerranée, notamment en Corse, à Gibraltar, en Sardaigne, etc.

Quand ce fait fut révélé pour la première fois, à Paris, dans le cours de M. Biett, à l'hôpital St-Louis, par un jeune étudiant d'Ajaccio, les médecins reçurent comme un coup de foudre; car ils avaient bâti sur la gale les théories humorales les plus concluantes à leur sens. C'est ainsi que Napoléon Ier, étant encore général, ayant contracté la gale et en ayant été rapidement délivré par un traitement sulfureux, éprouva, quelques années après, les premiers symptômes de l'hépatite dont il est mort à Ste-Hélène. On considéra cette irritation intérieure comme étant la suite de la répercussion du principe psorique, et on rappela la gale en lui faisant porter la chemise d'un galeux; c'est-à-dire qu'on lui donna une gale nouvelle, que cette fois on laissa s'apaiser d'elle-même. Cette révulsion exerça un heureux effet sur l'hépatite; mais, évidemment, à titre de révulsion seulement, car le principe galeux n'y était pour rien.

Grande fut donc l'émotion des savants, et ils se mirent avec ardeur à la recherche de l'insecte. C'est à cette occasion que M. Raspail joua aux membres de l'Institut des sciences un tour pendable. Il arriva à une séance, annonçant qu'il allait faire voir l'acare. En effet, il exhiba au microscope un magnifique insecte, vif, frétillant, tel qu'il le fallait pour dissiper les doutes de tant de savants prévenus contre son existence. Chacun se persuada que c'était là en effet l'acare. Raspail avait eu soin de feindre de prendre l'insecte sur un galeux avec la pointe d'une aiguille; mais il avait caché perfidement un ciron de fromage, qu'il poussa sous le foyer du microscope au moment de l'exhibition. Le lendemain de cette séance mémorable, il proclamait sa supercherie et donnait en même temps la véritable figure de l'acare. C'était agir bien cavalièrement envers un corps aussi grave; mais Raspail n'avait pas eu toujours à se louer de ceux qui l'avaient repoussé à cause de l'indépendance de ses opinions. Tel qu'il était alors, tel il est resté depuis, c'est-à-dire dévoué à ses convictions jusqu'à la besace. — Faut-il l'en blâmer? Combien d'autres, avec moins de talent, sont arrivés aux honneurs et à la fortune !

L'acare ou sarcopte de la gale est tout à fait différent de celui des animaux. C'est un insecte microscopique avec un corps arrondi, une bouche en forme de papille conique, armée de plusieurs scies, des pieds au nombre de huit, dont quatre antérieurs, terminés par de petites ventouses, et deux postérieurs, terminés par des soies seulement.

Le traitement de la gale a été jusqu'ici une grosse affaire : on veut tuer l'insecte, mais on fait comme l'ours de la fable, qui, pour écraser une mouche, se sert d'un pavé dont il brise le front de son maître. Nous voulons dire que le remède est souvent pire que le mal. On sait que ce traitement consiste en lotions sulfureuses alcalines et en bains chauds. Il faut un frottement assez rude pour que l'insecte soit détruit au fond de son terrier : de là, nouvelle irritation de la peau, mais qu'on a soin de mettre sur le compte de l'acare qui n'en peut mais. Si on le laissait tranquille, il est évident que cela vaudrait mieux, puisque tout se réduirait alors à une simple démangeaison.

Il y a un traitement beaucoup plus simple, que nous mentionnerons ici à cause de sa facilité et de son bas prix. — C'est le traitement qui, depuis cinq ou six ans, nous donne les résultats les plus rapides et les plus stables, puisque la gale une fois détruite, ne reparaît plus, les habillements qui contiennent les œufs de l'insecte étant purifiés en même temps.

L'acare est très-sensible aux huiles essentielles, notamment à la térébenthine. Placer un de ces insectes fraîchement extrait de son terrier, sur le porte-objet d'un microscope, en ayant soin d'y déposer en même temps une goutte d'eau,—un océan.—L'acare semble ne pas s'apercevoir de ce changement : on le voit dans son milieu liquide se livrer aux mouvements les plus vifs.

On dépose alors avec la pointe de l'aiguille qui a servi à le déterrer, une gouttelette presque imperceptible de térébenthine sur un des points périphériques de la flaque d'eau. L'huile s'étend par zones concentriques, sans se mêler à l'eau, de sorte qu'on peut suivre ses progrès aux teintes opalines qu'elle occasionne. L'acare est ainsi cerné de toutes parts, mais bien avant que l'huile l'ait atteint, il se roidit et meurt, comme anesthésié ou foudroyé.

Il suffit donc, quand on a la gale, de se frotter avec de la térébenthine. Comme cette huile est très-pénétrante, elle tue l'animal au fond de son terrier sans intéresser l'épiderme, ni irriter la peau. Au contraire, elle rend cette dernière plus souple et plus douce au toucher. En même temps, les vêtements sont décrassés et purifiés. Ce traitement est donc instantané et à la portée de tout le monde. Il convient surtout aux ouvriers et aux soldats, qui, plus exposés à la contagion, ont moins le temps de s'en débarrasser. Dans les hôpitaux, le quartier des galeux était autrefois quelque chose d'horrible. Aujourd'hui, le traitement a été simplifié, mais pas encore assez pour être d'un emploi vulgaire. Le traitement par la térébenthine ne peut tarder de le devenir.

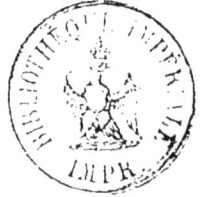

TABLE DES MATIÈRES

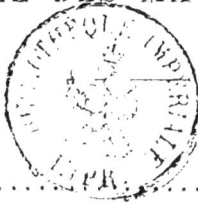

PREMIÈRE PARTIE

PHYSIOLOGIE

DEUXIÈME PARTIE

HYGIÈNE

TROISIÈME PARTIE

DIÉTÉTIQUE

QUATRIÈME PARTIE

LA POUDRE RAFRAICHISSANTE

ERRATA.

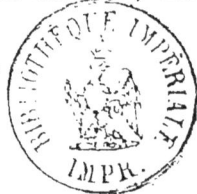

Page 127. — *Sucre pancréatique;* lisez : *Suc pancréatique.*

— 293. — *Les malades;* lisez : *Les blessés.*

— 295. — *Quand le Barbier de Séville dans Bartholo ;* lisez :
          Quand Bartholo, etc.

— 313. — *Sulfate de soude;* lisez : *Sulfite.*

Imprimerie de P.-A. Bourdier et Cᵉ, rue Mazarine, 30